类方辨证传习录

主编◉崔文成　张若维　张磊

山东科学技术出版社
·济南·

图书在版编目（CIP）数据
类方辨证传习录 / 崔文成，张若维，张磊主编. 济南 ：山东科学技术出版社，2025. 8. -- ISBN 978-7-5723-2745-2
Ⅰ. R222.29
中国国家版本馆 CIP 数据核字第 2025PW0697 号

类方辨证传习录

LEIFANG BIANZHENG CHUANXILU

责任编辑：马　祥
装帧设计：孙小杰

主管单位：山东出版传媒股份有限公司
出 版 者：山东科学技术出版社
地址：济南市市中区舜耕路 517 号
邮编：250003　　电话：（0531）82098088
网址：www.lkj.com.cn
电子邮件：sdkj@sdcbcm.com
发 行 者：山东科学技术出版社
地址：济南市市中区舜耕路 517 号
邮编：250003　　电话：（0531）82098067
印 刷 者：肥城源盛印刷有限公司
地址：山东省泰安市肥城市老城街道办事处
邮编：271600　　电话：（0538）3460929

规格： 16 开（170 mm × 240 mm）
印张： 23.5　　**字数：** 340 千
版次： 2025 年 8 月第 1 版　　**印次：** 2025 年 8 月第 1 次印刷
定价： 68.00 元

编委会

前言

中医药学的生命力，在于临床疗效；疗效的根基，在于辨证论治。自《伤寒论》问世以来，“观其脉证，知犯何逆，随证治之”成为万世不易的圭臬。历代医家在长期的临证、教学与科研实践中，逐渐形成了以“方证对应”为核心的各种辨证流派，而“类方”研究即是其中极具活力的一支。所谓“类方”，取“用药有共性，主治病位病性相一致”之义，将若干主药相同、衍化有据、主治类同而结构略异的方剂归为一类，用以提示“同病异治、异病同治”之机制，进而指导临证化裁。本书在继承《伤寒论》类方研究流派学术精华的基础上，结合现代疾病谱变化与山东省事业单位专业技术二级岗位、山东名中医药专家崔文成主任中医师四十余年临证体悟，首次提出“类方辨证”之系统理论，冀为当代中医提供一条执简驭繁、知常达变的新路径。

古人谓“药有个性之专长，方有合群之妙用”。单味药物之主治，谓之“药证”；一首方剂之主治，谓之“方证”。然病无常势，证有兼夹，执一方而应万变，势必捉襟见肘。若能以类方为纽带，将方与方之间的衍化关系、药与药之间的协同规律、证与证之间的内在联系一并揭示，便可在“证—药—方”之间架起一座动态的桥梁，使“证变则治变，治变则方药变”不再停留于口号，而成为可重复、可传授、可验证的操作规程体系。

本书即循此思路，对当今临床常用的五十余类方剂进行重新梳理：每类确立一首“主方”以示规矩，下列若干“类方”以示方圆，再辅以“提要—组成—用法—主治方证—方解—类方辨析—小结”之结构，并按照自古至今的次序排列，构建起了类方辨证体系。力求“辨章学术，考镜源流”，使读者一览而知其源流，从方而识证，从证而知辨，顿悟即可用诸实践。若能以类方辨证为纲，将“伤寒→寒湿→内伤→湿热→温病→杂病”诸方，按病证“邪正斗争—病位深浅—病性寒热—升降出入—气血阴阳”等动态的气化过程来考量，则“何时用原方，何时加减，何时另起炉灶”皆有据可循。临证诊疗须“因时因地因人制宜”：对方证对者用原方，基本适合者进行加减化裁，无方可选者创制新方，以达到“方证相应”。

全书分三章。第一章总述“类方辨证”源流、意义与临证运用纲领；第二章以甘草、麻黄、半夏、石菖蒲、升麻、蝉蜕、蜈蚣、龟甲等药为例，详解药证、配伍功用及历代名方；第三章选取《伤寒论》以来五十二类方，按时代顺序逐类解析，列提要、组成、主治、方解、类方辨析及加减规律等；并附古今剂量换算、“时时服药法”等实用内容。

本书编写者崔文成经过接受大学及研究生教育（师从著名中医文献学家徐国仟教授）、师承教育（跟师全国名老中医药专家刘清贞主任中医师）、首批全国优秀中医临床人才研修、指导山东中医药大学研究生、指导济南市名中医“薪火传承231工程”传承人、指导山东省五级中医药师承教育项目传承人、指导山东省西医学习中医高端培训班主任医师学员、2019年崔文成山东省名老中医药专家传承工作室建设、指导齐鲁中医药优势专科集群学术继承人至今的学习、实践、教学相长的历程，正在传承精华、守正创新、弘扬中医、造福人类的医路上奋发前行；本书编写者还有崔文成山东省名老中医药专家传承工作室成员、各级传承人、研究生、同事等。可以说，本书既是一部阐述“类方辨证”理论的学术专著，也是一份记录山东中医方证流派传承轨迹的集体答卷。

本书出版之际，谨向国家卫生健康委员会（国家中医药管理局）、山东省卫生健康委员会（山东省中医药管理局）、济南市卫生健康委员会（济南市中医药管理局）、山东中医药大学、中国中医科学院广安门医院济南医院（济南市中医医院）、山东科学技术出版社及所有关心支持工作室建设的领导、同仁、亲友致以诚挚感谢！向徐国仟、刘清贞等前辈大师致以崇高敬意！向每一位信任中医、把健康托付给我们的患者及其亲属们致以深深谢意!

中医之路，任重道远。中医的基本内涵有道（中道）、术（执中）、效（中和）。在中医理论指导下的医术，主要有语言信息技术（调问、祝由、话疗等），身体诊疗技术（望、闻、切、查，导引、吐纳、砭、针、刀、灸、推拿、按摩、蹻踹等），中药用药技术（采集、加工、制作、流通、配方、内服、外用、熏洗、窍道给药等）。愿本书能为广大同道提供一把钥匙，开启“类方辨证”之门；愿读者朋友在反复研读与临证实践中，不断修正、补充、完善这一体系，使其真正“源于经典，高于经典，用于当代，泽被未来”。倘若书中尚有阙疑讹误，尚祈方家不吝指正，以便再版修订。谨以此书献给所有为中医药传承发展勤奋耕耘的人。

编者

2025 年 5 月于泉城济南

目录

第一章 类方辨证的形成

第二章 药证方证

第三章 类方辨证

附 录

方名索引 / 351

第一章 ››››

类方辨证的形成

《伤寒论》奠定了辨证论治的基础，是我国第一部理法方药比较完备的医学专著。以徐大椿为代表的类方研究《伤寒论》的历代医家，在长期的研究过程中，形成了类方辨证这一新的体系。迄今为止，学界对“类方辨证”鲜有专论。鉴于此，本章对类方辨证理论体系的形成及其对发展中医理论和指导临床实践的意义做初步探讨[1]。

一、类方辨证理论体系的形成

类方辨证理论体系的形成，可分为三个阶段：第一级是以方类证，寻求方与证的关系，从而确立方证，这是形成类方辨证理论体系的基础；第二级是方以类从，归纳出用药及主治证候的共同点，从而确立主方，这是类方辨证理论体系的骨干；第三级是序列主方，对主方汤证进行分析，确立其病位病性，并经过抽象思维，确立辨证大纲，这是类方辨证理论体系的纲领。

（一）以方类证

以方类证是按《伤寒论》所载 113 方整理条文，归纳证型，寻求方与证的对应关系，从而研究其组方及辨证施治规律的方法。中医学经过历代医家的临证实践，创造积累了数以万计的方剂。任何方剂都是在辨证基础上组成的，辨证是组方的基础，方剂是辨证的体现，只有辨证清楚，才能用药准确。因此，凡用方剂治疗，就有“方剂辨证”——以方药的组合效能及适应证候，选定某一特定症候群的分类辨识方法，亦即寻求方证对应关系的思辨方法。唐代孙思邈可谓最早运用以方类证者。《千金翼方》用“方证同条，比类相附”的方法将《伤寒论》方证分撰为两卷，但载方甚少，对后世影响不大。成无己《伤寒明理论·方药论》亦可视为运用这一研究方法的著作，但只载方 21 首，仅有方解而未列方证条文。宋代朱肱《活人书》第 12 ~ 15 卷“汇治法于方后”，按《伤寒论》113 方编次条文，把原文按方证重新组合，汇集在相应的方剂下，使病证方药密切结合，比较完整地反映出 113 个方证的辨证要点、病变机制及方剂的组方意义、应用原则和随证加减。《活人书》不仅条理清楚，易于检索，并且使《伤寒论》一方治两证者，或一方而前后互见者，可以前后对勘，融会贯通，既有利于体现仲景方药的妙用，也便于临床运用。这种方法为清代徐大椿所赏识，《伤寒论类方》实即在此基础上进一步分门别类、注释阐发而成的。因此，朱肱完成这一研究方法体例，确立了《伤寒论》113 方的方证，使方剂的运用指征规范化，第一次由“感性的具体”上升到“科学的抽象”，对《伤寒论》的类方研究和类方辨证理论体系的形成起到了奠基作用。

（二）方以类从

方以类从，就是在以方类证的基础上，将用药相近的方剂先行归类，再就同类方剂进行比较，从配伍、用量的差异及主治证候的变化来研究《伤寒论》辨证施治法则和处方用药规律的一种研究方法。

既然 113 个方证都是对伤寒病变过程和治疗方法的抽象和概括，那么，它们之间就必然存在着内在联系。对这些方证进行分类和排队、概括与抽象，使之条理化、系统化，便进入第二级抽象过程。

事物的运动形式，尽管它的属性、现象和过程各不相同，但在本质上总是有它的一致性，总是相互联系的。通过比较、分类、归纳的方法，从个性中找出共性来，才能认识到多种事物具有的共同点。除杂法方类外，每一类方的各个方剂所凭依的症状虽有差异，但病位、病性具有一致性；

每一类方的各个方剂用药组成虽有差异，但用药具有共同性。这种能体现病位、病性的一致性与用药的共同性相结合的便是主方证（基础方证）。如桂枝汤类方方证，病位、病性的共性是营卫不和，卫气有邪。桂枝汤类方包括了对太阳病营卫不和、卫气有邪之病证，误治后邪气未陷病证，误治后邪气已陷病证及部分杂证的治疗方法，体现了以桂枝、白芍调和营卫、解肌祛邪为中心，随证加减变化的用药法度。证变则治变，治变则方药变。主方方证与类方方证之间病位、病性的差异，是主方与类方之间药味药量变化的内在依据。事物的矛盾运动的形式是不断变化的，当反映各汤类主证的主要矛盾已发生了根本改变或下降为次要矛盾时，类方的性质也随之改变。如太阳病由于发汗太过或吐下太甚，均可伤及人体阳气，使卫气不固，邪气下陷，由表入里，病位已不在表、病性以阳虚为主时，治法也由调和营卫变为温里扶阳，由桂枝汤衍化之方随之变为温阳之剂。其他类方亦是如此。

徐大椿使方以类从，从个性中归纳出共性，完成了以方类证和按药类方的过程，把病位病性的一致性与用药的共同性结合在一起，确立了 11 个主方证，建立起类方辨证理论体系的骨干，完成了类方辨证理论体系的第二期工程。

（二）序列主方

伤寒病变繁杂，临床表现各异，但总是机体对外邪的反应。就其内在病理变化来说，具有一定的规律性。既然 11 个主方证都各自代表着伤寒病变中的某些共性，那么这些共性就必然存在着内在的联系。分析 11 个主方证的病位，可分为表里上下，归纳其病性，可概括为寒热虚实阴阳；分析 11 个主方的功效，则可见其治法。如桂枝汤证，病位在表，病性属阳热，桂枝汤是解肌之主方。麻黄汤证，病位在表且兼及上焦肺，病性属阳热实，麻黄汤为发汗之主方。葛根汤证，病位在表且兼及胃肠，病性属阳热实，葛根汤为解肌发汗止利之主方。小柴胡汤证，病位在半表半里及胸胁，病性为邪盛正衰、虚实错杂，小柴胡汤为和解之主方。栀子豉汤证，病位在上焦肺胃之间，病性属虚实错杂，以虚热为主，栀子豉汤为吐法之主方。

大承气汤证，病位在里（胃肠），病性属实热，大承气汤为下法之主方。生姜泻心汤证，病位在里，病性属虚实夹杂、寒热互见，生姜泻心汤为散痞之主方。白虎汤证，病位在阳明之经，属里，病性属热极，白虎汤为大清气热之主方。五苓散证，病位在三焦，病性属正虚邪实，五苓散为逐水之主方。四逆汤证，病位在下焦，病性是真寒假热，四逆汤为回阳救逆之主方。理中汤证，病位在中焦，病性属虚寒，理中汤为温阳守中之主方。

这样将主方证的病位病性进行比较，集多种辨证方法（脏腑辨证、三焦辨证、八纲辨证等）为一体，再进行抽象思维，按由表入里、由上而下、由热变寒、由实转虚、由阳至阴的顺序，确立了辨证大纲，并据此将主方依次排列。由于主方体现了相应病位病性的治疗大法，所以序列主方不仅确立了辨证大纲，并且同时确立了治疗大法。徐大椿对11个主方及其类方的排列虽未加一字的注释，但通过分析，我们可以看出：11个主方及其类方体现了伤寒病变的内在联系，反映了伤寒病变的一般规律，并据此确立了辨证大纲及治疗大法，从而完成了类方辨证理论体系的认识历程。

综上所述，所谓类方辨证，就是在类方研究《伤寒论》过程中形成的一套新的辨证论治理论体系。它分三个层次，从初级到高级依次是：以方类证寻求方与证的对应关系，方以类从归纳出用药及主治证候的共性，序列主方确立辨证大纲。类方辨证的思维程序是：首先将所见病证在主方方证中找出对应，然后在同类方方证中进行辨析，找出恰当对应的方剂，或根据病情进行化裁调整，使之成为最佳对应状态。遵循这套理论和方法，我们就能顺利地完成对所见病证的辨识过程，并迅速提出有效的治疗措施（主要是方药）。

参考文献

［1］崔文成．论类方辨证［J］．山东中医杂志，1992，11（2）：3-5.

二、类方辨证的意义

类方辨证理论体系的形成，突破了六经的束缚，直接触及《伤寒论》的实质内容，切合临床实际，对理论研究和临床实践均有现实意义。

在《伤寒论》的研究中，关于六经的争论由来已久，对六经的认识，历代众说纷纭。其根本原因就是未能从认识规律上去考查。若能基于认识规律，遵循类方辨证理论体系，以类方辨证为基本方法，不仅可以完全冲破六经的束缚，而且能深悟经旨，一通百通。

类方辨证的一般形式是将病情在类方方证中寻求对应。这种方法是一种分层次、逐步深入的辨析方法。在熟练掌握之后，往往表现为临床上的"顿悟"：经过对病情的了解后，称即会联想到属于某方证而直接选用其方，或以其方加减运用。正因为这样，类方辨证在临床上具有简捷迅速的特点，尤宜于急重证患者。

现行的各种中医辨证方法侧重于从疾病的病因、病理、病性、症状表现、病势、阶段、分型等方面辨识疾病过程，旨在探求病体的症结所在；而类方辨证所探求者除此之外，还在于探求方药的效能所主及方证的契合关系等。辨证论治一般理解为相互关联的两个部分，然细究之，实系同一过程的两个层次。辨证是对病证的病因、病位、病性、病机的分析和归纳，而论治则是辨识方药集合与症状集合相应关系的又一次思辨过程，是通过对症状的分析辨识，以明确究竟属哪一方剂的适应证，从而因证施治，准确用药。从辨证层次上分析，不管采用现行的何种辨证方法，都仅限于对"证"的辨析，只是辨证论治的第一层次。类方辨证既是以方的适应范围选定相应证候的分辨方法，又是以证的表现形式寻求其方的辨识过程，是辨证与论治的紧密结合。因此，在一定意义上说，类方辨证可以概括整个辨证论治的内容。

三、方证相应、类方辨证与临证施治

（一）方证相应——理性认知

1. 方证相应

方证相应[1]，是指外来的中药药物处方与接诊个体内在的本质相符，施治后人之神应于中，内应外合，共奏其功。

“内”是人体内，“外”是人体外。内与外的边界为天人之际，是皮、甲、黏膜。内与外的通道是“玄”。玄而又玄，众妙之门。

“方”，仅指中药药物处方。“证”是对接诊个体本质的概括性判断。包括病因、病位、病程、禀赋体质、气化状态、因果关系、机制原理、变化趋势，等等。“辨证”是指医师对接诊个体进行调查（望、闻、问、切、物理、化学等方法）后，经过鉴别辨认，得出的接诊个体本质的概括性判断，而确定证名的过程。“论治”是讨论治疗方案的过程。如据证立法，依法统方，以方对证（方证），凭药治证（药证）。

“方证”是方剂适应证的简称。如《伤寒论》某方的适应证，即称之为某方证。法者不定之方，方者一定之法。证和方剂间存在着一定对应关系，方证相对就是一条捷径。“方证相对”即有是证用是方。不论是脏腑辨证、经络辨证，还是八纲、六经、卫气营血、三焦辨证，最终都要落实在方证上。重视辨方证，对发展中医有着重大意义。

“施治”是治疗方案的具体实施过程。“应”是治疗方案的具体实施过程中接诊个体的反应。

2. 疗效预后看神机

“神应于中”是治疗赖以奏效的内在根据。神之“使”与“不使”是治疗获效与否的决定性因素。有神机而内应、应于中、里应则有效，“方证相对、神机内应，效验必彰”；有神机而不应，神不使则无效；无神机、神机化灭则不治。

3. 判断预后的关键依据是“神”

神昌则生命活动旺盛，神去则机息，气止而化绝，气化活动一旦停止，生命活动也就自然终止，任何治疗技术亦将无能为力。

（1）得神：得神者昌。临床表现为神志清楚，语言清晰，日光明亮，精彩内含；面色荣润含蓄，表情丰富自然；反应灵敏，动作灵活，体态自如；呼吸平稳，肌肉不削。可借鉴《医宗金鉴·幼科种痘心法要旨·可种》：“小儿面部红润，精采明亮透达，印堂、山根、年寿、眼下、口角无青黯之色。两目黑白分明，视瞻平正，愈看愈有神气精光。囟不陷、不填。头不解颅。鼻孔不小。气清不浊。声音清亮。天柱骨正，颈不歪斜。骨肉相称，又宜紧束，肥不见肉，瘦不露骨。小便远而长，肾囊紧小，微带紫黑色，如荔枝壳。身无癥癖疮疥。项无结核。腹无积聚，形气充实。精神强健。脏腑调顺，脉息和平。以上皆可种。”

（2）失神：指神气涣散。临床表现可见目光无神，神思昏乱，言语不清，面色无华，气息不顺，肌肉瘦削，二便失禁等。可借鉴《医宗金鉴·幼科种痘心法要旨·不可种》：“小儿面色青白，或黧黑、痿黄，无喜色，无精采。两目黑多白少，白睛带青色，视瞻歪斜，黯昧无神。囟陷、囟填，解颅，囟不合，五软，五硬，龟胸，龟背，鹤膝，鼻孔小，气浊。声音不亮、不长，肉不束，骨松如发面样。身体瘦无䐃肉。身有癥癖、疮疥。腹有痞积，项有结核。病后元气未复。素有惊痫之证。失乳之后，气血不足，脾胃虚弱，精神倦怠，脉不和平。以上皆不可种。凡小儿父母，行事疏忽，不知调摄，不听禁忌，不信医药，过于溺爱骄纵者，亦断不可与种。”

（3）假神：是垂危患者出现精神暂时好转的假象，是临终前的预兆。病机是由于精气衰竭已极，阴不敛阳，以致虚阳外越，暴露出一时“好转”的假象。古人比作“残灯复明”“回光返照”，这是阴阳即将离绝的危候，属病危。临床表现为久病重病之人，本已失神，但突然精神转佳，目光转亮，语言不休，想见亲人；或病至语声低微断续，忽而清亮起来；或原来面色晦黯，突然颧赤如妆；或原来毫无食欲，忽然食欲增强。

（二）类方辨证——思辨过程

所谓类方辨证，就是在类方研究《伤寒论》过程中形成的一套新的辨证论治理论体系。

类方辨证的思维程序是：首先将所见病证在主方方证中找出对应病证，然后在同类方方证中进行辨析，找出恰当对应的方剂，或根据病情进行化裁调整，使之成为最佳对应状态。遵循这套理论和方法，我们就能顺利地完成对所见病证的辨识过程，并迅速提出有效的治疗措施（主要是方药）。

类方辨证理论体系的形成，可分三个阶段：①以方类证是基础——宋代朱肱。《活人书》寻求方与证的关系，从而确立方证。②方以类从是骨干——清代徐大椿。《伤寒论类方》归纳出用药及主治证候的共同点，从而确立主方。③序列主方是纲领——崔文成、徐国仟。《〈伤寒论类方〉编次特点》一文对主方汤证进行分析，确立其病位病性，并经过抽象思维，确立辨证大纲。理论形成的标识是《论类方辨证》在 1992 年春天发表于《山东中医杂志》。

（三）临证施治——注重实效

论治与施治乃是同一过程的两个阶段。论治是“务虚”，如病例讨论会；施治是“务实”，签字实施。临证施治应当因时因地因人制宜，提炼出特异方证，使方证相对。

“法者不定之方”：即由“辨”而得出“证”，据证而立“法”，据法处方。“方”可选用古方、成方，也可自拟处方。

“方者一定之法”：指方中所寓之法。医能泽远，必须熟谙古方成方所含的“一定之法”而不死搬硬套：方对证对者则有是证用是方；否则就守其“法”而变其方；或自己制订“新方”。

1. 方对证对者则有是证用是方

如伤寒病阴阳错杂、虚风夹寒的乌梅丸证。

伤寒病变传至厥阴，因外寒伤阳较重而寒化较著，但寒邪郁闭在内也会化热动火、伤阴耗血，故《伤寒论》有阴阳错杂、虚风夹寒较重的乌梅丸证。

乌梅丸方含乌梅之酸，连、柏之苦，附、姜、椒、辛、桂之辛，参、归之甘，四法配合，吴鞠通称之为“酸苦复辛甘法”。

2. 守其“法”而变其方

如温热病纯阳无阴的连梅汤证。

温热病传至厥阴，内外合热，阴阳错杂已较少见，则不仅仅是夹热伤阴较重，并且热走极端，故《温病条辨》有纯阳无阴的连梅汤证。

吴鞠通用乌梅之酸，与黄连之苦，冬、地、胶之甘，酸、苦、甘三法组成“酸甘化阴、酸苦泄热法”，对应纯阳无阴的连梅汤证，将乌梅丸化裁制订出了新方“连梅汤”。

3. 当“古方今病不相能也”之时，就要自己制订“新方”

如当代医家的临证新方。

据宋太史濂撰《故丹溪先生朱公石表辞》[2]记载，朱丹溪认为“用药如持衡，随物重轻而为前却”，独疑“时方盛行陈师文、裴宗元所定大观二百九十七方”，曰：“古方新证，安能相值乎？于是寻师而订其说，渡涛江走吴，又走宛陵，走建业，皆不能得，复回武林。有以罗司徒知悌为告者。知悌，字子敬，宋宝祐中寺人，精于医，得金士刘完素之学，而旁参于李杲、张从正二家，然性倨甚。先生谒焉，十往返不能通。先生志益坚，日拱立于其门，大风雨不易。或告罗曰：此朱彦修也。君居江南而失此士，人将议君后矣。罗遽修容见之，一见如故交，为言学医之要，必本于《素问》《难经》，而湿热相火，为病最多，人罕有知其秘者。兼之长沙之书详于外感，东垣之书详于内伤，必两尽之，治疾方无所憾。区区陈、裴之学，泥之且杀人。先生闻之，夙疑为之释然。”

参考文献

[1] 崔文成，孙娟，张若维．方证相应：济南中医儿科方证流派传承辑要[M]．济南：山东科学技术出版社，2017：1.

[2] 朱震亨．丹溪心法[M]．王英，曹钒，林红，校注．北京：人民卫生出版社，2005：333.

第二章 ››››

药证方证

“药有个性专长，方有合群妙用。”

中药单味药物的主治病证是“药证”。单味中药可有多项功能，然在具体方剂中经配伍后扬长补短、发挥专长，体现的只是某项功能。中药药证是中医临床呈现出来的用药之证（药性、药效和用药指征等）。《神农本草经》、历代本草类书籍、现行各种教材《中药学》、名医用药经验等可供研习。

某个具体方剂的主治病证是“方证”，有明确的适应证和治疗目的。从方剂的药味组成看，一味药的方剂是单方，两味药以上的是复方。从剂量看，药量轻的是轻方，药量重的是重方。药味少而药量轻的是小方，药味多而药量重的是大方（如同一个组织单位，有主辅佐使）。从剂型看，有膏、丹、丸、散、汤、锭、片、合剂、颗粒剂、气雾剂、注射剂等。从给药途径看，有内服、外用、穴位、窍道（九窍、气道、食道、水道、血道）给药等。

一、甘　草

中药在古代被称作“本草”，甘草是本草王国中的“国老”。早在公元前200年左右，我国最古老的辞书《尔雅》中已有了甘草的记载。甘草为豆科甘草属植物甘草、光果甘草、胀果甘草的根及根茎，《神农本草经》甘草列上品：“主五藏六府寒热邪气；坚筋骨，长肌肉，倍力，金创肿，解毒。久服轻身延年。”甘草是古今医家广泛使用的药物，有“十方九草”之说。会用甘草，可以说是中医临床中药处方的最基本功夫之一。清代汪昂《本草备要》谓：“奈何时师每用甘草不过二三分而止，不知始自何人，相习成风，牢不可破，殊属可笑。附记以正其失。”[1]

【性味归经】味甘，性平，归心、肺、脾、胃经，入十二经。

【处方用名】甘草、甘草梢、粉甘草、炒甘草、炙甘草。

【功能效应】甘草生用性偏凉，能泻火、清热、解毒，虽泻亦兼有缓意；生用则通，凡入清热药中宜生用。甘草炙用性偏温，能益气补虚，入补益药中宜炙用。久煎力缓，还有调和诸药，缓急止痛，长肌肉治羸瘦等功效。《珍珠囊补遗药性赋》言甘草：“味甘，平，无毒。生之则寒，炙之则温。生则分身、梢而泻火，炙则健脾胃而和中。解百毒而有效，协诸药而无争，以其甘能缓急，故有‘国老’之称。”

【临证应用】笔者统计，在汉代张仲景《伤寒论》《金匮要略》处方中，共51方使用生甘草，90方使用炙甘草。甘草的常用量是二两，相当于现在的30克，最大量是五两，相当于现在的75克，最小量是六铢，相当于现在的3.9克。

生甘草在《金匮要略》中有49方使用，在《伤寒论》中仅有2方使用。共51方使用生甘草。五两是最大量，见于清胃补虚、降逆止哕的橘皮竹茹汤1方。四两的方剂有治狐惑病的甘草泻心汤1方。三两的方剂有12方，如治妇人脏躁的甘麦大枣汤方，以泻心火。二两的方剂有25方（《金匮要略》中有23方，《伤寒论》中仅有2方），如治少阴病咽痛甘草汤、桔梗汤，以清热解毒、利咽止痛；治肺痈、肺痿的桔梗汤、麦门冬汤，以清热利咽、润肺止咳；治肾着、里（皮）水的甘草干姜茯苓白术汤，甘草麻黄汤，以利水除湿、利尿消肿；解毒安蛔的甘草粉蜜汤等。一两的方剂有5方，如大黄甘草汤等。其他7方，最小量是二分，见于防己地黄汤。

炙甘草在《伤寒论》中有67方使用，在《金匮要略》中有23方使用。共90方使用炙甘草。四两的方剂有5方（《伤寒论》中有5方，《金匮要略》中有重复1方甘草干姜汤），如治伤寒误汗后烦躁吐逆、肺痿咳嗽的甘草干姜汤，以益气宁心、除烦止咳；治脚挛急的芍药甘草汤，以甘缓挛急治标，养阴补益治本；治心下痞硬而满、干呕心烦的甘草泻心汤，以补脾和胃、益气安中；治协热而利的桂枝人参汤，以补益安中；治伤寒、脉结代、心动悸的炙甘草汤，以益气复脉、强心定悸。三两的方剂有 11 方（《伤寒论》中有 8 方，《金匮要略》中有 5 方，其中重复 2 方小青龙汤和半夏泻心汤）；二两的方剂有 47 方（《伤寒论》中有 44 方，《金匮要略》中有 13 方，其中重复 10 方），如治风寒湿痹的甘草附子汤，以助除湿镇痛。一两的方剂有 8 方（《伤寒论》中有 6 方，《金匮要略》中有 2 方），如麻黄汤、柴胡桂枝汤、麻杏苡甘汤、白术附子汤。其他 5 方，最小量是六铢，见于麻黄升麻汤。

1. 甘草生用则通，凡入清热药中宜生用

甘草生用，性偏凉，能泻火、清热、解毒，虽泻亦兼有缓意。生甘草具有清热，解毒，利咽，祛痰，止咳，补脾，益气，润肺，利水除湿，利尿消肿，缓急止痛，调和诸药，缓和药性（可减低或缓解其他药物的偏性、毒性），矫味之功效。

（1）清热解毒，利咽止痛：甘草生用有清热解毒，甘缓止痛作用，治疗咽喉肿痛，肺热咳嗽、痰多，疮疡、肿毒、痈疽等。现代研究认为甘草有修复黏膜作用，临床运用要善于举一反三。如甘草汤、桔梗汤、甘草泻心汤。

宋本《伤寒论》第 311 条："少阴病二三日，咽痛者，可与甘草汤。不差者，与桔梗汤。"提示少阴病咽痛是甘草主治。这种咽喉的疼痛感，多伴有干燥感、热灼感，局部多充血、红肿……"甘草汤方：甘草二两。上一味，以水三升，煮取一升半，去滓，温服七合，日二服。"要求用生甘草 30 克，以水 600 毫升，煮取 150 毫升，去滓。每次温服 140 毫升，日 2 次。"桔梗汤方：桔梗一两，甘草二两。上二味，以水三升，煮取一升，去滓，温分再服。"

用治伤寒少阴阴火上扰所致咽痛，用生甘草二两。清热解毒，利咽止痛，甘草汤、桔梗汤都生用甘草，以清少阴伏火而利咽，每日二服，取其直入少阴；主治少阴咽痛，兼治舌肿。其目的在于直入少阴，清少阴伏火，解阴经之热毒，缓急而止咽痛。

治肺痈甘草亦生用，清热解毒泻火，并能补气。

《金匮要略·肺痿肺痈咳嗽上气病脉证并治第七》："咳而胸满，振寒脉数，咽干不渴，时出浊唾腥臭，久久吐脓如米粥者，为肺痈，桔梗汤主之。""桔梗汤方（亦治血痹）：桔梗一两，甘草二两。上二味，以水三升，煮取一升，分温再服，则吐脓血也。"

《金匮要略·百合狐惑阴阳毒病证治第三》："狐惑之为病，状如伤寒，默默欲眠，目不得闭，卧起不安，蚀于喉为惑，蚀于阴为狐，不欲饮食，恶闻食臭，其面目乍赤、乍黑、乍白。蚀于上部则声喝（一作嗄），甘草泻心汤主之。"甘草泻心汤在《金匮要略》中被作为治疗狐惑病的专方来使用。不管是何处黏膜病变，均可导致患者心烦不眠，这可能与黏膜对刺激敏感有关。生甘草是本方主药，有修复黏膜作用。如《伤寒论》以一味甘草治咽痛，即是咽喉部黏膜充血炎变。《伤寒论》中"其人下利日数十行，谷不化"，即是胃肠黏膜被下药损伤影响消化吸收所致。西药治疗胃溃疡的一味老药"生胃酮"，即是甘草制剂。

狐惑病类似于现代医学的白塞病，也叫眼—口—生殖器综合征。狐惑病是以人口腔及生殖黏膜损伤为主症，甘草泻心汤是黏膜修复剂。临床运用要善于举一反三，对全身黏膜不仅包括口腔、咽喉、胃肠、肛门、前阴，还包括泌尿系黏膜乃至呼吸道黏膜、眼结膜等。既可以是黏膜的一般破损，又可以是充血、糜烂，也可以是溃疡。临床表现或痒、或痛、或渗出物与分泌物异常等，可以把甘草泻心汤作为治疗黏膜疾病的专方来使用，既可以用于治疗复发型口腔溃疡、白塞病，也能用于治疗慢性胃炎、胃溃疡以及结肠炎、直肠溃疡、肛裂、痔疮等，结膜溃疡、阴道溃疡也能使用。

（2）清热利咽，润肺止咳：治肺痿咳嗽，如麦门冬汤。

《金匮要略·肺痿肺痈咳嗽上气病脉证并治第七》："大逆上气，咽喉不利，止逆下气者，麦门冬汤主之。"

胃肺阴虚，虚火上炎，炼津为涎见咳唾涎沫。肺胃阴虚，肺胃失降则或短气喘促，或气逆欲呕。气火上逆、肺胃阴虚，津失上承则口渴，咽喉干燥，舌红少苔，脉虚数。病机为肺胃阴亏，虚气上逆（其病在肺，其源在胃，母子同病）。治法宜滋养肺胃，降逆和中。

麦门冬汤，君以麦冬。重用之养阴生津，清降虚火，以润肺益胃；臣以人参、甘草益气生津，补中益肺；佐以半夏降逆和胃，开通胃气，祛痰除涎。重用麦冬，少佐半夏（7∶1），则半夏燥性被制而降逆之功存，且麦冬得半夏则滋而不腻，相反相成。粳米、大枣养胃生津，助君臣补养肺胃。甘草为使，调和诸药。

（3）泻心火：如甘草小麦大枣汤。

《金匮要略·妇人杂病脉证并治第二十二》："妇人脏躁，喜悲伤欲哭，象如神灵所作，数欠伸，甘草小麦大枣汤主之。""甘麦大枣汤方：甘草三两，小麦一升，大枣十枚。上三味，以水六升，煮取三升，温分三服，亦补脾气。"

脏躁系由忧思过度，心阴不足，肝气不和所致。甘草泻心火，缓肝气，使脏气调而躁自止。方中小麦味甘微寒，养心安神为君；小麦性味甘、凉，入脾、肺、心经，有养心除烦、健脾益肾、除热止渴之功。养心安神以淮小麦为佳，用于敛汗止汗以浮小麦为宜。浮小麦性味甘、咸、凉，入心、肺经，为作用温和的止汗药，善止一切虚汗。

（4）利水除湿，利尿消肿：如甘草干姜茯苓白术汤、甘草麻黄汤。

汪昂曰："甘草得茯苓则不资满而反泻满。"[2]

甘草干姜茯苓白术汤《金匮要略·五脏风寒积聚病脉证并治第十一》："肾着之病，其人身体重，腰中冷，如坐水中，形如水状，反不渴，小便自利，饮食如故，病属下焦，身劳汗出，衣里冷湿，久久得之，腰以下冷痛，腹重如带五千钱，甘姜苓术汤主之。""甘草干姜茯苓白术汤方：甘草、白术各二两，干姜、茯苓各四两。上四味，以水五升，煮取三升，分温三服，腰中即温。"

本方所治乃指寒湿之邪着于腰部所致之肾着病，方中以甘草伍干姜，辛甘化阳培土散寒，甘草伍白术、茯苓健脾利湿，使寒去湿除，病症得愈，正如尤在泾所言“治法不在温肾以散寒，而在燠土以胜水”。

甘草麻黄汤 《金匮要略·水气病脉证并治第十四》：“里水，越婢加术汤主之，甘草麻黄汤亦主之。”

里水，即皮里肌腠之水。表现为一身面目皆肿，小便不利，此方所主之里水，当为寒邪凝滞于里，阳气郁阻，方中用甘草和调中气、利尿，麻黄宣发卫阳、散表祛邪，使风邪水气从外而解，又可使在里之水从小便而利，两药合用，辛甘发散利水，健脾和中以制水。从本方煎服上分析，要求温服，重复汗出，不汗再服来看，甘草麻黄汤所治之里水应当是无热、无汗、不渴证。

（5）利尿通淋：传统上常用甘草梢作治疗口舌糜烂、热淋尿痛的辅佐药，如导赤散、六一散。

导赤散 出于《小儿药证直诀》，是宋代医学家钱乙所创制的著名方剂，由生地黄、甘草梢、木通、竹叶四味药物组成，用于心经有热所致之口渴面赤、心胸烦热、渴欲冷饮、口舌生疮；或心移热于小肠，小便短赤而涩，尿时刺痛，舌红脉数等确实疗效卓著。任氏[3]以现代药理实验研究的结果，认为导赤散配伍构思精巧。生地黄对糖皮质激素引起的血浆皮质酮受抑制的现象有明显改善作用，且可对机体环苷酸系统反应性调节；木通有利尿及对尿酸与电解质排泄增加的作用，并有解热与镇痛效果；生甘草内含有甘草酸与甘草次酸，具有抗炎与保钠排钾的作用；淡竹叶有明显的抗菌作用。

（6）解毒安蛔：如甘草粉蜜汤。《金匮要略·趺蹶手指臂肿转筋阴狐疝蛔虫病脉证并治第十九》：“蛔虫之为病，令人吐涎，心痛，发作有时，毒药不止，甘草粉蜜汤主之。”“甘草粉蜜汤方：甘草二两，粉一两，蜜四两。上三味，以水三升，先煮甘草，取二升，去滓，内粉、蜜，搅令和，煎如薄粥，温服一升，差即止。”胃虚蛔扰，胃脘不安，则吐涎胃痛。甘草甘平合米粉、白蜜，甘缓和胃以安蛔，也能解药毒。

（7）清胃补虚，降逆止哕：如橘皮竹茹汤。

《金匮要略·呕吐哕下利病脉证治第十七》：“哕逆者，橘皮竹茹汤主之。”“橘皮竹茹汤方：橘皮二升、竹茹二升、大枣三十枚、生姜半斤、甘草五两、人参一两。上六味，以水一斗，煮取三升，温服一升。日三服。”

五两是张仲景处方中用生甘草的最大量，且仅此一方。重用生甘草的目的是清胃补虚，甘缓止哕。方中竹茹甘淡微寒，曾有人问：“橘皮竹茹汤中只有竹茹为凉药，为什么言其清胃热？”[4]这是未看清五两甘草的作用。哕逆即干呕，现在多见于体虚（亚健康状态）咽炎、胃炎。本方运用的依据当有舌质红或嫩，脉象虚数，或有口渴。病机为胃虚有热。后世治胃热呕呃多宗之，如《济生方》以本方加茯苓、半夏、枇杷叶，主治胃热多渴，呕哕不食；《温病条辨》以本方去人参、甘草、大枣加柿蒂，名新制橘皮竹茹汤，用于胃热呃逆，胃气不虚者。

（8）解药毒及食物中毒：用治食物、药物等引起的中毒，有良好的解毒作用。

《金匮要略·禽兽鱼虫禁忌并治第二十四》：“治食牛肉中毒方，甘草煮汁饮之即解。”

《金匮要略·果实菜谷禁忌并治第二十五》：“治误食水莨菪中毒方，菜中有水莨菪，叶圆而光，有毒。误食之，令人狂乱，状如中风，或吐血，治之方：甘草煮汁服之即解。”“凡诸毒，多是假毒以投，不知时，宜煮甘草荠苨汁饮之，通除诸毒药。”

《本经疏证》：“凡煮药饮汁以解毒者，虽云救急，不可热饮，诸毒病得热更甚，宜冷饮之，既欲其甘缓元气之急，又欲其凉不使助毒，舍甘草其何从……甘草味极甘，少用则毒气不解，服至一二钱，即不能更多，因以甘草一斤，蒸露饮之，饮尽而病退，是知孙真人云，甘草解百药毒，如汤沃雪，不我欺也。”

2. 甘草炙用则补，入补益药中宜炙用

炙甘草为甘草的炮制加工品，具焦香气，味甜。甘草蜜炙后性温，能益气补虚；且炙用而久煎力缓。炙甘草具有补脾和胃，益气安中，益气复脉，强心定悸，益气止咳，调和诸药，缓急止痛，长肌肉治羸瘦之功效。

（1）补脾和胃，益气安中：治疗脾胃虚弱，食少、倦怠乏力，腹痛便溏，劳倦发热等症状，补脾气多用炙甘草，如甘草泻心汤、四君子汤、保元汤。

甘草泻心汤 出自汉代张仲景的《伤寒论》。“伤寒中风，医反下之，其人下利日数十行，谷不化，腹中雷鸣，心下痞硬而满，干呕，心烦不得安。医见心下痞，谓病不尽，复下之，其痞益甚。此非结热，但以胃中虚，客气上逆，故使硬也，甘草泻心汤主之。”

伤寒或中风，本当以汗解之，如麻黄汤、桂枝汤等，方中皆用炙甘草以安中而资镇抚，因表实与表虚不同，故炙甘草亦分多寡[5]：桂枝汤中炙甘草为二两，麻黄汤中炙甘草为一两。若解表而不安中，则中气一溃，他患从生。医反下之，则虚其脾胃，引表邪内陷，或痞利俱甚而以利为重，其治疗主要在和胃补中、消痞止利。甘草泻心汤，方以炙甘草四两为君药，中虚为主，特以补胃，意在扶脾胃气虚，中气足则旋运正常，痞消利止。

张仲景制方严谨，本方甘草炙用而久煎力缓，增强其和胃补中之效。煎服法：一是药要久煎，十取其三；二是每次温服一升，日三服，使其缓补脾虚。

（2）益气复脉，强心定悸：甘草能益气强心复脉，治疗心烦、气短，烦躁吐逆，心动悸，脉结代，如甘草干姜汤、炙甘草汤。

甘草干姜汤 宋本《伤寒论》第29条：“伤寒，脉浮，自汗出，小便数，心烦，微恶寒，脚挛急，反与桂枝欲攻其表，此误也。得之便厥，咽中干，烦躁吐逆者，作甘草干姜汤与之，以复其阳。”“甘草干姜汤方：甘草四两、炙，干姜二两。上二味，以水三升，煮取一升五合，去滓，分温再服。”

阴阳气血俱虚又复感外邪之证，理当扶阳助阴解表，若单用桂枝汤发汗，则犯虚虚之戒，更伤阳气、阴血，成阴阳俱虚证。治疗当分先后缓急，“阳生则阴长，阳固则阴存”，有形之阴难以速生，无形之阳则易顷刻而亡，张仲景以复阳为主，方用甘草干姜汤，方中甘草炙用，补中益气，干姜大辛大热，守而不走，回阳温中，二药合用，辛甘合化，重在复脾胃之阳。关于脚挛急、咽中干、烦躁系阴血不足等症，张仲景也做了精心周密的考虑，一是方中只用干姜不用附子及其他辛烈之品，二是以甘草为君，且其用量倍于干姜，皆寓扶阳而不碍阴之意。

炙甘草汤 又名复脉汤，出自汉代张仲景的《伤寒论》(宋本第177条)。

此方为余邪未解而设，故温散与清润并行。心之阴阳不足，气血俱虚，则脉结代，心动悸，故以炙甘草汤温阳复脉、滋养气血为要。本方重用炙甘草，并以之名方，以其甘温，和中健脾益气，助后天生化之源，达养血定悸、复脉之功。利用现代科学方法从甘草中提取的“甘草苷”有强心作用，表明其对心之气血虚衰证确有疗效。

后世医家对此方主治有所发展，《千金翼方》用治虚劳，《卫生宝鉴》用治呃逆，《外台秘要》用治肺痿。清代吴鞠通《温病条辨》将原方去参、桂、姜、枣，加生白芍，改生地黄为干地黄，更名为加减复脉汤，治疗“伤于温者之阳亢阴竭”，并在加减复脉汤的基础上创一甲、二甲、三甲复脉汤，治疗温病不同时期之变证。

(3)居中安土，益气止咳：治肺痿咳嗽，如甘草干姜汤。

《金匮要略·肺痿肺痈咳嗽上气病脉证并治第七》：“肺痿，吐涎沫而不咳者，其人不渴，必遗尿，小便数。所以然者，以上虚不能制下故也。此为肺中冷，必眩，多涎唾，甘草干姜汤以温之。”

《本经疏证》：“甘草干姜汤，芍药甘草汤，一和脾，一和肝。和脾者，安中宫阳气之怫乱，和肝者，通木脏阴气之凝结，虽系干姜、芍药之力，然此重彼轻，则又可见中央之病，中央药主之，干姜、芍药力虽大，然保泰定功，不能不归于甘草也。故两汤之治曰，便厥咽中干，烦躁吐逆，两胫拘急，是阳明内结也，与甘草干姜汤；厥愈足温，重与芍药甘草汤，尔乃胫伸，夫阳结为厥，阴结为拘，干姜能破阳，芍药能破阴，破阴破阳，能愈拘愈厥，不能愈咽干，止烦躁，此保泰定功之所在矣。夫中者上下之枢，《金匮要略》云：肺痿吐涎沫而不咳者，其人不渴，必遗尿，小便数，所以然者，上虚不能制下也，此为肺中冷，甘草干姜汤以温之，是由中以益上制下也。一变而为理中汤，治上吐下利，是由中以兼制上下矣。再变而为桂枝人参汤，治外热内寒，表里不解，是由中以兼制内外矣。又一变而为四逆汤，治下利清谷，是由中以制下矣。再变而为通脉四逆汤，治下利面赤内寒外热，是由中及下，兼制内外矣。甘草干姜汤，制上中以及下，能扩充以至外，芍药甘草汤，则制中下以及外，能扩充以至内，如桂枝汤之治风，黄芩汤之治热，芍药甘草附子汤之治寒，莫不连类及者，亦可悟甘草居中安土之大凡矣。"

（4）缓急止痛：用于脘腹部疼痛，四肢肌肉挛急疼痛，以及慢性病的躁、急、痛、逆诸症等，如芍药甘草汤、甘草附子汤。

甘草附子汤 宋本《伤寒论》第175条及《金匮要略·痉湿暍病脉证并治第二》："风湿相搏，骨节疼烦，掣痛不得屈伸，近之则痛剧，汗出短气，小便不利，恶风不欲去衣，或身微肿者，甘草附子汤主之。""甘草二两（炙），附子二枚（炮、去皮、破），白术二两，桂枝四两（去皮）。上四味，以水六升，煮取三升，去滓，温服一升，日三服。初服得微汗则解，能食，汗出复烦者，服五合，恐一升多者，服六七合为始。"

风、寒、湿三邪胶滞关节，用本方温阳散寒，祛风除湿，通痹止痛。方中桂、附合用，温经镇痛，兼固表止汗；术、附合用，温阳化气，行水除湿镇痛。关键还在于本方以甘草为君，并以甘草命名，其义有三：一是取其甘温而补，补脾之虚；二是将术、附以行水湿，三是配桂枝以通心阳，峻药缓行，共祛风寒湿之邪气。

（5）长肌肉治羸瘦：《神农本草经》载甘草能"长肌肉"。《伤寒论》中凡治疗大汗、大下、大吐以及大病以后气液不足，形瘦肤枯，大多配合甘草。唐代《外台秘要》载用小便煮甘草数沸服，治疗大人羸瘦。《证类本草》载用甘草粉蜜丸，治小儿羸瘦。

（6）甘草调和诸药：本品性和缓，配入复方中能调和诸药，缓解药物毒性、烈性，减少不良反应。

【用法用量】明确《伤寒论》的真实剂量、煮法、服法，有着十分重要的现实意义。

《伤寒论》的药物剂量应按东汉的计量单位折算为现在的计量单位。在换算的时候要记住三点[6]：一是东汉的一两大约相当于现在的15克，1升大约等于200毫升；二要记住这个方子分几次吃；三是《伤寒论》中的药方汤剂只煮1次。

现在提倡中药煮2~3次。甘草内服：煎汤，3~6克，作主药可用至10~30克；或入丸、散。外用：研末掺或煎水洗。

【配伍禁忌】甘草反甘遂、大戟、芫花、海藻。一般不与海藻、大戟、甘遂、芫花同用，以免发生不良反应。

参考文献

［1］汪昂.本草备要［M］.郑金生，整理.北京：人民卫生出版社，2005：11.

［2］汪昂.本草备要［M］.郑金生，整理.北京：人民卫生出版社，2005：10-11.

［3］任文英.导赤散的组方分析及适证运用［J］.河北中医，2000，22（4）：285.

［4］江平安.中医方剂题解［M］.南昌：江西科学技术出版社，1985：164.

［5］周岩.本草思辨录［M］.北京：人民卫生出版社，1982：22.

［6］郝万山.医宗金鉴·伤寒心法要诀白话解［M］.北京：人民卫生出版社，2004：316-319.

二、麻　黄

麻黄为麻黄科麻黄属植物草麻黄、中麻黄和木贼麻黄的草质茎。《神农本草经》列中品："主中风，伤寒，头痛，温疟，发表出汗，去邪热气，止咳逆上气，除寒热，破癥坚积聚。"

【性味归经】性温，味辛、微苦，入肺、膀胱经。

【处方用名】生麻黄、蜜麻黄、麻黄绒、蜜麻黄绒。

【功能效应】发汗解表，宣肺平喘，利水消肿，温通阳气。

【现代药理】现代药理研究发现，麻黄含有生物碱、挥发油、黄酮类等成分。①有降温解热作用，还有发汗、利尿、改善肾功能作用，对多种致病球菌、杆菌有抑制作用，对亚洲甲型流感病毒有抑制作用。②对支气管平滑肌的松弛作用缓和持久，具有平喘、祛痰、镇咳作用。③有强心作用，有降低血液黏度、抗血栓作用。④能松弛肠道平滑肌，兴奋子宫，还具有利胆作用，以及降血糖、降体重作用。⑤有抗炎、抗过敏、免疫抑制、抗肿瘤、抗突变、清除自由基作用。⑥对中枢神经系统有兴奋、觉醒作用，对骨骼肌有抗疲劳作用，能提高中枢性痛觉阈值，产生镇痛作用。

【临证应用】

1. 发汗解表

麻黄主治外感风寒，恶寒发热，无汗。麻黄是治伤寒外感发表第一要药:《本草通玄》(明代李中梓)载“麻黄轻可去实，为发表第一要药”;《景岳全书》(明代张介宾)称“麻黄……实伤寒阴疟第一要药”;《本草经疏》(明代缪希雍)称之为“伤寒解肌第一”;《本草正义》(清代张德裕)言“麻黄轻清上浮，专疏肺郁，宣泄气机，是治感第一要药。开肺……泄邪……宣通”;全国高等中医院校《中药学》几易其版，麻黄都位列第一;《方剂学》麻黄汤独占鳌头，显示出麻黄在治伤寒外感中的地位举足轻重。

清代邹澍《本经疏正》言麻黄“能伸阳气于至阴中，不为盛寒所凝耳。”此论麻黄性用，至为精审[1]。现代药理研究发现，麻黄所含挥发油及松油醇有降温解热和发汗作用。体外实验中，麻黄对多种致病球菌、杆菌有抑制作用;挥发油对亚洲甲型流感型病毒有抑制作用。麻黄碱有强心作用，能兴奋肾上腺素能神经，使心率加快，心肌收缩力增强，心输出量增加。这与麻黄开肺、泄邪、宣通的传统功效一致。

麻黄善治外感风寒表实者，常与桂枝、杏仁等配用，如麻黄汤、大青龙汤、麻黄加知母汤(清代张锡纯《医学衷中参西录》)。外寒正虚者，常与附子、细辛、甘草、升麻、人参等配用，如麻黄附子细辛汤、麻黄附子甘草汤、麻黄升麻汤、麻黄人参芍药汤。

2. 宣肺平喘

麻黄为肺经本药，平喘止咳，其功甚捷。麻黄所含麻黄碱及伪麻黄碱有松弛支气管平滑肌的作用，与麻黄平喘的传统功效一致。

麻黄组成的止咳平喘方剂，大致可分为二类：一为辛温性止咳平喘剂，用于肺气不宣，咳嗽喘急（如急、慢性气管炎，支气管哮喘，肺炎初期，百日咳等），通常与杏仁配用，以增强平喘作用，如三拗汤、华盖散。若属肺有寒饮，以麻黄配合干姜、细辛、五味子、半夏，如麻黄汤治外感风寒咳喘，小青龙汤、小青龙加石膏治兼有太阳表证，厚朴麻黄汤治以腹满里证较为突出的喘证，抗敏定喘散治风邪犯肺致过敏性喘咳等。二为辛寒性止咳平喘剂，属热邪壅肺喘咳者，可配伍石膏，如麻黄杏仁甘草石膏汤、越婢加半夏汤治热壅于肺，或配伍黄芩，如定喘汤；或配伍射干，如射干麻黄汤证以喉中水鸡声为特征等。

3. 利水消肿

麻黄主治水肿。麻黄用治水湿之证，皆取其行散之性以助散邪祛湿之功。麻黄有强心作用，利尿、改善肾功能作用。麻黄碱能兴奋肾上腺素能神经，使心率加快、心肌收缩力增强、心排血量增加，与麻黄利水消肿的传统功效一致。

（1）祛湿：常与白术、薏苡仁、石膏、附子等配伍，如治疗外有寒邪、内蕴湿热所致“瘀热发黄”之麻黄连轺赤小豆汤，风寒湿痹之麻黄加术汤，风湿热痹之麻黄杏仁薏苡甘草汤。

（2）利水：常与石膏、附子、甘草、半夏、浙苓皮、五加皮、大腹皮、新会皮、生姜皮等配伍，如治疗风水恶风、一身悉肿而有热者之越婢汤，里水之越婢加术汤、甘草麻黄汤，胃中有水气、心下悸或有水肿之半夏麻黄丸，水气病脉沉之麻黄附子汤，一身尽肿之麻附五皮饮。

4. 温通阳气

清代徐大椿《神农本草经百种录》曰：“（麻黄）轻扬上达，无气无味，乃气味中之最轻者。故能透出皮肤毛孔之外，又能深入凝痰积血之中，凡药力所不能到之处，此能无微不至。较之气雄力厚者，其力更大。”

（1）温阳散寒，宣痹止痛：能提高中枢性痛觉阈值，产生镇痛作用。如治风湿痹痛、肌肤不仁之乌头汤、麻黄左经汤；客寒犯胃，心胃大痛，不可忍之麻黄豆蔻丸，治肢体疼痛之麻桂温经汤，治金疮烦痛之麻黄散，治金疮内寒之黄芪散，治跌打损伤之跌打丸。

（2）通阳开窍：麻黄碱有明显的中枢神经兴奋作用，治疗中风冒昧不知痛处、拘急不得转侧、四肢缓急、遗矢便利之小续命汤，尸厥之还魂汤，遗尿之夜尿警觉汤。

（3）温通阳气，破癥散结，宣散肿毒，通调血脉：麻黄碱有强心作用。《日华子诸家本草》谓麻黄能“调血脉，开毛孔发肤。”如治痈疽、阴疽、癥瘕、积聚、痰核、流注、结块之阳和汤，寒束血瘀酒渣鼻之麻黄宣肺酒，跌仆损伤寒凝血瘀之麻桂温经汤。

（4）祛皮肤之寒湿及风：麻黄对多种致病球菌、杆菌有抑制作用，麻黄碱有强心作用。治疗皮肤痒疹、荨麻疹，常与生地黄、生首乌、连翘、浮萍、荆芥、蝉蜕等同用，如麻黄膏、痒疡立效丹、麻黄方、浮萍麻黄汤。

【主要配伍】麻黄常与桂枝、附子、细辛、葛根、升麻、石膏、人参、杏仁、半夏、干姜、射干、芍药、白术、连轺、赤小豆、薏苡仁、甘草、蝉蜕等配伍，因配伍药物不同，其作用亦随之而变。

1. 麻黄配桂枝

可增强发汗解表散邪作用，用治风寒外感，太阳表实，如麻黄汤、桂枝麻黄各半汤、桂二麻一汤。

“桂枝者，所以补麻黄之不足也。麻黄泄荣卫之邪，桂枝调荣卫之气。桂枝得麻黄，不至羁汗；麻黄得桂枝，即能节汗。二者合而正不受伤。此麻桂并用之方皆然。盖有视证候之重轻，暨他药之离合以为权衡者矣。”[1]

素体壮实之人，在寒冷地区、寒冷时节，外感风寒，表实无汗，皮肤不润，体若燔炭，苔白脉浮而紧，投之汗出而散，确有桴鼓之效。

气血虚衰者，不宜用麻黄发汗。《伤寒论》：“脉浮紧者，法当身疼痛，宜以汗解之。假令尺中迟者，不可发汗。何以知然？营气不足，血少故也。”

麻桂各半汤和桂二麻一汤，药同而量异。示人应视恶寒、发热、有汗和无汗、精神状态、脉象、舌苔等来定药量。

2. 麻黄配附子

温经散寒，如麻黄附子甘草汤、麻黄附子细辛汤。

3. 麻黄配细辛

祛陈寒，如麻黄附子细辛汤。

4. 麻黄配葛根

发汗解肌，升津舒经，治寒邪化热烁液，致项背强之太阳病，如葛根汤。

5. 麻黄配升麻

宣散郁火，升阳举陷，发越胸中阳郁之邪，寒热并用而又能透邪外出，治上热下寒之喉咽不利，唾脓血，泄利不止，如麻黄升麻汤。

6. 麻黄配人参

攻补兼施之法也，外散表邪，内扶正气（益气养血，滋阴清热），如麻黄人参芍药汤。

7. 麻黄配石膏

宣泄肺经气分郁热。大青龙汤、桂枝二越婢一汤、麻黄杏仁甘草石膏汤、小青龙加石膏汤等方剂，虽有麻桂之辛，因佐入石膏，而将方剂整体之性辛温调成辛凉。寒实郁闭热甚，如大青龙汤。汗出而喘、身无大热者如麻黄杏仁甘草石膏汤。属肺热有痰者，可再加黄芩、桑白皮、瓜蒌、贝母之类相伍。外寒内饮郁热，如小青龙加石膏汤。

8. 麻黄配杏仁

止咳平喘，“杏仁者，所以为麻黄之臂助也”“杏仁佐麻黄而横扩，是为一柔一刚”“麻黄开肌腠，杏仁通肺络；麻黄性刚，杏仁性柔；麻黄外扩，杏仁内抑；二者合而邪乃尽除”[1]。治风寒咳嗽气喘，如麻黄汤、三拗汤、华盖散；兼有肺气郁热加石膏，如麻黄杏仁甘草石膏汤；兼有肺脾湿热加薏苡仁，如麻杏薏甘汤。

9. 麻黄配知母

佐以知母于发表之中，兼寓清热之意，自无汗后不解之虞，如麻黄加知母汤（《医学衷中参西录》）。

10. 麻黄配半夏

平喘，如小青龙汤、越婢加半夏汤、定喘汤；治心下悸，如半夏麻黄丸。

11. 麻黄配干姜

益肺化饮，主治脾寒湿痰伏饮所致之咳喘，如小青龙汤。

12. 麻黄配射干

破痰利咽开郁，如射干麻黄汤。

13. 麻黄配芍药

通利小便，如小青龙汤；能使麻乌下达，从而敛之，使宛转于肢节而尽去其疾，如乌头汤。

14. 麻黄配白术

利水渗湿，如麻黄加术汤。

15. 麻黄配连轺、赤小豆

利水，如麻黄连轺赤小豆汤。

16. 麻黄配薏苡仁

化湿，如麻杏薏甘汤。

17. 麻黄配甘草

解表行水，治水湿有表邪者，如甘草麻黄汤。麻黄用治痈疽肿毒、跌仆损伤以及皮肤痒疹等症，乃取其宣散肌肤郁邪，使血脉调畅，以及有利丁助行药力之功。但多与补益、清热，凉血、散风等药配伍，以作佐使药用。

18. 麻黄配细辛、芍药

止痛，如五积散、阳和汤。

19. 麻黄配浮萍、桂枝、蝉蜕

止痒，治湿疹、荨麻疹、皮肤瘙痒、瘙痒性皮炎等，多与浮萍、薄荷、牡丹皮、白鲜皮、地肤子、苦参、桂枝、防风、荆芥、白蒺藜、蝉蜕、僵蚕、蜈蚣等配伍，如桂枝二麻黄一汤、浮萍麻黄汤。

20. 麻黄配桂枝、石菖蒲

开窍，如还魂汤（《金匮要略》）、夜尿警觉汤。

【用法用量】内服：煎汤，1.5 ~ 10 克；或入丸、散。

《伤寒论》中麻黄用量，最大量用六两者是大青龙汤，用四两者是麻黄杏仁甘草石膏汤，用三两者有麻黄汤、葛根汤、桂枝加葛根汤、葛根加半夏汤、小青龙汤，用二两半者是麻黄升麻汤，用二两者有麻黄附子甘草汤、麻黄附子细辛汤、麻黄连轺赤小豆汤，用一两者是桂枝麻黄各半汤，用十八铢者是桂枝二越婢一汤，最小量用十六铢者是桂枝二麻黄一汤。

《医学衷中参西录·麻黄解》[2]陆九芝谓："麻黄用数分，即可发汗，此以治南方之人则可，非所论于北方也。盖南方气暖，其人肌肤薄弱，汗最易出，故南方有'麻黄不过钱'之语，北方若至塞外，气候寒冷，其人之肌肤强厚，若更为出外劳碌、不避风霜之人，又当严寒之候，恒用七八钱始能汗者。夫用药之道，贵因时、因地、因人，活泼斟酌，以胜病为主，不可拘于成见也。"

【注意事项】现代药理研究发现，麻黄含有生物碱、挥发油、黄酮类等成分。生用发汗力强，发汗、利水用之，基本作用是"强心"（发汗而解表、利水而消肿、通气而温阳）；炙用发汗力弱，蜜炙兼能润肺，止咳平喘多用，基本作用是"解除支气管痉挛"（宣肺而止咳平喘）。

生麻黄力大性猛、发散力强，常用于风寒表实证及风水浮肿。只要用得对证、准确，常一汗而愈，疗效可靠而明显。因其发汗之效峻猛，故称为"虎狼之药"。麻黄有"一鼓作气，再而衰，三而竭"的特点，故宜间断使用。连续久服，常效力递减，若间歇使用，则其效每著。

用中药治病，剂量是精髓。分毫之差，就可能导致不同的结果。汗血同源，倘若发汗太过，会伤津耗气，使人大汗淋漓而伤阴虚脱、甚至亡阳，易出纠纷，故麻黄又称"麻烦草"。

因为麻黄地上的茎和地下的根功效不同，麻黄根是止汗的，常用于治疗自汗、盗汗，所以用麻黄时千万不要混入麻黄根。

【配伍禁忌】发散作用较强，用量过大会发越心阳，表现为心悸、多汗、心衰。如体虚多汗，肺虚咳喘者皆非所宜。

为了保证用药安全，古今医药从业者想了很多办法：麻黄带节发汗之力稍弱，去节则发汗之力较强，今时用者大抵皆不去节；先将麻黄煮数沸、去浮沫后纳他药，以降低有发汗作用之挥发油和麻黄碱含量；服用麻黄发汗后，嘱患者须避风一日；非必须不用生麻黄，如表证轻而喘咳重时就选用“蜜麻黄”，老幼及体虚者可选作用缓和的“麻黄绒”或“蜜麻黄绒”以止咳平喘。

参考文献

[1] 周岩. 本草思辨录[M]. 北京：人民卫生出版社，1960：54-58.

[2] 张锡纯. 医学衷中参西录[M]. 2版. 杨医亚，陈孟恒，修订. 石家庄：河北人民出版社，1974：338.

三、半　夏

半夏为天南星科半夏属多年生草本植物半夏的块茎。《神农本草经》：“主伤寒寒热，心下坚，下气，咽喉肿痛。头眩，胸胀，咳逆，肠鸣，止汗。”

【性味归经】 味辛，平。主入脾、胃经，兼入肺经。

【处方用名】 生半夏、清半夏、姜半夏、法半夏、竹沥半夏和半夏曲。

【功能效应】 生半夏安神、消肿散结，清半夏长于镇咳平喘化饮，姜半夏善于止呕，法半夏偏于燥湿健脾，竹沥半夏化痰清热，半夏曲化痰消食。

【临证应用】

1. 生半夏——安眠

半夏汤 《灵枢·邪客》曰：“今厥气客于五脏六腑，则卫气独卫其外，行于阳不得入于阴。行于阳则阳气盛，阳气盛则阳跷满；不得入于阴，阴虚故目不瞑……治之……补其不足，泻其有余，调其虚实，以通其道而去其邪。饮以半夏汤一剂，阴阳已通，其卧立至……此所谓决渎壅塞，经络大通，阴阳和得者也。”其汤方“以流水千里以外者八升，扬之万遍，取其清五升，煮之（炊以苇薪火）沸，置秫米一升，治半夏五合，徐炊，令竭为一升半，去其滓。饮汁一小杯，日三，稍益，以知为度。故其病新发者，覆杯则卧，汗出则已矣。久者，三饮而已也。”

又《素问·逆调论》云：“阳明者胃脉也，胃者六腑之海，其气亦下行。阳明逆，不得从其道，故不得卧也。《下经》曰：‘胃不和则卧不安’，此之谓也。”

患者服完半夏汤即可以熟睡。

2. 清半夏——镇咳平喘

水饮伏肺用“姜、辛、味、夏”。《金匮要略·痰饮咳嗽病脉证并治第十二》：“病痰饮者，当以温药和之。”仲景治肺中寒饮咳嗽大抵用“姜辛味夏”这个基础方。张仲景治疗咳嗽上气水饮内伏于肺，常将“姜、辛、味、夏”配合使用。

益肺化饮方[1]　由清半夏 6 克，干姜 3 克，细辛 3 克，五味子 6 克，大枣 10 克，炙甘草 3 克组成。用水 300 毫升，煮取 100 毫升，分温 3 次以上口服，或保留灌肠。配方颗粒，用适量水冲调匀，分温 3 次以上口服或保留灌肠。兼有外寒，实加麻黄，虚加桂枝，喘加杏仁，水饮不化因于脾者加茯苓、因于肾者加泽泻；水饮郁而化热，有咽喉症状者加射干，日久伤阴者加麦冬；肺经有热，有表证者加用石膏，无表证者加用善清肺热之黄芩；兼少阳证则加柴胡。

3. 姜半夏——止呕吐

生姜半夏汤　出自《金匮要略·呕吐哕下利病脉证治第十七》。半夏半斤，生姜汁一升。以水三升煮半夏、取二升，内生姜汁、煮取一升半。小冷，分四服，日三夜一服。止，停后服。主治“病人胸中似喘不喘，似呕不呕，似哕不哕，彻心中愦愦然无奈者。”

高保衡、孙奇、林亿等在《金匮要略方论序》云：“尝以对方证对者，施之于人，其效若神！”

4. 法半夏——化痰和胃

六君子汤　出自明代《医学正传》引《太平惠民和剂局方》。人参、白术、茯苓、甘草、陈皮、半夏。健脾益气，和胃化痰。主治脾胃虚弱，兼有痰湿，症见面色萎黄、呕恶不舒、咳嗽胸闷、痰多稀白、不思饮食、大便不实、舌淡苔白腻、脉虚。

清代沈金鳌《杂病源流犀烛·不寐多寐源流》：“食方已，即困倦欲卧，脾气弱，不胜食气也，俗名饭醉，宜六君子汤加山楂、神曲、麦芽。”内服：3～9克，入煎剂，或入丸、散。外用：研末调敷。

【配伍禁忌】半夏辛散温燥，有毒，反乌头。古人将半夏毒性归纳为“戟人咽”“生令人吐”“熟令人下”，故用半夏时应经过严格炮制。陶弘景言：“凡用，以汤洗十许过，令滑尽，不尔有毒，戟人咽喉。”

阴虚燥咳、津伤口渴、血证及燥痰者禁服，孕妇慎服。不宜与川乌、制川乌、草乌、制草乌、附子同用，生品内服宜慎。半夏使用不当可引起中毒，表现为口舌咽喉痒痛麻木，声音嘶哑，言语不清，流涎，味觉消失，恶心呕吐，胸闷，腹痛腹泻；严重者可出现喉头痉挛，呼吸困难，四肢麻痹，血压下降，肝肾功能损伤等，最后可因呼吸中枢麻痹而死亡。

【方剂选录】张仲景《伤寒论》《金匮要略》中治疗喘咳寒饮证，方剂众多。选取其中用半夏化饮降逆，配伍运用治咳喘寒饮证的方剂有8个，可认为是对内饮外寒、郁而化热、灼伤阴液的病机演变过程的系列方。

1. 小青龙汤治内饮外寒证

《伤寒论·辨太阳病脉证并治中第六》：“伤寒表不解，心下有水气，干呕发热而咳……或喘者，小青龙汤主之。”《金匮要略·痰饮咳嗽病脉证并治第十二》：“病溢饮者，当发其汗，大青龙汤主之，小青龙汤亦主之。”“咳逆倚息不得卧，小青龙汤主之。”小青龙汤是“半夏半升”加麻黄三两（二两）、芍药三两（二两）、桂枝三两（二两）、炙甘草三两（二两）、细辛三两（二两）、五味子半升、干姜三两。

2. 小青龙加石膏汤治内饮外寒郁热轻证

《金匮要略·肺痿肺痈咳嗽上气病脉证治第七》：“肺胀，咳而上气，烦躁而喘，脉浮者，心下有水气，小青龙加石膏汤主之。”加石膏以透寒郁之气热。本方是“半夏半升”加麻黄、芍药、桂枝、细辛、甘草、干姜各三两，五味子半升，石膏二两。上九味，以水一斗先煮麻黄去上沫，内诸药，煮取三升。强人服一升，羸者减之，小儿服四合。

3. 厚朴麻黄汤治内饮外寒郁重热轻证

《金匮要略·肺痿肺痈咳嗽上气病脉证治第七》："咳而脉浮者，厚朴麻黄汤主之。"本方是"半夏半升"加厚朴五两、麻黄四两、石膏如鸡子大、杏仁半升、干姜二两、细辛二两、小麦一升、五味子半升。本证特点，一是喘甚，二是满甚，以厚朴为主药，宽胸利气，降胃气上逆，除满；石膏辛凉宣泄肺中郁热以除烦；小麦养心神，敛心气。全方旨在散饮降逆，止咳平喘。

4. 射干麻黄汤治内饮外寒郁轻热重证

《金匮要略·肺痿肺痈咳嗽上气病脉证治第七》："咳而上气，喉中水鸡声，射干麻黄汤主之。"加射干是针对郁热结聚、部位在喉。射干麻黄汤治内饮重外寒轻有郁热证，是"半夏半升"加射干三两、麻黄四两、生姜四两、细辛三两、紫菀三两、款冬花三两、五味子三两、大枣七枚。

5. 越婢加半夏汤治内饮外寒郁热重证

《金匮要略·肺痿肺痈咳嗽上气病脉证治第七》："咳而上气，此为肺胀，其人喘，目如脱状，脉浮大者，越婢加半夏汤主之。"加半夏是为了蠲除内饮、镇咳定喘。本方是"半夏半升"加麻黄六两、石膏半斤、生姜三两、大枣十五枚、甘草二两。

6. 柴胡五味干姜汤治内饮兼少阳证

《伤寒论·辨太阳病脉证并治中第六》："伤寒五六日，中风，往来寒热，胸胁苦满，嘿嘿不欲饮食，心烦喜呕……或咳者，小柴胡汤主之……若咳者，去人参、大枣、生姜，加五味子半升、干姜二两。"柴胡五味干姜汤为"柴胡半斤、黄芩三两、半夏半升（洗）、五味子半升、干姜二两、甘草（炙）三两"。用柴胡、黄芩、甘草（炙）和解少阳，干姜、五味子、半夏内化寒饮。

7. 泽漆汤治内饮里水郁热重证

《金匮要略·肺痿肺痈咳嗽上气病脉证治第七》："咳而……脉沉者，泽漆汤主之。"泽漆汤是"半夏半斤，紫参（一作紫菀）五两、泽漆三斤

（以东流水五斗煮取一斗五升），生姜五两，白前五两，甘草、黄芩、人参、桂枝各三两”；也可以看成是小柴胡汤去柴胡、大枣，加泽漆、紫参（一作紫菀）、白前、桂枝，生姜加二两成为五两。用泽漆以行水消饮；水饮郁而化热、部位在肺者，若无表证则不用石膏而直用善清肺热之黄芩。

8. 麦门冬汤治内饮阴虚火逆重证

《金匮要略·肺痿肺痈咳嗽上气病脉证治第七》：“大逆上气，咽喉不利，止逆下气者，麦门冬汤主之。”本方是“半夏一升”加麦冬七升、人参二两、甘草二两、粳米三合、大枣十二枚。麦冬用量多达七升的用意是：在大量麦冬的制约下，半夏温燥之性被抑而降逆之功犹存，既降肺胃之逆气，又不致燥伤阴津。半夏温散宣通，开胃行津，又可减轻麦冬滋腻之性，使其补而不滞。方中用麦冬七升（840克）、半夏一升（120克），二药相合，润燥并用，相反相成，是本方配伍之精妙所在。

以上8方，病位的表里上下、病性的寒热虚实、病情的轻重等差异，是药味药量增减变化的内在依据。且8方用药24味，每味药的主治证即药证，归纳如下。

内饮，用半夏，有常量、大量。外寒咳喘，用麻黄，有常量、中量、大量。气机郁滞、腹满胸闷，用厚朴。郁热在气，用石膏，有常量、中量、大量。热结在喉，用射干。热在少阳，用柴胡。热结在肺，用黄芩。有里水，用泽漆。热伤肺阴，用麦冬。寒在肌腠，用桂枝。陈寒在里，用细辛。胃寒，用生姜。脾寒，用干姜。肺寒咳喘，用杏仁、白前、紫菀、款冬花。营阴不足，用芍药。阴虚不敛，用五味子。营血不足，用大枣。血脉不利，用甘草。气阴不足，用人参。心阴不足，用小麦。胃阴不足，用粳米。

咳喘易反复发作，是因内有伏饮。清半夏长于蠲除内饮、镇咳定喘，故为治疗咳喘的必用药。

参考文献

［1］崔文成，郑三霞，张若维．方证传薪：名老中医崔文成学术经验集萃［M］．济南：山东科学技术出版社，2022：151.

四、石菖蒲

石菖蒲入药部位为天南星科菖蒲属植物石菖蒲（又名大石菖蒲、细叶菖蒲）、金钱蒲（又名钱蒲、钱菖蒲、九节菖蒲、小石蒲、随手香）的根状茎。《神农本草经》菖蒲列为上品草部第一："主风寒湿痹，咳逆上气。开心孔，补五脏，通九窍，明耳目、出音声。……久服轻身，不忘，不迷惑，延年。一名昌阳。"

【性味归经】性微温，味辛、苦，气芳香而散。入心、心包、肝、脾、胃、肺、膀胱经。通透五脏六腑、十二经、十五络。

【处方用名】鲜石菖蒲、石菖蒲、姜制石菖蒲、麸炒石菖蒲。

【功能效应】除湿化浊，豁痰开窍，宁心定志，醒神益智，化湿开胃。

【现代药理】石菖蒲含有挥发油（主要是细辛醚）、菖蒲苷等，有镇静、解痉、抗惊厥、抗癫痫、抗抑郁、改善学习记忆、抗缺氧、抗疲劳、抗脑损伤，抑制气管收缩、舒张支气管、改善肺通气，扩张外周血管、降温，抗心律失常，促进消化液分泌、制止胃肠异常发酵、缓解肠管平滑肌痉挛，抗宫缩，杀蛔虫，杀腹水癌细胞等作用[1]。

【临证应用】石菖蒲所治病证不离湿浊痰邪所致者，宜随个体气化状态而配伍运用，寒化者配温阳药，热化者配清热药。临证以"辛芳通阳、化浊开窍"为着眼点。

窍者，通道之谓也，既有"玄而又玄，众妙之门"之孔隧玄道，又有常态可见的五官九窍。"心"包括血肉之心（心脏）、神明之心（脑），还包括且不限于心下（胃、胃脘、脾），故"开心孔"既开脑窍，又开心窍，也开胃窍，还开脾窍。窍道开，痰浊去，气血通，则神醒志清心明、脏腑功能复常而人得安和。

《本草思辨录》[2]："假使躯体为寒水所蒙，灵明为痰涎所壅；则运动不周，视听不协。外之不化，由于内之不出。惟菖蒲生水石间，而辛温芳烈，有阳必达，有阴悉布，故凡水液浑浊为神明之翳者悉主之……然须审定病之宜辛温者。”

1. **石菖蒲通九窍**

王秉衡《重庆堂随笔》认为：“石菖蒲舒心气，畅心神，怡心情，益心志，妙药也……故清解药用之，赖以祛痰秽之浊而卫宫城；滋养药用之，借以宣心思之结而通神明。”

石菖蒲配伍人参、远志、郁金、龟甲、龙骨、龙齿、茯苓、茯神、熟地黄、麦冬、丹参、全蝎、蜈蚣等，其宁心安神、醒脑益智、豁痰开窍之力大增，主要用于治疗内伤杂病之湿浊痰蒙清窍证。如孔圣枕中丹类方。石菖蒲配伍郁金、莲子、半夏、贝母、藿香、佩兰、厚朴、紫苏叶、芦根、竹茹、枇杷叶、茵陈、金银花、连翘、板蓝根、薏苡仁、六一散、白豆蔻、地榆等，以涤痰开窍、行气解郁、清心醒神，用于治疗外感热病之痰蒙心包证。

2. **石菖蒲化湿祛浊**

《本草新编》称石菖蒲“止可为佐使，而不可为君药。开心窍必须佐以人参，通气必须君以苍术。遗尿欲止，非加参、芪不能取效；胎动欲安，非多加白术不能成功；除烦闷，治善忘，非以人参为君，亦不能两有奇验也。”

石菖蒲配伍苍术、白术、佩兰、陈皮、厚朴、香附、木香等，可芳香开胃，行气和中，通畅中焦脾胃，用于治疗湿阻中焦的胃脘不舒，闷胀腹痛、食欲不振、泄泻、心积伏梁等。石菖蒲配伍莲子、茯苓等，治疗湿阻脾胃的胸闷、腹胀、心腹痛、霍乱转筋、噤口痢等。石菖蒲配伍苍术、荆芥穗、广藿香、苍耳子、辛夷、白芷、龙胆、栀子、薄荷、钩藤、鸡血藤等，治疗风寒湿痹、牙痛、痈疮、恶疮疥瘙等。

【用法用量】内服：煎汤，3 ~ 10 克，鲜品加倍；或入丸、散。外用：煎水洗；或研末调敷。

张莉莉等[3]通过搜集古代医籍及现代医家临床应用文献，认定石菖蒲用量范围为 4 ~ 30 克。如化痰开窍、行气化浊，治疗抑郁、哮喘、认知功能障碍，其用量为4～6克；祛风镇痉、开窍豁痰，治疗失眠、小儿抽动秽语综合征、注意缺陷多动障碍、头痛、咳嗽变异性哮喘、麻痹性肠梗阻、冠状动脉粥样硬化性心脏病（冠心病）、高血压，用量为6～10克；理气活血、化瘀祛浊，治疗溃疡性结肠炎、癫痫共患抽动障碍、神志病、小便不利，用量为10～15克；芳香化浊、宣痹开窍治疗痞满、2型糖尿病及其并发症、中风昏迷、脑鸣，用量为15～30克。

【配伍禁忌】阴虚阳亢，汗多、精滑者慎服。

【方剂选录】

1. 润燥交心汤

出自清代陈士铎所撰《辨证录》[4]，用治不寐、不得卧。白芍一两、当归一两、熟地一两、玄参一两、柴胡三分、菖蒲三分。水煎服。一剂而肝之燥解，再剂而肝之郁亦解，四剂而双目能闭而熟睡矣。

此方用芍药、当归以滋其肝，则肝气自平；得熟地黄以补肾水，则水足以济肝，而肝之血益旺；又得玄参以解其心中之炎，而又是补水之剂；投之柴胡、菖蒲解肝中之郁，引诸药而直入心宫，则肾肝之气自然不交而交也。

2. 生铁落饮

出自清代程国彭《医学心悟》[5]。天冬（去心）、麦冬（去心）、贝母各三钱，胆星、橘红、远志肉、石菖蒲、连翘、茯苓、茯神各一钱，玄参、钩藤、丹参各一线五分，辰砂三分。用生铁落，煎熬三炷线香，取此水煎药，服后安神静睡不可惊骇叫醒，犯之则病复作，难平为力。凡狂症，服此药二十余剂而愈者多矣，若大便闭结，或先用滚痰丸下之。

3. 开噤散

出自《医学心悟·噤口痢》[6]。人参、川黄连（姜水炒）各五分，石菖蒲（不见铁）七分，丹参三钱，莲子（去壳，即建莲中有黑壳者）、茯苓、陈皮、冬瓜仁（去壳）各一钱五分，陈米一撮，荷叶蒂二个。水煎服。

《仁斋直指方》："下痢噤口不食，虽是脾虚，盖亦热气闭膈心胸所致也。俗用木香则失之温，用山药则失之闭，惟真料参苓白术散加石菖蒲末，以粳米饮乘热调下；或用人参、茯苓、石莲子肉入些菖蒲与之，胸闭一开，自然思食。”

《医学心悟·噤口痢》：“若邪热秽气，塞于胃脘，呕逆不食者开噤散启之。”“开噤散治呕逆食不入，书云：食不得入，是有火也，故用黄连。痢而不食，则气益虚，故加人参。虚人久痢，并用此法。”

4. 扶元散

出自清代吴谦等编《医宗金鉴·幼科心法要诀·杂证门·五软》，用于治疗后天气血衰弱之五软、解颅。“五软禀赋不足证，头项手足口肉肌，地黄丸与扶元散方，全在后天调养宜。”人参、白术（土炒）、茯苓、熟地黄、茯神、黄芪（蜜炙）、山药（炒）、炙甘草、当归、白芍约、川芎、石菖蒲，引用姜、枣，水煎服。

清代吴谦等编《医宗金鉴·幼科心法要诀·杂证门·解颅》：“小儿解颅最堪怜，先天有损脑髓干，面色㿠白形瘦弱，二目多白若愁烦。补肾地黄丸方堪服，补阳扶元散为先，更有封囟散力极效，临时摊贴保安然。”

5. 昌阳泻心汤

出自王孟英《随息居重订霍乱论》卷四：“治霍乱后，胸前痞塞，汤水碍下，或渴或呃。”石菖蒲、酒炒黄芩、制半夏各一钱，川连（姜汁炒）五六分，苏叶三四分，制厚朴八分，鲜竹茹、枇杷叶（刷）各三钱，芦根一两。天雨水急火煎，徐徐温服。小溲秘涩者，加紫菀。

昌阳泻心汤乃从《伤寒论》泻心汤变化而来（去干姜、甘草、人参、大枣，加菖蒲、紫苏叶、厚朴、竹茹、枇杷叶、芦根），治痰浊壅闭、神志昏迷、胸膈痞塞之证甚效。仲景例用黄芩、黄连、半夏配生姜。此治暑热秽浊，姜非其所宜，故以菖蒲易之，而其辛开苦降之法不变。黄连、紫苏叶小剂用之，徐徐温服，即薛雪连苏饮法。清代周岩评价：“王孟英昌阳泻心汤，以菖蒲偶竹茹、枇杷叶等味亦妙。内用仲圣泻心汤三物而以菖蒲代生姜，盖义各有当也。”[7]

6. 甘露消毒丹

出自王孟英《温热经纬·卷五》，一名普济解疫丹。飞滑石十五两，绵茵陈十一两，淡黄芩十两，石菖蒲六两，川贝母、木通各五两，藿香、射干、连翘、薄荷、白豆蔻各四两。各药晒燥（干），生研细末，见火则药性变热。每服三钱，开水调服，日二次。或以神曲糊丸如弹子大，开水化服亦可。

雄按[8]：此治湿温时疫之主方也。六元正纪，五运分步，每年春分后十三日交二运，征，火旺，天乃渐温；芒种后十日交三运，宫，土旺，地乃渐湿。温湿蒸腾，更加烈日之暑，烁石流金，人在气交之中，口鼻吸受其气，留而不去，乃成湿温疫疠之病，而为发热倦怠，胸闷腹胀，肢酸咽肿，斑疹身黄，颐肿口渴，溺赤便闭，吐泻疟痢，淋浊疮疡等证。但看病人舌苔淡白，或厚腻、或干黄者，是暑湿热疫之邪，尚在气分，悉以此丹治之立效，并主水土不服诸病。

7. 神犀丹

出自王孟英撰《温热经纬》。乌犀角尖磨汁、石菖蒲、黄芩各六两，真怀生地冷水洗净、浸透捣绞汁，银花一斤，如有鲜者捣汁用尤良，粪清、连翘各十两，板蓝根九两，无则以飞净青黛代之，香豉八两，玄参七两，花粉、紫草各四两。各生晒研细，忌用火炒。以犀角、地黄汁、粪清和捣为丸，切勿加蜜。如难丸可将香豉煮烂。每重三钱，凉开水化服，日二次，小儿减半。如无粪清，可加人中黄四两研入。

雄按[9]：温热暑疫诸病，邪不即解，耗液伤营，逆传内陷，痉厥昏狂，谵语发斑等证，但看病人舌色干光，或紫绛，或圆硬，或黑苔，皆以此丹救之。若初病即觉神情昏躁，而舌赤口干者，是温暑直入营分，酷暑之时，阴虚之体，及新产妇人，患此最多，急须用此，多可挽回。切勿拘泥日数，误投别剂，以偾事也。兼治痘瘄毒重，夹带紫斑危证，暨痘疹后余毒内炽，口糜咽腐，目赤神烦诸证。

方中犀角为君，镑而煎之，味极难出，磨则需时，缓不及待，抑且价昂，非贫人所能猝办，有力者预为合就施送，则患者易得救活必多，贫者重生，阴功亦大。或存心之药铺，照本制售，亦方便之一端也。

8. 祛热宣窍法

出自清代雷丰《时病论》。祛热宣窍法（《时病论・卷之一》）：“连翘三钱（去心），犀角一钱，川贝母三钱（去心），鲜石菖蒲一钱。加牛黄至宝丹一颗，去蜡壳，化开冲服。”“治温热、湿温、冬温之邪，窜入心包，神昏谵语或不语，舌苔焦黑，或笑或痉”等。“凡邪入心包者，非特一火，且有痰随火升，蒙其清窍”，故方中既用犀角、连翘配牛黄至宝丹以清心泻火，复以川贝母化痰，鲜石菖蒲开窍，以“救急扶危于俄顷”，痰火盛者，加入天竺黄、郁金、竹沥之类收效尤著。

医案《时病论·卷之一》：“城东章某，得春温时病，前医不识，遂谓伤寒，辄用荆、防、羌、独等药，一剂得汗，身热退清，次剂罔灵，复热如火，大渴饮冷，其势如狂。更医治之，谓为火证，竟以三黄解毒为君，不但热势不平，更变神昏瘛疭。急来商治于丰，诊其脉，弦滑有力，视其舌，黄燥无津。丰曰：此春温病也。初起本宜发汗，解其在表之寒，所以热从汗解，惜乎继服原方，过汗遂化为燥，又用苦寒遏其邪热，以致诸变丛生。当从邪入心包、肝风内动治之。急以祛热宣窍法，加羚羊、钩藤。服一剂，瘛疭稍定，神识亦清，惟津液未回，唇舌尚燥，守旧法，去至宝、菖蒲，加入沙参、鲜地，连尝三剂，诸恙咸安。”

9. 菖蒲郁金汤

出自时逸人《温病全书》。石菖蒲三钱（9克），炒栀子三钱（9克），鲜竹叶三钱（9克），牡丹皮三钱（9克），郁金二钱（6克），连翘二钱（6克），灯心二钱（6克），木通一钱半（4.5克），淡竹沥（冲）五钱（15克），紫金片（冲）五分（1.5克）。主治伏邪风温，辛凉发汗后，表邪虽解，暂时热退身凉，而胸腹之热不除，继则灼热自汗，烦躁不寐，神志时昏时清，夜多谵语，脉数舌绛，四肢厥而脉陷，症情较轻者。方中石菖蒲、郁金、紫金片（玉枢丹）开窍辟秽；牡丹皮清血分之热，连翘、栀子、灯心草、竹叶清气分之热，同用有透营转气之功；竹沥清热化痰，助力菖蒲郁金化痰开窍。应用：以发表之后，胸腹之热不除，身体灼热汗出、烦躁不安、夜寐不宁，神志昏蒙，谵语、舌红绛，脉细数为辨证要点。痰湿盛者，可配苏合香丸以“温开”；痰热盛者，宜配至宝丹以“凉开”。必痰浊去、机窍开，神志得苏。

凡表证未解，头痛，鼻塞，骨节酸痛，脉浮，以及暑病兼寒者忌用本方。现在常用于治疗流行性乙型脑炎、流行性脑脊髓膜炎、流行性感冒、风湿热、夏季发热、中暑等病症。

若见胸闷、纳呆，苔腻等夹湿者，可加薏苡仁、六一散、白豆蔻、佩兰等；若见烦躁不安、神昏谵语等热扰神明者，加天竺黄、龙胆、莲子心、远志等；若胸腹灼热、四肢厥冷等热厥者，加黄芩、黄连、黄柏、柴胡等。

10. 菖蒲郁金汤

出自山东中医药大学中药方剂教研室编《中药方剂学》上册[10]：方中无木通、灯心草，有菊花、牛蒡子、片石、生姜汁。

鲜石菖蒲二钱，郁金三钱，炒山栀二钱，连翘三钱，菊花三钱，竹叶三钱，滑石四钱，丹皮二钱，牛蒡子三钱，竹沥一两，姜汁六滴，玉枢丹（紫金锭）末六分（上三味分二次冲），水煎二次分服。治湿热浊痰，蒙闭心窍，时而神昏谵语，身不甚热，苔黄垢腻。

11. 菖蒲六味饮

出自山东中医药大学中药方剂教研室编《中药方剂学》上册[10]。菖蒲二钱，郁金、姜半夏、茯苓、佩兰各三钱，厚朴一钱五分，水煎服。治痰多食少，能健胃祛痰。

12. 菖蒲郁金钩藤汤

出自《刘清贞儿科学术经验传承辑要》[11]。大青叶 15 克，金银花 15 克，连翘 10 克，黄芩 10 克，栀子 6 克，柴胡 6 克，郁金 6 克，菖蒲 6 克，生石膏 20 克，钩藤 10 克，僵蚕 10 克，竹叶 6 克，荆芥 6 克，薄荷 10 克，牡丹皮 10 克，甘草 6 克，水煎服。主治湿热蒙窍证：温病发热起伏，胸腹灼热，烦躁不寐，神志时昏时清，或有谵语，舌红，苔黄腻，脉滑数。

菖蒲郁金钩藤汤由菖蒲郁金汤合羚角钩藤汤化裁而成。方中君以菖蒲化浊开窍；辅以郁金、牡丹皮清心凉血，大青叶、金银花、连翘、黄芩清解热毒，生石膏大清气热，柴胡、荆芥、薄荷疏外达表解热，竹叶、栀子利水清心；佐以钩藤、僵蚕解热平肝防痉；使以甘草调和诸药。共奏化浊开窍，清心防痉，解毒退热之功。

13. 龙胆泻肝蒲金方

出自《刘清贞儿科学术经验传承辑要》[12]。龙胆 6 克，栀子 9 克，黄芩 9 克，柴胡 9 克，车前子 9 克，石菖蒲 9 克，郁金 9 克，甘草 6 克。主治抽动症肝郁化热扰心证：多因精神因素如所欲不遂、受责气郁、应试紧张等而起病，初起表现多为反复眨眼、眼睑跳动、或伴耸肩、头痛、手足抖动等，可伴有胸闷太息，或心烦躁动、夜寐不宁等。舌质略红或暗红，苔薄白或苔黄腻，脉弦或弦滑。

龙胆泻肝蒲金方由龙胆泻肝汤合菖蒲郁金汤化裁而成。方中君以龙胆大苦大寒，上泻肝胆实火，下清下焦湿热，泻火除湿两擅其功；臣以黄芩、栀子苦寒泻火，车前子清热利湿，使湿热从水道排出；佐以石菖蒲、郁金化浊开窍，理气解郁；使以柴胡，引诸药入肝胆，甘草调和诸药。诸药合用，使火降热清，气郁得解，湿浊分消，心窍通灵，循经所发诸证乃愈。

参考文献

[1] 南京中医药大学 . 中药大辞典 [M] . 上海：上海科学技术出版社，2006：853-855.

[2] 周岩 . 本草思辨录 [M] . 北京：人民卫生出版社，1960：75.

[3] 张莉莉，韦宇，邸莎，等 . 石菖蒲的临床应用及其用量探析 [J] . 吉林中医药，2020，40（6）：803.

[4] 陈士铎 . 辨证录 [M] . 北京：中国中医药出版社，2020：158-159.

[5] 程国彭 . 医学心悟 [M] . 北京：人民卫生出版社，1963：162-163.

[6] 程国彭 . 医学心悟 [M] . 北京：人民卫生出版社，1963：140.

[7] 周岩 . 本草思辨录 [M] . 北京：人民卫生出版社，1960：75.

[8] 王孟英 . 温热经纬 [M] // 宋乃光，李瑞，赵自强，编校 . 温病八大名著 . 北京：中国中医药出版社，1995：917.

[9] 王孟英 . 温热经纬 [M] // 宋乃光，李瑞，赵自强，编校 . 温病八大名著 . 北京：中国中医药出版社，1995：917 918.

[10] 山东中医学院中药方剂教研室 . 中药方剂学：上册 [M] . 济南：山东人民出版社，1976：446.

[11] 刘清贞，崔文成 . 刘清贞儿科学术经验传承辑要 [M] . 济南：山东科学

技术出版社，2018：32.

［12］刘清贞，崔文成.刘清贞儿科学术经验传承辑要［M］.济南：山东科学技术出版社，2018：42.

五、升　麻

升麻入药部位为毛茛科升麻属植物大三叶升麻、兴安升麻和升麻的根茎。《神农本草经》列上品："主解百毒。杀百老物，殃鬼，辟温疾，瘴邪，毒蛊。久服不夭。"

【性味归经】辛、甘，微寒。归肺、脾、大肠、胃经。

【处方用名】升麻、蜜升麻、酒升麻、升麻炭。

【功能效应】清热解毒，发散风热，升阳举陷。蜜炙升麻发散作用减弱，升阳举陷作用缓和持久。升麻炭止血，微具升提作用，多用于血痢。

【现代药理】升麻对结核杆菌、金黄色葡萄球菌、白色葡萄球菌和卡他球菌有中度抗菌作用。北升麻提取物具有解热、抗炎、镇痛、抗惊厥作用。升麻对氯乙酰胆碱、组胺和氯化钡所致的肠管痉挛均有一定的抑制作用，还具有抑制心脏、减慢心率和降低血压作用。其生药与炭药均能缩短凝血时间。

【临证应用】从《神农本草经》至宋代的方剂，升麻以解毒辟疫、发散风热为主要功效。升麻之升举阳气功效，首倡于张元素的《医学启源》，继之又为李东垣所发挥，后来遂成为升麻的另一大功效。用治外感风热，头痛寒热，咽痛，斑疹，麻疹透发不畅，时疫火毒，口疮，痈肿疮毒，中气下陷，脾虚泄泻，久下重，脱肛，内脏下垂，妇女带下，崩中等。

1. 清热解毒

治多种有咽喉症状的热毒证。如伤寒六七日，大下后，寸脉沉而迟，手足厥逆，下部脉不至，喉咽不利，唾脓血，泄利不止者，麻黄升麻汤主之。治外感疫疠，阳毒发斑，咽痛目赤，可与鳖甲、当归、雄黄等同用，如升麻鳖甲汤。治小儿喉痛、咽塞，并主大人咽喉不利之《千金》升麻汤。治伤寒发汗吐下后，毒气不散，表虚里实，热发于外，故身斑如锦纹，甚则烦躁谵语，兼治喉闭肿痛之《类证活人书》玄参升麻汤。尤善清解阳明热毒，治胃火上攻，头痛、齿龈肿痛、口舌生疮等症，多与石膏、黄连、牡丹皮等同用，如清胃散、神功丸；若用治咽喉肿痛、痄腮丹毒，可与牛蒡子、桔梗、黄芩、黄连、玄参等配伍，如普济消毒饮。治时毒烧热，或肿颈，或肿腮，或身有肿毒，或头疮愈后，毒气归内，而致气喘者之天葆采薇汤。

2. 发散风热

用于风热头痛，麻疹不透。本品辛甘微寒，性能升散，有发表透疹之功。升麻升散发表，宣毒透疹，用治麻疹透发不畅，常与葛根、白芍、甘草等同用，如升麻葛根汤。若外感风热夹湿之头面颠顶痛甚的雷头风证，又当与苍术、薄荷、荆芥穗等配伍，如清震汤。如风湿相搏，一身尽痛，以除风湿羌活汤主之。治男子妇人四肢发困热，肌热，筋骨间热，表热如火燎于肌肤，扪之烙手。夫四肢属脾，脾者土也，热伏地中，此病多因血虚而得之也。又有胃虚，过食冷物，郁遏阳气于脾土之中，并宜服之的升阳散火汤。

3. 升阳举陷

升麻具有补中益气、升阳举陷的功效，主要用于治疗脾胃虚弱、中气下陷、脱肛、休倦乏力、耳聋耳鸣及视物昏花等，多与人参、黄芪、柴胡等同用，如补中益气汤。若胸中大气下陷，气短不足以吸，又常以本品配柴胡、黄芪、桔梗等同用，如升陷汤；又用治气虚崩漏下血，则以本品配人参、黄芪、白术同用，如举元煎。

【用法用量】内服：煎汤，升阳 3 ~ 6 克，宜用蜜升麻、酒升麻，清热解毒可用至 15 克，宜生用；或入丸、散。升麻大量（15 克以上）以发散解毒之力见长，小量（6 克左右）则有升阳益气之功。外用：研末调敷，或煎汤含。

【配伍禁忌】阴虚阳亢，喘满气逆及麻疹已透者忌服。服用过量可产生头晕、震颤、四肢拘挛等。

【按语】升麻甘辛微寒，体质空松，微寒清热，轻浮升散，具轻清升透之特性，长于透解肺胃邪毒，升举脾胃清阳之气，故能发表透疹，解毒升阳。以治阳明头痛，斑疹不透，喉痛口疮及中气下陷诸症。

本品之发表，是善发阳明肌腠之邪，解毒是善解时令疫疠之毒，因此，须邪郁肌腠、时令疫毒之在表者，用之最宜。孙思邈《备急千金要方》治疗咽喉病症，必用升麻，多配伍射干、黄柏、甘草。若单纯表证，很少应用。

裘沛然对升麻“解毒、清热、凉血”的认识：“我在几十年的临床观察中，用升麻的适应证，一般不外咽喉红肿疼痛，牙根恶臭腐烂，发斑发疹，高热头痛，谵妄，热毒下利以及疮疡肿毒等症，药量 15 ~ 30 克，有时还可加重一些。治疗过大量病人，觉得升麻解毒、清热、凉血的作用是确切的，从来没有所谓‘升提太过而致喘满’的情况发生，并且未见有发生什么副作用。”他对补中益气汤、升阳益胃汤使用升麻的认识：“我应用升麻，不是取其升清之功，而是作为除浊之用。升阳益胃汤中本有芩连之苦降，我用升麻是加强芩连的力量，它与参芪术草相配，于培补脾胃中兼清湿热，是颇有意义的。何况在这方剂中芩连升麻都是用量很轻，故有所谓‘升不过七’的说法，它与大量补脾培土药相配合，可起相反而又相成的作用，临床疗效也确实很好。”

升麻与柴胡皆轻清升散，作用相似，亦常相辅而用，但柴胡是宣散少阳半表半里之邪，疏解肝胆抑郁之气，而升麻则宣发阳明肌腠之邪，升举脾胃清阳之气。以此为别。

【方剂选录】

1. 升麻鳖甲汤

出自《金匮要略·百合狐惑阴阳毒病脉证治》“阳毒之为病，面赤斑斑如锦纹，咽喉痛，唾脓血，五日可治，七日不可治，升麻鳖甲汤主之。”“阴毒之为病，面目青，身痛如被杖，咽喉痛，五日可治，七日不可治，升麻鳖甲汤去雄黄、蜀椒主之。”

升麻二两，当归一两，蜀椒炒、去汗、一两，甘草二两，鳖甲手指大一片、炙，雄黄半两、研。上六味，以水四升，煮取一升，顿服之，老小再服。取汗。

《肘后备急方》《备急千金要方》阳毒用升麻汤，无鳖甲有桂；阴毒用甘草汤，无雄黄[1]。

2. 升麻汤

出自《备急千金要方》又称《千金要方》《千金方》，唐代孙思邈所著。治小儿喉痛，若毒气盛，便咽塞，并主大人咽喉不利。升麻、生姜、射干各二两，橘皮一两。上四味，以水六升煮取二升，去滓，分三服。

3. 玄参升麻汤

出自《类证活人书》，北宋朱肱所著。治伤寒发汗吐下后，毒气不散，表虚里实，热发于外，故身斑如锦纹，甚则烦躁谵语，兼治喉闭肿痛。升麻、玄参、甘草（炙）各半两。上锉如麻豆大。每服抄五钱匕，以水一盏半，煎至七分，去滓服。

4. 升麻葛根汤

阎孝忠《阎氏小儿方论》成书于宋宣和元年，附载于《小儿药证直诀》。治伤寒温疫，风热壮热，头痛肢体痛，疮疹已发未发，并宜服之。干葛（细锉）、升麻、芍药、甘草（锉、炙）各等分。上同为粗末。每服四钱，水一盏半，煎至一盏，量大小与之，温服无时。方用升麻升散阳明，解毒透疹，为君药。葛根助升麻发散透疹，升津除热，为臣药。芍药和营泄热，为佐药。炙甘草与芍药，酸甘以化阴，并可调和诸药，为使药[2]。

周之千《慎斋遗书》："凡淋痛者为实，不痛者为虚，实用升麻葛根汤加连翘、木通，虚用补中益气汤。""凡阴虚火动升上齿痛者，四物汤合升麻葛根汤。"

施沛《祖剂》："升麻荷叶汤，即升麻葛根汤加苍术、荷叶，治雷头风，如伤寒寒热头面肿痛"；"升麻附子汤，即升麻葛根汤去芍药加参、芪、附子、白芷、草蔻、益智、连根、葱白，治阳明经气不足，身以前皆寒"；"升麻胃风汤，即升麻葛根汤去芍药，加苍术、麻黄、羌活、蔓荆、柴胡、藁本、干姜、白芷、当归、草蔻、黄芩，治虚风面肿、能食、麻木、牙关急搐、目内蠕动、胃中有风"；"升麻调经汤，即升麻葛根汤加黄芪、桔梗、归须、三棱、蓬术、黄连、黄柏、龙胆、连翘、知母，治妇人夏月带下脱漏不止”；“秦艽升麻汤，即升麻葛根汤加人参、秦艽、防风、桂枝、白芷，治中风手足阳明经口眼㖞斜、四肢拘急、恶风寒”；“黄芪芍药汤，即升麻葛根汤加黄芪、羌活，治鼻衄血多、面黄眼涩、多眵、手麻木”；“益气聪明汤，即升麻葛根汤加参、芪、蔓荆、黄柏，治饮食不节、劳役形体、脾胃不足、内障耳鸣，或多年目昏暗视物不能，此药令人目光大，久服无内障耳鸣耳聋之患，又令精神过倍，元气自益，身轻体健，耳目聪明。”

5. 清震汤

出自刘完素《素问病机气宜保命集》。清震汤治雷头风，头面疙瘩肿痛，憎寒壮热状如伤寒。升麻、苍术（泔浸，去皮）各四钱，荷叶一大片。水煎，食后热服。

清震汤（原名升麻汤）以升麻、苍术、荷叶研末水煎服，治雷头风。近代沪上名医范文虎先生认为“茅术健脾燥湿，升麻升阳辟邪，荷叶清香解郁消暑”。治湿阻脾阳，用升麻三钱，生茅术一两，荷叶一张同煮，效如桴鼓。

6. 除风湿羌活汤

出自《内外伤辨惑论·卷中》。如风湿相搏，一身尽痛，以除风湿羌活汤主之。羌活七分，防风、升麻、柴胡以上各五分，藁本、苍术以上各一钱。上件锉如麻豆大，都作一服，水二盏，煎至一盏，去渣，大温服之，空心，食前。所以然者，为风药已能胜湿，故另作一服与之。

7. 升阳顺气汤

出自《内外伤辨惑论·卷中》。治因饮食不节，劳役所伤，腹胁满闷，短气。遇春则口淡无味，遇夏虽热，犹有恶寒，饮则常如饱，不喜食冷物。黄芪一两，半夏三钱、汤洗七次，草豆蔻二钱，神曲一钱五分、炒，升麻、柴胡、当归身、陈皮以上各一钱，甘草、炙，黄柏以上各五分，人参去芦、三分。上件㕮咀，每服三钱，水二盏，生姜三片，煎至一盏，去渣，温服，食前。

脾胃不足之证，须用升麻、柴胡（苦平，味之薄者，阴中之阳）引脾胃中清气行于阳道及诸经，生发阴阳之气，以滋春气之和也；又引黄芪、人参、甘草甘温之气味上行，充实腠理，使阳气得卫外而为固也。凡治脾胃之药，多以升阳补气名之者此也。

8. 清暑益气汤

出自《内外伤辨惑论·卷中》。黄芪（汗少者减五分）、苍术（泔浸去皮）以上各一钱五分，升麻一钱，人参（去芦）、白术、橘皮、神曲（炒）、泽泻以上各五分，甘草（炙）、黄柏（酒浸）、当归身、麦门冬（去心）、青皮（去白）、葛根以上各三分，五味子九个。上㕮咀，作一服。水二盏，煎至一盏，去渣，稍热服，食远。如汗大泄者，津脱也，急止之。加五味子十枚，炒黄柏五分，知母三分。此按而收之也。此病皆因饮食失节，劳倦所伤，日渐因循，损其脾胃，乘暑天而作病也。

《内经》云："阳气者，卫外而为固也。炅则气泄。今暑邪干卫，故身热自汗。"以黄芪、人参、甘草补中益气为君。甘草、橘皮、当归身甘辛微温养胃气，和血脉为臣。苍术、白术、泽泻渗利除湿；升麻、葛根苦甘平，善解肌热，又以风胜湿也；湿胜则食不消而作痞满，故炒曲甘辛，青皮辛温，消食快气；肾恶燥，急食辛以润之，故以黄柏苦辛寒，借甘味泄热补水虚者，滋其化源；以五味子、麦冬酸甘微寒，救天暑之伤庚金为佐也。

9. 升阳散火汤

出自《脾胃论》。治男子妇人四肢发困热，肌热，筋骨间热，表热如火燎于肌肤，扪之烙手。大四肢属脾，脾者土也，热伏地中，此病多因血虚而得之也。又有胃虚，过食冷物，郁遏阳气于脾土之中，并宜服之。升麻、葛根、独活、羌活、白芍药、人参以上各五钱，甘草（炙）、柴胡以上各三钱，防风二钱五分，甘草（生）二钱。上件㕮咀，如麻豆大。每服称五钱，水二盏，煎至一盏，去渣，大温服，无时，忌寒凉之物。

10. 清胃散

出自《兰室秘藏·卷中·口齿咽喉门》。治因服补胃热药，致使上下牙疼痛不可忍，牵引头脑、满面发热，大痛。足阳明之别络入脑，喜寒恶热，乃是手足阳明经中热盛而作也。其齿喜冷恶热。当归身（择细）、黄连（如连不好、更加二分、夏月倍之）、生地黄（酒制），以上各三分，牡丹皮五分，升麻一钱。上为细末，都作一服，水一盏半，煎至一盏，去柤，带冷服之。

11. 神功丸

出自《兰室秘藏·卷中·口齿咽喉门》。治多食肉人，口臭不可近，牙齿疳蚀，牙龈肉将脱，牙齿落，血不止。兰香叶（如无、藿香代之），当归身，藿香（用叶），木香，以上各一钱；升麻二钱；生地黄（酒洗），生甘草，以上各三钱；黄连（去须择净、酒洗、秤），缩砂仁，以上各五钱。上同为细末，汤浸饪饼为丸，如绿豆大，每服一百丸，或加至二百丸止，白汤下，食远服。

12. 普济消毒饮子

出自金代李东垣《东垣试效方》。《东垣试效方·卷九·杂方门·时毒治验》："泰和二年……时四月，民多疫疠。初觉憎寒体重，次传头面肿盛，目不能开，上喘，咽喉不利，口渴舌燥，俗云大头天行，亲戚不相访问，如染之，多不救。""普济消毒饮子：黄芩（君）、黄连（君）各半两，人参三钱，橘红去白（臣）、玄参（臣）、生甘草（臣）各二钱，连翘、黍粘子、板蓝根、马勃各一钱，白僵蚕（炒）七分，升麻七分，柴胡二钱，桔梗二钱。上件为细末，服饵如前法（半用汤调，时时服之；半蜜为丸，噙化之。服尽良愈）。或加防风、薄荷、川芎、当归身，㕮咀，如麻豆大，每服称五钱，水二盏，煎至一盏，去滓，稍热，时时服之。食后如大便硬，加酒煨大黄一钱或二钱以利之。肿势甚者，宜砭刺之。"

《温病条辨·上焦篇》："温毒咽痛喉肿，耳前耳后肿，颊肿，面正赤，或喉不痛，但外肿，甚则耳聋，俗名大头温、虾蟆温者，普济消毒饮去柴胡、升麻主之，初起一二日，再去芩、连，三四日加之佳……上共为粗末，每服六钱，重者八钱，鲜苇根汤煎，去渣服，约二时一服，重者一时许一服。"

13. 升陷汤

出自《医学衷中参西录》："治胸中大气下陷，气短不足以息。或努力呼吸，有似乎喘。或气息将停，危在顷刻。其兼证，或寒热往来，或咽干作渴，或满闷怔忡，或神昏健忘，种种病状，诚难悉数。其脉象沉迟微弱，关前尤甚。其剧者，或六脉不全，或参伍不调。"生箭芪六钱，知母三钱，柴胡一钱五分，桔梗一钱五分，升麻一钱。气分虚极下陷者，酌加人参数钱，或再加山萸肉（去净核）数钱，以收敛气分之耗散，使升者不至复陷更佳。若大气下陷过甚，至少腹下坠，或更作疼者，宜将升麻改用钱半，或倍作二钱。

升陷汤，以黄芪为主者，因黄芪既善补气，又善升气。惟其性稍热，故以知母之凉润者济之。柴胡为少阳之药，能引大气之陷者自左上升。升麻为阳明之药，能引大气之陷者自右上升。桔梗为药中之舟楫，能载诸药之力上达胸中，故用之为向导也。至其气分虚极者，酌加人参，所以培气之本也。或更加萸肉，所以防气之涣也。至若少腹下坠或更作疼，其人之大气直陷至九渊，必需升麻之大力者，以升提之，故又加升麻五分或倍作二钱也。方中之用意如此，至随时活泼加减，尤在临证者之善变通耳。

大气之关于人身者，何其重哉！

愚深悯大气下陷之证，医多误治，因制升陷汤一方，又有回阳升陷汤、理郁升陷汤二方，皆由升陷汤加减而成。此三升陷汤后，附载治愈之案，其病之现状：有呼吸短气者，有心中怔忡者，有淋漓大汗者，有神昏健忘者，有声颤身动者，有寒热往来者，有胸中满闷者（此因呼吸不利而自觉满闷，若作满闷治之立危），有努力呼吸似喘者（此种现状尤多，乃肺之呼吸将停，其人努力呼吸以自救，若作喘证治之立危），有咽干作渴者，有常常呵欠者，有肢体痿废者，有食后易饥者，有二便不禁者，有癃闭身肿者，有张口呼气外出而气不上达、肛门突出者，在女子有下血不止者，更有经水逆行者（证因气逆者多，若因气陷致经水逆行者曾见有两人，皆投以升陷汤治愈），种种病状实难悉数。其案亦不胜录。

愚愿业医者，凡遇气分不舒之证，宜先存一大气下陷理想，以细心体察，倘遇此等证，庶可挽回人命于顷刻也。

参考文献

［1］张仲景．金匮要略·卷上·百合狐惑阴阳毒病脉证治第三［M］// 何任，何若苹，整理．中医临床必读丛书．北京：人民卫生出版社，2005：14.

［2］李吉彦，沈会．伤寒论类方临证思辨录［M］．北京：人民卫生出版社，2022：439-440.

六、蝉　蜕

蝉蜕为蝉科昆虫黑蚱蝉羽化时所蜕之皮壳。《本草纲目》："蝉，主疗一切风热之证，古人用身，后人用蜕。大抵治脏腑经络，当用蝉身；治皮肤疮疡风热，当用蝉蜕。"《神农本草经》蚱蝉列中品："主小儿惊痫，夜啼，癫病，寒热。"现临床常用蝉蜕。

【处方用名】蝉蜕、蝉衣。

【性味归经】性寒，味甘，无毒，入肺、肝经。

【功能效应】疏风，清热，透疹，明目退翳，息风止痉。

【临证应用】

1. 外感风热、发热恶寒、咳嗽，以及风疹、皮肤瘙痒等症

蝉蜕有疏散风热作用，用于风热表证，常配合薄荷等同用。用于外感风热及温病初期，发热、头痛等症，常与菊花配伍，以凉散风热，清利头目。配伍麝香，治聍耳出脓。

蝉蜕能喉痒之咳，以蝉蜕10克煎汤服甚效。配伍人参、五味子、陈皮、甘草，治久嗽。蝉蜕治疗血管神经性水肿，单味煎水湿敷即效，内服外洗合用速效。附方：蝉蜕9克，车前子15克，滑石15克，甘草3克，水煎服。对风疹瘙痒也有祛风止痒的功能。

2. 麻疹透发不畅

蝉蜕透发而有清热作用，因其主要为疏风热，故用于麻疹初起透发不畅者居多，常与葛根、牛蒡子、薄荷同用；但如热盛疹出不畅，又可配紫草、连翘等应用。

3. 咽喉肿痛以及音哑等症

蝉蜕所治咽喉肿痛一般以外感风热引起者为宜，因其有疏风热、利咽喉作用，多与薄荷、牛蒡子、连翘、桔梗、甘草配合应用。至于治音哑，则以风邪郁肺、肺气失宣所引起者为宜，取其宣肺开音之功，常合桔梗、玉蝴蝶、胖大海等同用。

4. 目赤肿、翳膜遮睛

该品对风热引起的目赤、翳障，及麻疹后目生翳膜，有明目退翳作用，可配菊花、谷精草、白蒺藜等应用。蝉蜕能疏肝经风热以退目翳，常配伍菊花、木贼，用于肝经风热之目赤、翳障、多泪等症。

5. 破伤风、小儿惊风、夜啼等症

蝉蜕既能祛外风，又能息内风而定惊解痉，单用或配全蝎、僵蚕、钩藤等祛风止痉药，以凉肝息风、定惊止痉。对破伤风出现四肢抽搐，可配全蝎等同用；对惊风、小儿夜啼出现惊痫不安，可配钩藤等同用。蝉蜕治婴儿夜啼、烦闹而无器质性或感染性疾病者，用蝉蜕 15～20 克，水煎加糖，睡前喂服，即可安然入眠。

6. 治鞘膜积液（水疝、阴肿）

用蝉蜕 30 克水煎局部热敷，每日 3～4 次，次日愈半，三日消失。

7. 善治创伤生蛆

名老中医侯汉忱言“以蝉衣 60 克，研末同黄酒加水送服，亦出蛆净尽。”“古人用蝉衣治蛆方，据元朝罗天益著《卫生室鉴》载蝉衣散方治：犬咬，虫嚼诸伤药诸疮溃烂，夏日生蛆，恶臭不可近，及小儿疮烂生蛆者。处方：蝉蜕（洗净烘干），青黛（澄清去土）各 15 克，蛇蜕皮（火烧存性）30 克，细辛 8 克，共研为细末，每次服 9 克，温酒和水送下，一日一次……外以生寒水石研末干渗之。”

8. 治脾虚腹泻

儿科名老中医侯汉忱在世时取类比象，常用蝉蜕治疗婴幼儿腹泻，孟宪兰医师问其故，曰蝉饮风吸露，只进不出[1]。临床见脾虚腹泻，大使桸溏带沫者，常用蝉蜕配伍苍术、茯苓、生薏苡仁、扁豆、山药、炒谷芽服之甚效，平中见奇。现代分析认为该药含有大量蛋白质、氨基酸、有机酸，有利于改善肠黏膜的吸收作用。

【用法用量】内服：煎汤，5～10 克；或入丸、散。外用：煎水洗或研末调敷。

【配伍禁忌】《本草经疏》：“痘疹虚寒证不得服。”

【方剂选录】

1. 蒲金柴蒿方[2]

柴胡24克，青蒿15克，秦艽9克，蒲公英15克，金银花15克，大青叶15克，板蓝根15克，蝉蜕9克，僵蚕9克，杏仁9克，莱菔子9克，石菖蒲9克，郁金6克，滑石15克，芦根15克，甘草6克。日1剂，水煎，每2小时服1次，或少量频服。每次服药以额头微汗，脊背潮湿，同时有小便为度。主治小儿感冒风热夹湿证：发热，或恶寒高热，或寒热往来，或流涕、鼻塞，或咽痛，或口臭、脘痞腹胀、食欲减退、大便干结，或大便排泄不爽，唇红，舌红，苔腻、色白或黄，脉滑数，或指纹紫红。以发热、舌红、苔腻为辨证要点。

2. 蒲金麻甘柴蒿方[3]

蜜麻黄6克，石菖蒲10克，郁金6克，蒲公英15克，金银花15克，大青叶20克，北柴胡24克，青蒿15克，秦艽10克，蝉蜕6克，炒僵蚕6克，生石膏15克，炒苦杏仁6克，炒莱菔子10克，生甘草6克。水煎，分6次以上温服，如若药液不够，就用温水来凑，每次服药以额头微汗同时有小便为度。主治咳嗽风热夹湿证：急性发热，或有涕嚏，咳嗽初起，咳声重浊，或有痰、色黄或白，唇红，舌红，苔腻、色或白或黄或厚，脉滑、或浮或数。

3. 蝉衣麻甘汤[4]

蝉蜕10克，麻黄6克，石膏15克，杏仁6克，桔梗6克，前胡10克，金银花15克，连翘15克，青蒿15克，竹叶6克，荆芥6克，淡豆豉6克，炒神曲15克，牛蒡子6克，甘草6克。日1剂，水煎，每2小时服1次，日服5～6次，或少量频服。主治急性喉支气管炎寒热错杂证：以音嘶、咳嗽，痰稀、色白或黄，喘息，夜间或清晨明显，舌质红苔厚、色白或黄腻、脉滑或数为主要特征。或见咽痛或咽痒，胸闷、发热、口渴、神疲、小便黄、大便干等。

参考文献

［1］崔文成，孙娟，张若维．方证相应：济南中医儿科方证流派传承辑要［M］．济南：山东科学技术出版社，2017：246.

［2］王新钰，崔文成．崔文成教授用蒲金柴蒿方治疗小儿感冒风热夹湿证［J］．世界最新医学信息文摘，2018，18（43）：224，227.

［3］于水灵，崔文成．崔文成教授治疗小儿急性支气管炎验案举隅［J］．中国民族民间医药，2018，27（12）：55-56.

［4］王斯琦，崔文成，刘秋红．崔文成教授用蝉衣麻甘汤治疗小儿急性喉炎支气管炎寒热错杂证经验［J］．世界最新医学信息文摘，2017，17（95）：171，174.

七、蜈　蚣

蜈蚣为蜈蚣科动物少棘蜈蚣和多棘蜈蚣的干燥全体。《神农本草经》列下品："主鬼注，蛊毒，噉诸蛇、虫、鱼毒，杀鬼物老精，温疟，去三虫。"

【性味归经】性温，味咸、辛，有毒，入肝、脾、肺经。

【处方用名】蜈蚣、炙蜈蚣、酒蜈蚣。

【功能效应】息风镇痉，攻毒散结，通络止痛。

【临证应用】蜈蚣走窜之力较强，能够外走经络，内走脏腑，对一切气血凝聚的病证都有疗效；为息风止痉之要药，用治咳喘、惊癫、抽搐痉挛、中风口眼㖞斜、半身不遂、破伤风等；能以毒攻毒散结，用治风湿顽痹、瘰疬结核，疮疡肿毒，毒蛇咬伤，内服外用，功效亦佳。唯毒烈之品，故非重症不宜用。

蜈蚣配伍僵蚕、全蝎、钩藤，治疗手足抽搐、角弓反张；配伍天麻、僵蚕、川芎，治疗头风；配伍天南星、半夏、白芷，治疗口眼㖞斜、口内麻木；配伍乌头、附子、全蝎，治疗破伤风。僵蚕、全蝎、蜈蚣，均为治惊风抽搐之要药。僵蚕性最和平，药力较弱，只适于轻症；全蝎性亦和平，而药力较大，故适于较重之症，蜈蚣性猛力强，适于口噤痉挛，角弓反张之重症。故抽搐较轻者，每僵蚕、全蝎同用，重者则全蝎、蜈蚣同用。

基于对哮证发病的基本环节是气道挛急、痰阻气闭以及肝在哮证发病机理中的作用的认识，对哮证发作期我们从肝论治，常收到快速平喘、控制发作的效果。在1995年初发表了《论哮证治肝》[1]。对邪实正盛者分别采用镇肝法、清肝法和平肝法。镇肝法药用僵蚕、蝉蜕、地龙、全蝎、蜈蚣等。

【用法用量】内服：煎汤，3～5克；儿科常用量1克，否则要双签字；或入丸、散。外用：研末调敷。

【配伍禁忌】本品有毒，用量不宜过大。血虚生风、小儿慢惊及孕妇禁用。

《本草衍义》："畏蛞蝓。"《宝庆本草折衷》："畏桑汁、白盐、乌鸡屎、大蒜。"《纲目》："畏蜘蛛、桑叶。"《本草经疏》："小儿慢惊风，口噤不言，大人温疟非烟岚瘴气所发，心腹积聚非虫结蛇瘕，便毒或脓将溃，咸在所忌。"

大量及长期使用，对肝脏有一定的损伤。内服一次在10条以上时，易引起周身性红斑，压之褪色，以膝关节部多见，停药2～3天后可自行消退。

蜈蚣中毒原因：一是用量过大，二是过敏体质者出现过敏反应。故应严格掌握用量，注意体质差异，过敏体质者勿用。

蜈蚣中毒一般疗法：早期催吐、洗胃；心动过缓者，可肌内注射阿托品等；呼吸循环衰竭者，可用中枢兴奋剂、强心及升压药。过敏者，给予抗过敏治疗。

中医治疗：内服蜈蚣制剂中毒，可用茶叶适量，泡水频服；或用凤尾草120克，金银花90克，甘草60克，水煎服。

【方剂选录】

1. 传承刘东昇验方——解颅

症状：畸形发育，颅缝分裂，头顶软，青筋暴露，头大如斗，身体瘦弱，眼珠下垂，白睛暴露，目无神采，状如傻瓜。病因病机：先天不足，气血俱虚。先天以肾为本，肾主骨，肾虚则骨髓不生；髓生脑，人以脑为根，脑髓不充则血气禀赋不足。可见禀赋的强弱系于父母，人无髓益脑，譬犹无泉之水。治法：培元补心。处方：生地黄9克，熟地黄9克，山药

9克，山萸肉6克，枸杞子6克，芡实6克，川芎6克，牡丹皮6克，泽泻6克，地骨皮6克，生龙骨、生牡蛎各6克，蜈蚣2条，肉苁蓉6克，牛膝4.5克，磁石9克，莲肉6克，天冬6克[2]。

2. 传承刘东昇验方——急惊风

急惊风处方[3]：羚羊角一两，僵蚕八钱，蝎尾一钱，雄黄二钱，天竺黄四钱，蜈蚣四钱，琥珀四钱，朱砂二钱，牛黄二钱，麝香（另研入）四分。制法：共研细末，瓶装，每瓶二分。服法：成人每服二分，小儿每服一分，日服二三次。禁忌：辛、辣、油腻等食物。

3. 痉咳静散

江苏盐城市中医院李乃庚名老中医验方痉咳静散[4]：炙百部3分，蜈蚣5分，甘草2分。烘干共末。1周岁内婴儿每次0.1克，每增加1岁，服用量增加0.1克，每日3次。润肺祛痰，解痉止咳。主治各种痉挛性咳嗽。1995—1997年对32例类百日咳综合征做疗效观察，5天治愈率达53.6%，总有效率达84.1%。已制成片剂，疗效确切。

4. 麻麦蚣部莱菔方治疗哮咳风热食火阴伤证

麻麦蚣部莱菔方[5]：蜜麻黄6克，生石膏24克，蜈蚣1克，夏枯草10克，金银花15克，连翘15克，板蓝根15克，酒黄芩10克，杏仁6克，蜜百部10克，麦冬10克，清半夏10克，石菖蒲10克，炒莱菔子10克，淡竹叶6克，生甘草10克。日1剂，水煎，每2小时服1次，日服5～6次，或少量频服。主治哮咳风热食火阴伤证：反复咳嗽痰少，或咽痒，或胸闷，或哮鸣，或鼻塞流浊黄涕，舌质红，苔厚，脉滑或数。

参考文献

[1] 崔文成，刘谟梧．论哮证治肝［J］．山东中医杂志，1995，14（1）：4-5.

[2] 崔文成，孙娟，张若维．方证相应：济南中医儿科方证流派传承辑要［M］．济南：山东科学技术出版社，2017：27.

[3] 刘清贞，崔文成．刘清贞儿科学术经验传承辑要［M］．济南：山东科学技术出版社，2018：129.

[4] 李乃庚，李志武，张妍．幼科传承录：李乃庚儿科临证经验医案集要［M］

// 名老中医临证经验医案系列丛书 . 北京：科学出版社，2013：149-150.

［5］徐鑫，崔文成 . 崔文成治疗儿科疑难病验案三则［J］. 山东中医杂志，2018，37（8）：694.

八、龟　甲

龟甲为龟科动物乌龟的腹甲。《神农本草经》列上品："主漏下赤白，破症瘕，痎疟，五痔，阴蚀，湿痹，四肢重弱，小儿囟不合……久服轻身，不饥。"

【性味归经】性微寒，味咸、甘，入肝、肾、心经。

【处方用名】龟甲、醋龟甲、酒龟甲。

【功能效应】滋阴潜阳，补肾健骨，养血补心，固经止崩，消积破聚。

【临证应用】治疗心神失养（惊悸虚烦，失眠健忘）；肾气不足（腰膝酸痛，骨痿筋软，小儿囟门不合、行迟、齿迟，久咳，久痢，久疟，痔疮）；阴虚潮热（骨蒸、劳热、遗精、盗汗）；阴虚风动（手足蠕动、眩晕耳鸣）；经血失调（吐血、衄血、崩漏、带下、腹痛）等。

龟甲配伍黄柏、知母，能降阴火，补肾水；配伍干姜、牛膝、陈皮，治疗痿厥、筋骨软属气血俱虚者；配伍鹿角、枸杞子、人参，治疗虚损精极、梦泄遗精、目视不明；配伍牡蛎，治疗崩中漏下；配伍黄柏、干姜、栀子，治疗赤白带下；配伍鳖甲，治疗下元虚亏、阴虚潮热、热病伤阴、虚风内动、经闭癥瘕等；配伍玄参，治疗瘰疬痰核、癥瘕积聚、痈肿疮疖等；配伍生地黄、熟地黄，治疗阴虚火动；配伍白芍，治疗眩晕头痛、虚风内动；配伍阿胶，治疗温病热邪久羁，热灼真阴，或误用汗下，重伤阴液，神倦瘛疭，脉气虚弱，舌绛苔少，有时时欲脱之势；配伍杜仲，治疗肝肾不足、腰膝酸痛、痿软无力等；配伍酸枣仁，治疗心悸失眠。

《本草经疏》（明代缪希雍撰）："龟、鳖二甲，《本经》所主大略相似……二者咸至阴之物，鳖甲走肝益肾以除热，龟甲通心入肾以滋阴，用者不可不详辨也。"

《本草通玄》(明代李中梓撰):“大凡滋阴降火之药,多是寒凉损胃,惟龟甲益大肠,止泄泻,使人进食。”

《药品化义》(明代贾九如撰,李延昰补论):“龟底甲纯阴,气味厚浊,为浊中浊品,专入肾脏。主治咽痛口燥,气喘咳嗽,或劳热骨蒸,四肢发热,产妇阴脱发躁,病系肾水虚,致相火无依,非此气柔贞静者,不能息其炎上之火。又取其汁润滋阴,味咸养脉,主治朝凉夜热,盗汗遗精,神疲力怯,腰痛腿酸,瘫痪拘挛,手足虚弱,久疟血枯,小儿囟颅不合,病由真脏衰,致元阴不生,非此味浊纯阴者,不能补其不足之阴。”

【用法用量】内服:煎汤,常用量 9 ~ 30 克。须先煎、久煎、熬膏;研末,入丸、散、滋膏等。外用:烧灰研末敷。

【配伍禁忌】孕妇或胃有寒湿者忌服。

《本草经疏》:“妊妇不宜用,病人虚而无热者不宜用。”《本草经集注》:“恶沙参、蜚蠊。”《药对》:“畏狗胆。”《本草备要》:“恶人参。”

【方剂选录】

1. 孔子枕中神效方

出自《医心方》卷二十六引《葛氏方》,日本丹波康赖撰。别名:孔子大圣知枕中方、孔子枕中散、龟甲散、补心汤、孔子大圣枕中方、孔子大圣枕中汤、枕中丹、大聪明枕中方、孔圣枕中丹、大圣枕中方。龟甲、龙骨、远志、石菖蒲各等分为末。滋阴补肾,养心益智。治好忘;癫久不愈。

2. 龟甲散

出自《圣济总录》。龟甲(炙)、木通(锉)、远志(去心)、菖蒲各半两。捣为细散,空心酒服方寸匕,渐加至二钱匕。(木通今用通草)。治心失志善忘。

3. 大补阴丸

出自《丹溪心法》。黄柏(炒褐色)、知母(酒浸,炒)各四两,熟地黄(酒蒸)、龟甲(酥炙)各六两。上为末,猪骨髓(熟)、蜜为丸。服七十丸,空心,盐白汤下。降阴火、补肾水,治阴虚火旺证。骨蒸潮热,盗汗遗精,咳嗽咯血,心烦易怒,足膝疼热,舌红少苔,尺脉数而有力。

方中龟甲滋阴潜阳，状水制火，为君药。

4. **龟鹿二仙膏**

出自《摄生秘剖》，明代洪基辑。龟板一斤，鹿角三斤，枸杞子六两，人参三两。上将鹿角截碎，龟板打碎，长流水浸三日，刮去垢，用砂锅河水慢火煮汤，柴煮三昼夜，不可断火，当添热水，不可添冷水，三日取出晒干，碾为末，另用河水将末并枸杞、人参又煮一昼夜，滤去渣，再慢火熬成膏。初服一钱五分，渐加至三钱，空心，酒服。治虚损精极者，梦泄遗精，瘦削少气，目视不明等证。

5. **大定风珠**

出自《温病条辨》。生白芍六钱，阿胶三钱，生龟板四钱，干地黄六钱，麻仁二钱，五味子二钱，生牡蛎四钱，麦冬六钱，炙甘草四钱，生鸡子黄二枚，生鳖甲四钱。水八杯，煮取三杯，去滓，(入阿胶烊化)，再入鸡子黄，搅令相得，分三次服。喘加人参，自汗者加龙骨、人参、小麦，悸者加茯神、人参、小麦。治阴虚动风证。温病后期，脉气虚弱，舌绛苔少，有时时欲脱之势者。方中龟甲滋阴潜阳，为臣药。

6. **三甲复脉汤**

出自《温病条辨》。炙甘草六钱，干地黄六钱，生白芍六钱，麦冬五钱，阿胶三钱，麻仁三钱，生牡蛎五钱，生鳖甲八钱，生龟板一两。水八杯，煮取八分（三杯），分三次服。剧者加甘草至一两，地黄、白芍八钱，麦冬七钱，日三夜一服。治温病热邪久羁下焦，热深厥甚，脉细促，心中痛者。方中龟甲滋阴潜阳。

7. **止遗方**

本方为杨献春主任医师经验方[1]。桑螵蛸9克，益智仁9克，乌药6克，龙骨15克，龟甲9克，补骨脂6克，党参9克，熟地9克，茯神9克，远志6克，石菖蒲9克，山药12克。水煎服。治疗小儿遗尿肾气不足下元虚寒证：畏寒恶风肢冷、面色㿠白、腰膝酸软、小便清长等，部分患儿兼见睡眠过深不易醒。方中桑螵蛸甘咸入肾，补肾固摄止遗为君药，龙骨甘平，涩精止遗，镇心安神，龟甲咸甘性平，滋阴潜阳，补益心肾，为臣药。

8. 小儿脑发育不全验方

辨证肝肾不足，心脾两虚。治拟滋补肝肾，健脾养心。张桂兰老中医治小儿脑发育不全验案处方[2]：熟地黄 6 克，鹿角胶 3 克，龟甲 6 克，牡丹皮 6 克，山萸肉 6 克，枸杞子 6 克，红参 5 克，黄芪 9 克，茯苓 6 克，白术 6 克，天麻 3 克，菊花 5 克，益智仁 6 克，石菖蒲 3 克，肉苁蓉 3 克，龙齿 9 克，木瓜 5 克，远志 5 克。

9. 龟甲地黄安神方[3]

醋龟甲 10 克，石决明 15 克，生龙齿 15 克，熟地黄 24 克，白芍 30 克，阿胶 6 克，炙甘草 15 克，人参 3 克，麦冬 15 克，五味子 6 克，茯神 15 克，石菖蒲 10 克，远志 6 克。日 1 剂，水煎分 4～6 次温服。主治抽搐血虚肝旺证：反复抽搐、眨眼、清嗓、撮鼻、努嘴，烦躁，易急，睡眠不安，舌质红，苔黄或花剥，脉数或细。抽搐在儿童时期多见，根据业师刘清贞主任医师的临床经验，结合笔者临床治疗体会，对儿童习惯性痉挛从肝论治。治疗方法为初起疏肝解郁、清肝泻火；继而清热平肝、滋阴息风；日久则滋养肝肾、条达肝气。并可采取转移注意力、心理疗法及引导家长注意合理教养等措施配合治疗[4]。《温病条辨》三甲复脉汤滋阴潜镇，治温邪深入下焦，热深厥甚，心中憺憺大动，甚或心胸疼痛，脉象细促者。师其法，用龟甲，仿三甲复脉汤意治疗抽搐、精神习惯性抽动多获佳效。

参考文献

[1] 崔文成，孙娟，张若维 . 方证相应：济南中医儿科方证流派传承辑要 [M]. 济南：山东科学技术出版社，2017：139-141.

[2] 崔文成，孙娟，张若维 . 方证相应：济南中医儿科方证流派传承辑要 [M]. 济南：山东科学技术出版社，2017：79-80.

[3] 徐鑫，崔文成 . 崔文成治疗儿科疑难病验案三则 [J]. 山东中医杂志，2018，37（8）：696.

[4] 崔文成，刘清贞 . 儿童习惯性痉挛从肝论治心得 [J]. 中医杂志，1999（2）：78-79.

第三章 »»

类方辨证

一、桂枝汤类方辨证

【提要】桂枝汤类方方证，病位、病性的共性是营卫不和。桂枝汤类方辨证包括了对伤寒营卫不和、卫气有邪之病证，误治后邪气未陷病证，误治后邪气已陷病证及部分杂病营卫不和病证的治疗方法，体现了以桂枝、白芍调和营卫为中心，随证加减变化的用药法度。

【主方】桂枝汤，出自《伤寒论·辨太阳病脉证并治上第五》。

【组成】桂枝三两（去皮），芍药三两，甘草二两（炙），生姜三两（切），大枣十二枚（擘）。

【用法】上五味，㕮咀三味，以水七升，微火煮取三升，去滓，适寒温，服一升。服已，须臾啜热稀粥一升余，以助药力。温覆令一时许，遍身漐漐微似有汗者益佳，不可令如水流漓，病必不除。若一服汗出病差，停后服，不必尽剂。若不汗，更服依前法。又不汗，后服小促其间，半日许令三服尽。若病重者，一日一夜服，周时观之。服一剂尽，病证犹在者，更作服，若不汗出，乃服至二三剂。禁生冷、黏滑、肉面、五辛、酒酪、臭恶等物。

【方证】营卫不和之表虚证，其病机为“阳浮而阴弱”“卫气强而营气弱”“荣气和者，外不谐，以卫气不共荣气和谐故尔”。桂枝汤能调和营卫、解肌祛邪，适用于伤寒营卫不和及杂病营卫不和。

1. 伤寒营卫不和

（1）太阳中风、营弱卫强。第 12 条："太阳中风，阳浮而阴弱。阳浮者，热自发；阴弱者，汗自出。啬啬恶寒，淅淅恶风，翕翕发热，鼻鸣干呕者，桂枝汤主之。"第 13 条："太阳病，头痛、发热，汗出、恶风者，桂枝汤主之。"第 24 条："太阳病，初服桂枝汤，反烦不解者，先刺风池、风府，却与桂枝汤则愈。"第 42 条："太阳病，外证未解，脉浮弱者，当以汗解，宜桂枝汤。"第 44 条："太阳病，外证未解，不可下也，下之为逆。欲解外者，宜桂枝汤。"第 56 条："伤寒不大便六七日，头痛有热者，与承气汤。其小便清者，知不在里，仍在表也，当须发汗；若头痛者，必衄，宜桂枝汤。"第 95 条："太阳病，发热汗出者，此为营弱卫强，故使汗出。欲救邪风者，宜桂枝汤。"

（2）太阳病汗下后表证仍在。第 25 条："服桂枝汤，大汗出，脉洪大者，与桂枝汤，如前法。"第 57 条："伤寒发汗已解，半日许复烦，脉浮数者，可更发汗，宜桂枝汤。"第 15 条："太阳病，下之后，其气上冲者，可与桂枝汤。方用前法。若不上冲者，不得与之。"第 45 条："太阳病，先发汗不解，而复下之，脉浮者不愈。浮为在外，而反下之，故令不愈。今脉浮，故知在外，当须解外则愈，宜桂枝汤。"

（3）误下急当救表。第 91 条："伤寒医下之，续得下利，清谷不止，身疼痛者，急当救里；后身疼痛，清便自调者，急当救表。救里宜四逆汤；救表宜桂枝汤。"

（4）邪传阳明，表邪未尽。第 164 条："伤寒大下后，复发汗，心下痞，恶寒者，表未解也，不可攻痞，当先解表，表解乃可攻痞。解表宜桂枝汤，攻痞宜大黄黄连泻心汤。"第 234 条："阳明病脉迟，汗出多，微恶寒者，表未解也，可发汗，宜桂枝汤。"第 240 条："病人烦热，汗出则解，又如疟状，日晡所发热者，属阳明也。脉实者宜下之；脉浮虚者，宜发汗。下之与大承气汤，发汗宜桂枝汤。"

（5）太阴病兼表证。第 276 条："太阴病脉浮者，可发汗，宜桂枝汤。"第 372 条："下利，腹胀满，身体疼痛者，先温其里，乃攻其表。温里宜四逆汤，攻表宜桂枝汤。”第 387 条：“吐利止而身痛不休者，当消息和解其外，宜桂枝汤小和之。”

2. 杂病营卫不和

第 53 条：“病常自汗出者，此为荣气和。荣气和者，外不谐，以卫气不共荣气和谐故尔。以荣行脉中，卫行脉外，复发其汗，荣卫和则愈，宜桂枝汤。”第 54 条：“病人脏无他病，时发热，自汗出，而不愈者，此卫气不和也。先其时发汗则愈，宜桂枝汤。”

【方证证候归纳】

1. 疼痛

头痛、身体疼痛、身痛不休等是风寒外袭而营气不足证。

2. 寒热

发热、热自发、翕翕发热、时发热、烦热……如疟状，恶风、淅淅恶风，啬啬恶寒、恶寒、微恶寒等是风寒表虚证。

3. 汗出

汗自出、大汗出、常自汗出、自汗出、汗出多等，是卫气失司、不能卫外而为固的表虚证。

4. 气逆

鼻鸣干呕、其气上冲等是风寒表虚而正气抗邪外出之气逆证。

5. 二便

小便清、清便自调等是寒证。

6. 脉象

脉浮弱、脉浮、脉浮虚、脉迟、脉洪大、脉浮数等都是表虚证。其中脉洪大、脉浮数要鉴别。如《伤寒论》第 25 条“服桂枝汤，大汗出，脉洪大者，与桂枝汤，如前法”与白虎加人参汤证的鉴别要点在于无“大烦渴不解”。再如第 57 条“伤寒发汗已解，半日许复烦，脉浮数者，可更发汗，宜桂枝汤”与麻黄汤证的鉴别要点在于“伤寒发汗已解”，汗后正气已伤而余邪未尽，虽有复烦、脉浮数，亦不能再用麻黄汤，而宜桂枝汤。

【方解】桂枝汤方中君以桂枝辛甘发散，解肌祛风，温通血脉，宣通卫阳。臣以白芍酸收益阴和营，防止汗出更伤津液。佐以和胃调脾之生姜、大枣。生姜辛温散寒，既助桂枝宣通卫阳、且能和胃止呕；大枣甘温调脾、生血和营，助白芍益阴和营。使以甘草和血通脉、调和诸药，更达调和营卫之效。

桂枝汤“外证得之，解肌和营卫；内证得之，化气调阴阳”[1]。柯琴说桂枝汤“为仲景群方之冠，乃滋阴和阳，解肌发汗、调和营卫之第一方也。凡中风、伤寒、杂症，脉浮弱、汗自出而表不解者，咸得而主之。”

【类方的同中辨异】

1. 伤寒

（1）同为太阳病，卫气有邪，营卫不和：①若邪气渐深，兼见项背强几几者，宜兼疏经络，故加葛根四两，“惟加葛根以治项背强几几，则以解肌起阴气为重，和营卫次之，故桂芍减桂枝汤各一两”，而成桂枝加葛根汤。②若微邪在皮肤中，欲自出不得，而热多寒少，面有热色，身痒者，宜小发其汗，加麻黄、杏仁而小其剂，成桂枝麻黄各半汤。③若表闭轻，形如疟，日再发者，则桂枝麻黄各半汤中桂枝方略重，麻黄方略轻，成桂枝二麻黄一汤以治之。④若邪轻，热在气分，见发热恶寒，热多寒少，脉微弱者，宜清疏营卫，加麻黄、石膏小其剂，成桂枝二越婢一汤。⑤伤寒二三日，心中悸而烦者，为中虚感邪，则宜补心脾之气以扶正达邪，故倍芍药加胶饴，成小建中汤。⑥若兼有津液不足，风邪化燥，筋脉拘急，见有“身体强、几几然，脉反沉迟，此为痉”，《金匮要略·痉湿暍病脉证治第二》加瓜蒌根二两，成瓜蒌桂枝汤。

（2）误治后，邪气犹在卫表者，仍用桂枝汤加减以解外：徐大椿指出《伤寒论》为救误之书。太阳病误治之后，“邪气犹在阳分，故仍用桂枝发表，若……其邪已下陷，变病不一，当随宜施治。”①如误汗伤阳、汗漏不止、恶风、小便难、四肢微急、难以曲伸者，宜兼止汗回阳，加附子一枚而成桂枝加附子汤。②误下中虚、脉促胸满者，不宜更用凉药，故去芍药，成桂枝去芍药汤。③更兼有微恶寒者，是阳亦虚，故再加附子以扶阳，成桂枝去芍药加附子汤。④误下邪陷入肺、微喘者，加“厚朴二两、炙、去皮，杏仁五十枚、去皮尖”以平喘，成桂枝加厚朴杏子汤。徐大椿《伤寒类方》有言：“《别录》：厚朴主消痰下气。《本经》：杏仁主咳逆上气。”⑤体虚过汗、汗后身疼痛、脉沉迟者，是气虚已甚，宜加芍药、生姜各一两，人参三两，成桂枝新加汤。⑥误下后邪入太阴、腹满时痛者，宜倍芍药而成桂枝加芍药汤。⑦若误下后邪结太阴、腹大实痛者，宜倍芍药加大黄一两，成桂枝加大黄汤。⑧误汗误下后，亡津液、有停饮，见头项强痛、发热无汗、心下满微痛、小便不利者，去桂枝加茯苓、白术以健脾利小便，成桂枝去桂加茯苓白术汤。

（3）太阳病误治后，邪已下陷，无表证者，则辨证施治：由于发汗太过，或吐下太甚，均可伤及人体阳气，使卫气不固，邪气下陷，由表入里，病位已不在表，病性则以阳虚为主，由桂枝汤衍化之方，随之变为温阳之剂，治法也由调和营卫变为温里扶阳。①如误用烧针，且复感新寒，作奔豚者，桂枝汤原方加桂二两，“重加桂枝，不特御寒，且制肾气，又药味重，则能达下。凡奔豚症，此方可增减用之”，名桂枝加桂汤。②如误汗伤心阳，其人叉手自冒心，心下悸，欲得按者，宜温心阳，桂枝汤去芍药生姜大枣，仅用桂枝四两（较桂枝汤用量多一两）、甘草二两，名桂枝甘草汤。③发汗太过，上焦干涸，肾水上救，出现脐下悸，欲作奔豚者，桂枝汤去芍药生姜，加茯苓半斤、桂枝一两以温阳利水、平冲降逆，成茯苓桂枝甘草大枣汤。④以火遍汗，亡阳，惊狂不安，宜扶阳镇心安神，桂枝去芍药加蜀漆三两、牡蛎五两、龙骨四两，成桂枝去芍药加蜀漆龙骨牡蛎救逆汤。⑤误火、误下、误烧针，出现腰以下重而痹，胸中烦躁不宁者，宜扶阳安神，镇其阴气，散其火邪，故桂枝仅用一两，并用甘草、牡蛎、龙骨各二两，成桂枝甘草龙骨牡蛎汤。《本草思辨录》有言“龙牡所以镇肾阳，桂甘所以安心阳，因无他证，故亦不见他药。桂枝特少者，不使随龙牡以下趋；甘草倍桂枝者，并益中气而和三物也。”

2. 温病

桂枝汤伤寒用之，温病亦可用之，取桂枝汤调和营卫之意而随证巧作裁化而已。如桂枝去姜甘枣加苓夏佩兰荷叶汤，治营卫不和、表虚有汗、湿热素盛者。

桂枝去姜甘枣加苓夏佩兰荷叶汤：桂枝二钱，佩兰二钱，制半夏三钱，赤芍三钱，晚蚕沙（包）三钱，赤茯苓三钱，苏梗三钱，淡黄芩（炒）一钱五分，麸枳壳二钱，焦谷芽五钱，鲜荷叶（洗）一角，鲜佛手三片（干者用一钱）。

《丁甘仁用药一百十三法》和营达邪法："此治表虚有汗之法，虚体冒邪，营卫不和，形寒，微热，有汗，胸闷，纳少之证，宜用此法。"

方中桂枝、赤芍调和营卫；紫苏梗、晚蚕沙、佩兰、鲜荷叶、鲜佛手芳香疏表祛邪；麸枳壳、制半夏宽中化湿；赤茯苓淡渗、焦谷芽行气消食和中；淡黄芩清热燥湿。共奏调和营卫，祛湿清热之功。湿热素盛者（如酒客）为《伤寒论》桂枝汤三禁例之一，此即取桂枝汤调和营卫之意而巧作裁化之方，对桂枝汤变通化裁有启发作用。

3. 杂病

仲景方药，伤寒用之，杂证亦可用之。异病同治，证同则治亦同。关键在于辨证施治。

（1）喘病：如桂枝加厚朴杏子汤证有二条"喘家作，桂枝汤加厚朴杏子佳""太阳病，下之微喘者，表未解也，桂枝加厚朴杏子汤主之"。徐大椿注曰："前条乃本然之喘，此乃误下之喘，因殊而法一。"

（2）脉行不利之病：皆有阴血涩滞之痹痛，脉沉涩等症。①若血虚有寒，见手足厥寒、脉细欲绝者，当归四逆汤（桂枝汤去生姜，加大枣至二十五枚，加当归三两、细辛三两、通草二两）主之；若其人内有久寒者，宜当归四逆加吴茱萸生姜汤（桂枝汤加生姜至半斤，加大枣至二十五枚，加当归三两、细辛三两、通草二两、吴茱萸二升，以水六升、清酒六升，和煮，取五升，去滓，温分五服）（《伤寒论·辨厥阴病脉证并治第十二》）。②若属阳气不足、阴血涩滞之血痹，阴阳俱微，寸口关上微、尺中小紧，外证身体不仁，如风痹状，黄芪桂枝五物汤（桂枝汤倍生姜，加黄芪三两、人参二两）主之（《金匮要略·血痹虚劳病脉证并治第六》）。

（3）历节病：《金匮要略·中风历节病脉证并治第五》载："诸肢节疼

痛，身体尪羸，脚肿如脱，头眩短气，温温欲吐，桂枝芍药知母汤主之。”

桂枝芍药知母汤方：桂枝四两，芍药三两，甘草二两，麻黄二两，生姜五两，白术五两，知母四两，防风四两，附子两枚（二两）（炮）。上九味，以水七升，煮取二升，温服七合，日三服。

风寒湿流注痹阻筋脉关节之间，气血运行不畅，寒多则痛，故全身肢体关节疼痛。“身体尪羸”是因为病久而精气血不足，“正气日衰而邪气日盛”，瘀血凝滞于筋骨关节，导致关节肿大变形，皮肉脂髓缺乏精血灌注与濡养，所以身体逐渐消瘦。“头眩”是因为风湿上扰于头，清阳不升，则头昏目眩，所谓风多则动也。“短气”而“温温欲吐”是因为“湿阻中焦”，困遏脾阳，胃气有上逆趋势。“脚肿如脱”是由于湿伤于下，而流注下肢，所谓湿多则肿也。

治法为调和营卫，温经（阳）散寒，宣痹止痛，祛风除湿，佐以养阴清热。

桂枝汤调和营卫，行气散血，通络行滞，是治疗风寒湿痹的基础方剂。加防风、葛根、羌独活可治行痹；加麻黄、附子、细辛可治痛痹；加苍术、薏苡仁、土茯苓可治着痹。

桂枝芍药知母汤实为桂枝汤之变方，即桂枝汤去大枣，加祛风、散寒、除湿的防风、麻黄、附子、白（苍）术及清热的知母组成。

方用桂枝汤去大枣（因其碍湿）调和营卫，其中生姜、甘草和胃调中，且生姜重用五两以通脉络、祛风和胃止呕；防风祛风，白术健脾除湿，麻黄峻猛散寒湿于外而宣阳通痹，附子二枚，折今约 30 克，取其性慓悍，温经助阳于里，祛寒湿之痹于下而止痛，佐以知母者，引诸药而直达病所，合芍药清热养阴，利湿散肿（舒筋止痛）。诸药合用可祛风除湿，温经散寒，清热养阴。用于治疗肢节疼痛的痹证。

（4）虚劳病：阴阳两虚，主要证候有里急、下部觉冷，喜得温按、舌苔白、脉虚。①若偏于阴阳失调或下焦虚寒，见有少腹弦急、目眩、男子遗精、女子梦交，脉芤动微紧，《金匮要略·血痹虚劳病脉证并治第六》选桂枝加龙骨牡蛎汤（桂枝汤加龙骨牡蛎各三两）主之。②《小品方》

云：虚弱浮热汗出者除桂，加白薇、附子各三分，故曰二加龙牡汤。③若偏于中气虚寒，阴阳两虚，或阳虚发热而兼悸，衄，腹中痛，梦失精，四肢酸痛，手足烦热，咽干口燥，《金匮要略·血痹虚劳病脉证并治第六》小建中汤主之。④若虚劳里急诸不足而病情更重，兼见四肢沉重，骨肉酸痛，少气喘乏，胸满气急，心中虚悸，咽干唇燥，面体少色，或饮食无味，胁肋腹胀，头重不举，多卧少起，六脉俱不足，虚寒乏气，少腹拘急，羸瘠百病，《金匮要略·血痹虚劳病脉证并治第六》黄芪建中汤（于小建中汤加黄芪一两半、人参二两）主之。气短胸满者加生姜，腹满者去枣，加茯苓一两半；及疗肺虚损不足，补气，加半夏三两。⑤产后虚羸、血虚腹痛者宜当归建中汤。《金匮要略·妇人产后病脉证治第二十一》附方《备急千金要方》内补当归建中汤：治妇人产后虚羸不足，腹中刺痛不止，吸吸少气，或苦少腹中急摩痛引腰背，不能食饮。产后一月，日得四五剂为善。令人强壮。当归建中汤：当归四两，肉桂三两，芍药六两，生姜三两，甘草二两，大枣十二枚。上六味，以水一斗，煮取三升，分温三服，一日令尽。若大虚，加饴糖六两，汤成内之，于火上暖、令饴消；若去血过多，崩伤内衄不止，加地黄六两、阿胶二两，合八味，汤成内阿胶。若无当归，以芎䓖代之；若无生姜，以干姜代之。

（5）黄汗与水气病：

黄汗：①表虚不固、卫郁营热、湿遏热伏。《金匮要略·水气病脉证并治第十四》："问曰：黄汗之为病，身体肿（一作重），发热，汗出而渴，状如风水，汗沾衣，色正黄如柏汁，脉自沉，何从得之？师曰：以汗出入水中浴，水从汗孔入得之，宜芪芍桂酒汤主之。"黄芪芍药桂枝苦酒汤方：黄芪五两，芍药三两，桂枝三两。上三味，以苦酒一升，水七升，相和，煮取三升，温服一升，当心烦，服至六七日乃解。若心烦不止者，以苦酒阻故也。一方用美酒醯代苦酒。黄汗为汗出入水中浴，水湿之邪侵犯肌腠，阻碍营卫的运行，卫阳被遏，湿热交蒸于肌肤，表现为全身水肿，发热口渴，汗出沾衣色黄如柏汁。治疗方法是调卫摄营，补气固表，祛散水湿，佐以清泻郁热。黄芪芍药桂枝苦酒汤乃黄芪桂枝五物汤去姜枣加苦酒而成。

用黄芪、桂枝之辛甘以温卫阳而行水湿，芍药、苦酒之酸摄营而敛汗，而且“桂枝芍药调和营卫，配苦酒以增强泄营中郁热的作用”，重用黄芪五两，意在实卫固表以扶正达邪。水湿祛除气血通畅，黄汗即愈。据《张氏医通》载，“昼热者加防风，夜热加当归，食少加白术、茯苓。”②营卫失调、气虚阳郁、水滞湿盛。《金匮要略·黄疸病脉证并治第十五》：“诸病黄家，但利其小便。假令脉浮，当以汗解之，宜桂枝加黄芪汤主之。”《金匮要略·水气病脉证并治第十四》：“黄汗之病，两胫自冷，假令发热，此属历节。食已汗出，又身常暮盗汗出者，此荣气也。若汗出已，反发热者，久久其身必甲错；发热不止者，必生恶疮。若身重汗出已，辄轻者，久久必身瞤，瞤即胸中痛，又从腰以上必汗出，下无汗，腰髋弛痛，如有物在皮中状，剧者不能食，身疼重，烦躁，小便不利，此为黄汗，桂枝加黄芪汤主之。”桂枝加黄芪汤：桂枝、芍药各三两，甘草二两，生姜三两，大枣十二枚，黄芪二两。上六味，以水八升，煮取三升，温服一升，须臾饮热稀粥一升余，以助药力，温服取微汗，若不汗，更服。本方为桂枝汤加黄芪组成。桂枝汤解肌发汗，祛湿消肿，调和营卫；加黄芪二两益气固表，使水湿得散而表气不伤，治疗水湿郁表所致的黄汗证。

水气病：阳虚寒饮结于气分。《金匮要略·水气病脉证并治第十四》：“气分，心下坚大如盘，边如旋杯，水饮所作。桂枝去芍药加麻黄细辛附子汤主之。”桂枝去芍药加麻黄细辛附子汤：桂枝三两，生姜三两，甘草二两，大枣十二枚，麻黄、细辛各二两，附子一枚（炮）。上七味，以水七升，煮麻黄，去上沫，内诸药，煮取二升，分温三服，当汗出，如虫行皮中，即愈。本方为桂枝去芍药汤合麻黄细辛附子汤而成。桂枝去芍药汤主治表证而兼心阳不足者，麻黄细辛附子汤主治素体阳虚（主要为肾阳虚）而外感风寒者。两方合用，乃为心肾阳虚、外感风寒之证而设。

“气分”即水肿病因气机不通利而见以胀满为主症者。究其病因是阳虚饮结、“水饮所作”。陈修园“消水圣愈汤”即本方加知母而成，被称为“治水肿第一方”。

（6）伤寒经停及经行腹痛：①伤寒经停宜桂枝红花汤。北宋朱肱著

《类证活人书》："妇人伤寒，发热恶寒，四肢拘急，口燥舌干，经脉凝滞，不得往来。宜桂枝红花汤。"桂枝红花汤：桂心、芍药、甘草（炙）各三两，红花一两。上锉如麻豆大。每服五钱匕，以水一盏半，生姜四片，大枣二枚，煎至七分，去滓服，良久再服。汗出而解。本方以桂枝为君药，温脉散寒，行血滞；芍药清热祛瘀缓急；红花活血通经；生姜佐桂枝以散寒温经；甘草、大枣健脾益气，与桂、芍相配又可化阴阳。②经行腹痛属寒滞血结者宜服桂枝桃仁汤。宋代陈自明著《妇人大全良方》："若经候顿然不行，脐腹疞痛，上攻心胁欲死。或因不行，结积渐渐成块，脐下如覆杯，久成"肉癥"，不可治。由惊恐、忧思，意所不决，气郁抑而不舒，则乘于血，血随气行，滞则血结。以气"主"先之，血"主"后之，宜服桂枝桃仁汤。不瘥，宜地黄通经丸。已成块者，宜万病丸。"桂枝桃仁汤：桂枝、芍药、生地黄各二两，制桃仁五十个，甘草一两。共为细末。每服五钱，水二盏，姜三片，枣一个，煎至一盏，去滓，温服。方以桂枝为君药，温经脉，散风寒，行血滞；赤芍代替白芍，行滞活血之力增强；生姜味辛，佐桂枝以散寒温经；地黄养血调经；桃仁佐赤芍活血化瘀以通经；甘草、大枣健脾益气，又助桂、姜以温通血脉。

【结语】桂枝汤类方的主方方证与类方方证之间病位、病性的差异，是主方与类方之间药味药量增减变化的内在根据。主方与类方之间的加减衍变，有如下规律：①对主方进行药味加减，如桂枝加附子汤、桂枝去芍药。②对主方进行药量加减，如桂枝加桂汤、桂枝加芍药汤。③对主方进行药味、药量加减、化裁，如桂枝新加汤、桂枝甘草汤、桂枝甘草龙骨牡蛎汤。④由两个主方合用，如桂枝麻黄各半汤、桂枝二越婢一汤。

参考文献

［1］何伦，顿宝生．常用类方鉴别运用（六）［J］．陕西中医，1984，5（6）：42-43.

二、麻黄汤类方辨证

【提要】麻黄汤类方方证的共性为寒邪闭肺，麻黄汤是表实寒邪闭肺证的对证良方。麻黄汤类方辨证包括了对伤寒表证、喘咳、水湿、寒痛、中风、尸厥、遗尿、阴疽、酒渣鼻、跌仆损伤等，体现了“通阳宣肺”这一具体治法和以麻黄为中心随证加减变化的用药法度。

【主方】麻黄汤，出自《伤寒论·辨太阳病脉证并治中第六》。

【组成】麻黄三两（去节），桂枝二两（去皮），甘草一两（炙），杏仁七十个（去皮尖）。

【用法】上四味，以水九升，（先）煮麻黄，减二升，去上（白）沫，内诸药，煮取二升半，去滓，温服八合。覆取微似汗，不须啜粥，余如桂枝法将息。

方中药物麻黄、桂枝、杏仁、炙甘草之剂量的比例为3∶2∶1∶2。如果麻桂量相当，则会导致大汗出。

【功效】发汗解表，宣肺平喘，利水消肿，温经通脉。主治外感风寒之邪束表，毛窍闭塞，肺气不宣、卫阳被遏，营气涩滞，腠理闭塞之外感风寒表实证。

【方证】《伤寒论·辨太阳病脉证并治中第六》：“太阳病，头痛发热，身疼腰痛，骨节疼痛，恶风，无汗而喘者，麻黄汤主之。”

【方解】麻黄汤以麻黄辛温开肺、泄邪宣通为主，辅以桂枝辛温通阳、开腠理，达发汗解热以解表邪、治诸痛之用；佐以杏仁苦温润肺解表、利肺降气而定喘；使以炙甘草甘温益气和中，化痰润肺止咳，缓和麻桂之辛烈而调和诸药，使汗出不致过猛而耗伤正气。四味药相互配合，共奏发汗解表，宣肺平喘，温经通脉之功，使表寒散、邪热解，肺气宣、咳喘平，营卫通、止诸痛。

麻黄汤辛温开泄，其性峻猛，是辛温解表之祖方、发散风寒主方[1]，为治疗伤寒太阳病表实无汗证的主方和八法中“汗”法的代表方。

【类方的同中辨异】麻黄有发汗解表、宣肺平喘、利水消肿、温通阳气等多方面的功用，因时空变换，历史上的疾病变迁无定，历代医家针对不同病症用麻黄配伍治疗、有众多效验方剂而著书流传至今，这就形成了麻黄汤类方。

1. 发汗解表

麻黄加知母汤 该方出自清代张锡纯《医学衷中参西录》。麻黄四钱，桂枝尖二钱，甘草一钱，杏仁二钱（去皮、炒），知母三钱。先煮麻黄五六沸，去上沫，纳诸药煮取一茶盅。温服覆被，取微似汗，不须啜粥，余如桂枝法将息。治伤寒无汗。

《伤寒论》太阳篇中麻黄汤，原在桂枝汤后。而麻黄证多，桂枝证不过十中之一二，且病名伤寒，麻黄汤为治伤寒初得之主方，故先录之。

方中用麻黄之性热中空者，直走太阳之经，外达皮毛，借汗解以祛外感之寒。桂枝之辛温微甘者，偕同甘草以温肌肉、实腠理，助麻黄托寒外出。杏仁之苦降者，入胸中以降逆定喘。原方止此四味，而愚为加知母者，诚以服此汤后，间有汗出不解者，非因汗出未透，实因余热未清也。佐以知母于发表之中，兼寓清热之意，自无汗后不解之虞。此乃屡经试验，而确知其然，非敢于经方轻为加减也。

大青龙汤 麻黄六两（去节），桂枝二两（去皮），甘草二两（炙），杏仁四十枚 本五十枚（去皮尖），生姜三两（切），大枣十枚 本十二枚（擘），石膏如鸡子大（碎）。

上七味，以水九升，先煮麻黄，减二升，去上沫，内诸药，煮取三升，去滓，温服一升，取微似汗。汗出多者，温粉粉之。一服汗者，停后服。若复服，汗多亡阳遂一作逆虚，恶风烦躁，不得眠也。

《伤寒论·辨太阳病脉证并治中第六》(38)：太阳中风，脉浮紧，发热，恶寒，身疼痛，不汗出而烦躁者，大青龙汤主之。若脉微弱，汗出恶风者，不可服之。服之则厥逆，筋惕肉瞤，此为逆也。

《伤寒论·辨太阳病脉证并治中第六》(39)：伤寒脉浮缓，身不疼，但重，乍有轻时，无少阴证者，大青龙汤发之。

《金匮要略·痰饮咳嗽病脉证并治第十二》(23)：病溢饮者，当发其汗，大青龙汤主之，小青龙汤亦主之。

大青龙汤取兴云致雨之义而命名，即麻黄汤与越婢汤组成的复方，为发表解热剂。其适应证虽亦有恶寒、发热、无汗、喘咳，而烦躁为要证，脉象可以是浮紧，也可以是浮缓。因不汗出而烦躁，是阳气郁闭过重，故重用麻黄。但麻黄辛热，于烦躁不宜，因加辛寒的石膏，使发汗而不助热，令郁阳从胸中肌肉发越而出。如果里虚证之自盗汗出，脉象微弱，禁用大青龙汤。

与大青龙汤所组成的药物和作用相近似的，有桂枝二越婢一汤，亦是治疗太阳病发热恶寒，热多寒少，脉微弱等为适应证。

麻黄附子细辛汤　麻黄二两（去节），细辛二两，附子一枚（炮、去皮、破八片）。上三味，以水一斗，先煮麻黄，减二升，去上沫，内诸药，煮取三升，去滓，温服一升，日三服。

《伤寒论·辨少阴病脉证并治第十一》(301)：少阴病，始得之，反发热脉沉者，麻黄细辛附子汤主之。

外感表实应宜发汗，但素体阳虚，发汗又易致阳随汗泄而更虚其里，且阳虚单纯发汗往往亦因阳气不足而无力鼓邪外出。《神农本草经》谓细辛“主咳逆，头痛、脑动，百节拘挛，风湿痹痛，死肌。久服明目，利九窍，轻身，长年”；附子“主风寒，咳逆，邪气，温中，金疮，破癥坚，积聚，血瘕，寒湿痿躄、拘挛、膝痛，不能行步”。故麻黄附子细辛汤既用麻黄发汗散寒，以解太阳在表之寒；又用附子温经助阳，以治少阴里虚之寒；更以气味辛温雄烈，尤具解少阴表证的专长之细辛通彻表里，既佐附子温经以内散少阴之寒，又助麻黄发汗以外解太阳之表。三药合用，可使发汗而不损阳，扶阳又有助解表，实为表里兼顾之法。治素体阳虚，复受寒邪之少阴与太阳两感之证。以发热恶寒，寒重热轻，头痛无汗，四肢不温，神疲欲寐，舌质淡，苔薄白，脉沉细为辨证要点。

麻黄附子甘草汤　麻黄三两（去节），甘草三两（炙），附子一枚（炮、去皮、破八片）。上三味以水七升，先煮麻黄一两沸，去上沫，内诸药，煮取三升，去滓，温服一升，日三服。

《伤寒论·辨少阴病脉证并治第十一》（302）：少阴病，得之二三日，麻黄附子甘草汤微发汗。以二三日无里证，故微发汗也。

方中麻黄只取大青龙汤中用量之半，是因少阴病宜微发汗之故。本方温阳益气发微汗，能改变神疲无力状态，故为温阳强壮解表，是单纯少阴病的治剂。

麻黄升麻汤 麻黄二两半（去节），升麻一两一分，当归一两一分，知母十八铢，黄芩十八铢，葳蕤（一作菖蒲）十八铢，芍药六铢，天门冬六铢（去心），桂枝六铢（去皮），茯苓六铢，甘草六铢（炙），石膏六铢（碎、绵裹），白术六铢，干姜六铢。上十四味，以水一斗，先煮麻黄一两沸，去上沫，内诸药，煮取三升，去滓，分温三服，相去如炊三斗米顷、令尽，汗出愈。

《伤寒论》（357）：伤寒六七日，大下后，寸脉沉而迟，手足厥逆，下部脉不至，喉咽不利，唾脓血，泄利不止者，为难治，麻黄升麻汤主之。

本方清上（肺）温下（脾）、运脾通阳、补泻并投。李吉彦、沈会《伤寒论类方临证思辨录》："麻黄配升麻宣散郁火，升阳举陷，发越胸中阳郁之邪，寒热并用而又能透邪外出，治上热下寒之喉咽不利，唾脓血，泄利不止。"[2]

方中麻黄、桂枝升发阳气，使邪仍从表散。升麻于阴中升阳，治喉痹肿痛，为解毒要药。黄芩、知母、天冬、石膏清在上之热，干姜温在下之寒。当归、芍药养阴和血，白术、茯苓补脾止泻，葳蕤补而能润，甘草和药解毒。

麻黄人参芍药汤 人参（益三焦元气不足而实其表也）、麦冬以上各三分，桂枝（以补表虚）、当归身（和血养血）各五分，麻黄（去其外寒）、炙甘草（补其脾）、白芍药、黄芪以上各一钱，五味子二个（安其肺气）。上件㕮咀，都作一服，水三盏，煮麻黄一味，令沸，去沫，至二盏，入余药，同煎至一盏，去柤，热服，临卧。

主治虚人吐血（内虚蕴热，外感寒邪）。冬居旷室，衣服复单薄，是重虚其阳。表有大寒，壅遏里热，火邪不得舒伸，故血出于口。因思仲景太阳伤寒一证，当以麻黄汤发汗，而不与之，遂成衄血，却与之立愈，与此甚同，因与麻黄人参芍药汤（《脾胃论》）。

方中麻黄发汗去其外寒，为君药；以桂枝补表虚，助麻黄通达营卫，发汗祛邪，为臣药；人参益三焦元气不足而实其表、黄芪补中益气，当归和血养血、白芍补血敛阴，麦冬、五味子滋阴生津、安其肺气，为佐药；炙甘草补脾、调和诸药，为使药。诸药相合，扶正解表，外散表邪，内和气血，滋阴清热。

2. 宣肺平喘

麻黄杏仁甘草石膏汤　麻黄四两（去节），杏仁五十个（去皮尖），甘草二两（炙），石膏半斤（碎、绵裹）。上四味，以水七升，煮麻黄，减二升，去上（白）沫，内诸药，煮取二（三）升，去滓，温服一升（本云黄耳杯）。

《伤寒论·辨太阳病脉证并治中第六》（63）：发汗后，不可更行桂枝汤，汗出而喘，无大热者，可与麻黄杏仁甘草石膏汤。

《伤寒论·辨太阳病脉证并治下第七》（162）：下后不可更行桂枝汤；若汗出而喘，无大热者，可与麻黄杏子甘草石膏汤。

本证的汗出是里热外蒸，无大热是热已由表入里，喘是热壅于肺，故治以宣清肺热的麻杏甘石汤。该方为麻黄汤去桂枝加石膏，变辛温解表为辛凉清透。《神农本草经》谓石膏“主中风寒热，心下逆气，惊喘，口干，舌焦，不能息，腹中坚痛，除邪鬼、产乳，金疮。”石膏辛寒，清除肺热；杏仁苦降，下气平喘；麻黄入肺治喘，并能协同石膏将肺中郁热透发外出；甘草调和诸药。

用麻黄配石膏、杏仁，重在辛凉宣泄，清肺平喘。对表邪化热，壅遏于肺之肺热咳喘，不论有汗或无汗，均可应用。无汗而喘者，常为热闭于肺，石膏用量宜轻，可三倍于麻黄；若汗出而喘者，多为热壅于肺，宜重用石膏，可五倍以上于麻黄。且可随证酌加金银花、连翘、黄芩、板蓝根、石菖蒲、郁金、桑白皮、葶苈子、知母，贝母、瓜蒌、蝉蜕、地龙之类。《医宗金鉴》治小儿“马脾风”的五虎汤，即为麻黄杏仁甘草石膏加细茶一撮，除清肺平喘外，且能防止心力衰弱。

小青龙汤 麻黄（去节）、芍药、细辛、干姜、甘草炙、桂枝各三两（去皮），五味子半升，半夏半升（洗）。上八味，以水一斗，先煮麻黄，减二升，去上沫，内诸药，煮取三升，去滓，温服一升。若渴，去半夏，加瓜蒌根三两；若微利，去麻黄，加荛花，如一鸡子，熬令赤色；若噎者，去麻黄，加附子一枚（炮）；若小便不利，少腹满者，去麻黄，加茯苓四两；若喘，去麻黄，加杏仁半升（去皮尖）。且荛花不治利。麻黄主喘，今此语反之，疑非仲景意。臣亿等谨按：小青龙汤大要治水。又按《本草》，荛花下十二水，若水去，利则止也。又按《千金》，形肿者应内麻黄，乃内杏仁者，以麻黄发其阳故也。以此证之，岂非仲景意也。

《伤寒论·辨太阳病脉证并治中第六》(40)：伤寒表不解，心下有水气，干呕发热而咳，或渴，或利，或噎，或小便不利、少腹满，或喘者，小青龙汤主之。

《伤寒论·辨太阳病脉证并治中第六》(41)：伤寒心下有水气，咳而微喘，发热不渴。服汤已，渴者，此寒去欲解也，小青龙汤主之。

《金匮要略·痰饮咳嗽病脉证并治第十二》(35)：咳逆，倚息不得卧，小青龙汤主之。

《金匮要略·妇人杂病脉证并治第二十二》(7)：妇人吐涎沫，医反下之，心下即痞，当先治其吐涎沫，小青龙汤主之。涎沫止，乃治痞，泻心汤主之。

《金匮要略·肺痿肺痈咳嗽上气病脉证并治第七》:(14)肺胀，咳而上气，烦躁而喘，脉浮者，心下有水，小青龙加石膏汤主之。

小青龙汤是由桂枝汤去姜枣加麻黄、半夏、干姜、细辛、五味子所组成。具有解表、止咳、平喘、化痰的作用，尤其是镇咳化饮功能，更为突出。《伤寒论》称其治“心下有水气”。所谓“水气”，就是寒湿、伏饮、无形之“痰”。

小青龙汤治外感风寒，内有痰饮，恶寒发热，无汗，咳嗽，吐痰稀白，甚则喘咳不能平卧，口和不渴，苔薄白而润，脉浮弦或浮紧等。

此方取麻黄、桂枝发汗解表，宣肺平喘；干姜、细辛温化水饮，散寒降逆以祛寒散水气；半夏降逆止咳平喘，燥湿以除水饮，降胃气以止呕；五味子收敛肺气，佐姜辛以治咳；芍药和阴，调剂姜桂之辛燥，又白芍配五味之酸敛，既可制麻、桂之耗散太过，又可防姜、夏之温燥伤阴；甘草祛痰止嗽，调和诸药，令药力周到而不暴。全方共奏解表散寒，益肺化饮而平喘止咳之功。

渴去半夏加天花粉，是因半夏性燥，能耗损津液，天花粉能生津止渴。微利、噎、少腹满，都是在里部，故俱去麻黄，加附子温化水气以治噎；加芫花逐肠中的水气；加茯苓淡渗利小便以治少腹满。喘是水气所迫，肺气上逆，故去升散的麻黄，加苦降的杏仁。

徐大椿《伤寒论类方》："此方专治水气。盖汗为水类，肺为水源，邪汗未尽，必停于肺胃之间，病属有形，非一味发散所能除，此方无微不到，真神剂也。"

小青龙加石膏汤　治小青龙汤证兼有口渴感内热者。王旭高盛赞本方为"寒热并进，水饮俱蠲，于法尤为密矣"。麻黄配伍石膏，清解寒邪犯肺后内生之郁热。

射干麻黄汤　射干十三枚一法三两，麻黄四两，生姜四两，细辛、紫菀、款冬花各三两，五味子半升，大枣七枚，半夏（大者、洗）八枚一法半升。上九味，以水一斗二升，先煮麻黄两沸，去上沫，内诸药，煮取三升，分温三服。

《金匮要略·肺痿肺痈咳嗽上气病脉证并治第七》（6）：咳而上气，喉中水鸡声，射干麻黄汤主之。

射干麻黄汤治内有停饮，表有风寒，咳逆上气，喉中如水鸡声，胸膈满闷，不能平卧，舌苔白滑，脉象浮紧或弦滑等。

《神农本草经》云射干"主咳逆上气，喉痹，咽痛，不得消息，散结气，腹中邪逆，食饮大热。"射干长于清痰泄火，以利咽喉；麻黄、生姜发汗解太阳之表；半夏、细辛、大枣降逆逐饮；紫菀、款冬花、五味子均主咳逆上气。

本方与小青龙汤相类，亦是治外寒内饮咳喘的治剂，所主大致同，唯解表之功较小青龙汤为弱，而破痰利咽、降逆止咳为优，侧重于咳嗽上气痰鸣者。

越婢加半夏汤 麻黄六两，石膏半斤，生姜三两，大枣十五枚，甘草二两，半夏半升。上六味，以水六升，先煮麻黄，去上沫，内诸药，煮取三升，分温三服。

《金匮要略·肺痿肺痈咳嗽上气病脉证治第七》(13)：咳而上气，此为肺胀，其人喘，目如脱状，脉浮大者，越婢加半夏汤主之。

越婢加半夏汤由越婢汤加半夏而成，半夏辛温，化痰、降逆、下气，加于越婢汤中，故治越婢汤证而又痰饮咳逆上气者。

厚朴麻黄汤 半夏半升，厚朴五两，麻黄四两，石膏如鸡子大，杏仁半升，干姜二两，细辛二两，小麦一升，五味子半升。

《金匮要略·肺痿肺痈咳嗽上气病脉证治第七》(8)：咳而脉浮者，厚朴麻黄汤主之。

本证特点，一是喘甚，二是满甚。以厚朴为主药，宽胸利气，降胃气上逆消满；石膏辛凉宣泄肺中郁热以除烦；小麦养心神，敛心气。全方治内饮外寒郁重热轻证，旨在散饮降逆，止咳平喘。

三拗汤 杏仁(不去皮尖)，麻黄(不去根节)，甘草(生)。上三味等分。粗捣筛。每服三钱匕，水一盏。煎至七分，去滓温服，不拘时。

主治外感风寒，肺气不宣证。鼻塞声重，语声不出，或伤风伤冷，头痛目眩，四肢拘倦，咳嗽痰多，胸满气短等。《圣济总录》治肺感寒邪，暴嗽喘逆。杨士瀛《仁斋直指方论》：“治寒燠不常，暴嗽喘急，鼻塞痰壅。”危亦林《世医得效方》：“治感冒风邪，鼻塞声重，语音不出。或伤风伤冷，头目痛眩，四肢拘倦。咳嗽多痰，胸满短气。”吴正伦《脉症治方》：“治痰喘水气。”

本方为麻黄汤去桂枝，主在宣肺止嗽。方中麻黄留节，发中有收；杏仁留尖，取其发，连皮，则行皮；甘草生用，补中有泻也。

寒证喘者，加生干姜、辣桂；热证喘者，加葶苈、脑荷；更加桔梗、荆、苍，名加味三拗汤。

华盖散 麻黄（去节）、紫苏子（炒）、杏仁（去皮尖、炒）、橘红、桑白皮（炒）、赤茯苓各一两，甘草（炙）半两。上细锉。每服二钱半，姜枣煎，食后服，随意加制半夏，添姜煎。

《仁斋直指方论》治肺感风寒，痰壅咳嗽。危亦林《世医得效方》："治肺感寒邪，咳嗽上气，胸膈烦满，项背拘急，声重鼻塞。头目眩，痰气不利，呀呷有声。"陈自明《妇人大全良方》："妊娠喘嗽不止，宜服《局方》华盖散，稳重而有效。"

肺为诸脏之华盖，故名为"华盖散"。《神农本草经》谓桑根白皮"主伤中，五劳，六极，羸瘦，崩中，脉绝，补虚益气。"《本草经集注》曰："紫苏子，性润而降，能润大便，消痰喘，除五膈，定霍乱，顺气滞。"

方用麻黄辛温解表，宣肺平喘；桑白皮、紫苏子、杏仁泻肺降气，止咳平喘；陈皮、赤茯苓健脾理气，渗湿化痰；甘草益胃和中，调和诸药。本方偏于降气祛痰，以感寒咳嗽而又痰气不畅者为宜。

麻黄苍术汤 出自《兰室秘藏·卷下·自汗门》。麻黄八钱，苍术五钱，黄芪一钱五分，草豆蔻六分，柴胡、羌活以上各五分，生甘草、当归梢、防风以上各四分，炙甘草、黄芩以上各三分，五味子九个。上㕮咀，分作二服，水二盏，煎至一盏，稍热临卧服。

治秋冬每夜五更嗽，连声不绝，乃至天晓日高方缓，口苦，两胁下痛，心下痞闷，卧而多惊，筋挛，肢节疼痛，痰唾涎沫，日晚神昏呵欠，不进饮食。

定喘汤 出自张时彻《摄生众妙方》。白果四钱，炙麻黄二至三钱，苏子、款冬花、半夏、桑白皮、杏仁各三钱，黄芩二钱，甘草一钱。水煎二次分服。宣肺平喘，清热化痰。

主治风寒外束，痰热内蕴，痰多气急，痰稠色黄，咳嗽哮喘。或兼有恶寒发热，舌苔薄黄，脉滑数者。

素有痰滞，肺气壅闭，郁而化热，于是肺气不宣，气机上逆，发为哮喘。定喘汤，以白果敛肺定喘，麻黄宣肺平喘为主药，一开一收，制止哮喘发作；杏仁、紫苏子、半夏宣肺下气，化痰降逆，益增平喘之功；桑白皮、黄芩清泄肺热；款冬花、甘草化痰止咳。对哮喘郁久化热，以致痰热内盛，肺气壅闭者用之，能使肺气宣畅，郁热清除，痰化而咳喘得平。唯方中白果有小毒，不宜过服、久服。

抗敏定喘散 出自《中西医结合儿科试用新方》。地龙、全蝎、僵蚕各30克，麻黄、重楼、川贝母、甘草各15克，细辛9克，研细末。3岁以下每服0.5～1克，3～6岁每服1～1.5克，6～12岁每服1.5～2克，12～14岁每服2克。每日3次，饭后温开水送服。抗敏解痉，止咳平喘。

主治支气管哮喘，喘息性支气管炎，以及过敏性偏头痛、过敏性皮疹、皮肤瘙痒症等。

3. 利水消肿

麻黄连轺赤小豆汤 麻黄二两（去节），连轺二两（连翘根是），杏仁四十个（去皮尖），赤小豆一升，大枣十二枚、擘，生梓白皮（切）一升，生姜二两（切），甘草二两（炙）。上八味，以潦水一斗，先煮麻黄再沸，去上沫，内诸药，煮取三升，去滓，分温三服，半日服尽。

《伤寒论·辨少阳病脉证并治第九》：伤寒瘀热在里，身必黄，麻黄连轺赤小豆汤主之。

本方是麻黄汤去桂枝加连轺、赤小豆、生梓白皮和姜枣而成。治外有寒邪、内蕴湿热之“瘀热发黄”，可见发热恶寒、体痛无汗、身目俱黄、肤痒、小便不利、苔薄黄腻、脉浮滑数等。

临证以外有风寒表邪，内有湿热为辨证要点。凡符合风湿热郁闭之病机者，本方皆可化裁应用。

麻、杏、姜、枣发散表邪，使热外散；赤小豆清热利小便，使湿热下出；梓白皮苦寒，能散湿热之邪，《神农本草经》云梓白皮“主热，去三虫”；连轺下热气；潦水是积存的雨水，取其味薄而不助湿之意。

麻黄加术汤 麻黄三两（去节），桂枝二两（去皮），甘草一两（炙），杏仁七十个（去皮尖），白术四两。上五味，以水九升，先煮麻黄，减二升，去上沫，内诸药，煮取二升半，去滓，温服八合，覆取微似汗。

《金匮要略·痉湿暍病脉证治第二》（20）：湿家身烦疼，可与麻黄加术汤发其汗为宜，慎不可以火攻之。

《金匮要略》麻黄加术汤，即用麻黄汤加苍术而成，治寒湿伤于肌表，恶寒发热无汗，身体烦痛。《神农本草经》云白术“主风寒湿痹，死肌，痉，疸，止汗，除热，消食，作煎饵，久服轻身，延年，不饥。”由于湿伤于肌表，故不离麻桂之解表，加术健脾以燥湿。麻黄汤虽为强有力的发汗药，但加入白术，则湿从下走，从尿出，麻黄加术，缓中以燥湿，增加了利湿除痹的作用，共去表里之湿。

麻黄杏仁薏苡甘草汤　麻黄（去节）半两（汤泡），甘草一两（炙），薏苡仁半两，杏仁十个（去皮尖、炒）。上锉麻豆大，每服四钱匕，水一盏半，煮八分，去滓，温服，有微汗，避风。

《金匮要略·痉湿暍病脉证治第二》（21）：病者一身尽疼，发热，日晡所剧者，名风湿。此病伤于汗出当风，或久伤取冷所致也。可与麻黄杏仁薏苡甘草汤。

本方与麻黄加术汤都治风湿，且都是发汗利湿而治湿痹，但麻黄加术汤偏于治寒，故用温性的术；而本方偏于治热，故用性寒的薏苡仁，并且去桂枝。《神农本草经》云薏苡仁“主筋急，拘挛，不可屈伸，风湿痹，下气。久服轻身，益气。”故本方适应于太阳阳明合病的湿热痹证。

越婢汤　麻黄六两，石膏半斤，生姜三两，大枣十五枚，甘草二两。上五味，以水六升，先煮麻黄，去上沫，内诸药，煮取三升，分温三服。恶风者，加附子一枚（炮）。风水加术四两。

《金匮要略·水气病脉证并治第十四》（23）：风水，恶风，一身悉肿，脉浮不渴，续自汗出，无大热，越婢汤主之。

所谓“风水”（水在肌表，有表邪者），意思是指水肿证初起阶段，兼有恶风微热，而又见面目水肿、脉浮者，属表证。越婢汤即麻黄杏仁甘草石膏汤去杏仁而加生姜、大枣，无杏仁则治喘的作用减弱，加姜、枣则健胃逐水的作用增强，故本方强于逐水。肺合皮毛，亦主表，越婢汤重用麻黄宣肺发越水气以解表、消肿；病水者胃多虚，故佐以生姜、大枣、甘草助益其胃；用石膏清内热而止汗出。此亦即《内经》所谓“开鬼门”的治法。

越婢加术汤 麻黄六两，石膏半斤，生姜三两，甘草二两，白术四两，大枣十五枚。上六味，以水六升，先煮麻黄，去上沫，内诸药，煮取三升，分温三服。恶风加附子一枚，炮。

《金匮要略·中风历节病脉证并治第五》附方：《千金方》越婢加术汤，治肉极热，则身体津脱，腠理开，汗大泄，疠风气，下焦脚弱。

《金匮要略·水气病脉证并治第十四》（5）：里水者，一身面目黄肿，其脉沉，小便不利，故令病水。假如小便自利，此亡津液，故令渴也。越婢加术汤主之。

《金匮要略·水气病脉证并治第十四》（25）：里水，越婢加术汤主之，甘草麻黄汤亦主之。

由于越婢汤的姜、草、枣健脾力量不足，故加性苦温，健中、生津、利湿，主风寒湿痹之苍术以增强脾散精之力，故越婢加术汤治越婢汤证而小便不利或湿痹疼痛者。

甘草麻黄汤 甘草二两，麻黄四两。上二味，以水五升，先煮麻黄，去上沫，内甘草，煮取三升，温服一升，重覆汗出，不汗，再服，慎风寒。

《金匮要略·水气病脉证并治第十四》（25）：里水，越婢加术汤主之，甘草麻黄汤亦主之。

徐用诚《玉机微义》：“治里水，《济生》云：治水肿从腰以上俱肿，宜此汗之。”

本方是麻黄汤去桂枝、杏仁，增麻黄、甘草的用量而成，其功能虽也是发汗解表，但无桂枝则不治身痛，无杏仁则治喘的作用亦减弱。故本方主要作用在解表行水，治水湿有表邪者。

半夏麻黄丸 半夏、麻黄等分。上二味，末之，炼蜜和丸，小豆大，饮服三丸，日三服。

《金匮要略·惊悸吐衄下血胸满瘀血病脉证治第十六》(13)：心下悸者，半夏麻黄丸主之。

半夏降水饮，麻黄发汗解表，合用发汗力小而起散水气之功，治胃中有水气、心下悸或有水肿者。炼蜜为丸服量轻，为慢性病缓治之法。

麻黄附子汤 麻黄三两，甘草二两，附子一枚。炮上三味，以水七升，先煮麻黄，去上沫，内诸药，煮取二升半，温服合，日三服。

《金匮要略·水气病脉证并治第十四》(26)：水之为病，其脉沉小，属少阴。浮者为风，无水，虚胀者，为气。水，发其汗即已。脉沉者，宜麻黄附子汤。浮者，宜杏子汤。

本方为麻黄附子甘草汤而增量麻黄。麻黄附子甘草汤为少病初起微发汗，麻黄的用量须小；本方是为发散水气，麻黄的用量须大。

麻附五皮饮 出自俞根初《通俗伤寒论》。麻黄、淡附片各3克，浙苓皮、五加皮各9克，大腹皮、新会皮各6克，细辛1.5克，生姜皮3克。

麻附五皮饮为仲景麻黄附子细辛汤与五皮散合方组成，既取麻黄发汗，又协附子，五皮化气利水，以治一身尽肿。

4. 温通阳气

(1)麻黄用于祛风湿止痹痛

乌头汤 麻黄、芍药、黄芪各三两，甘草三两(炙)，川乌五枚(㕮咀，以蜜二升，煎取一升即出乌头)。上五味，㕮咀四味，以水三升，煮取一升，去滓，内蜜煎中更煎之，服七合。不知，尽服之。

《金匮要略·中风历节病脉证并治第五》：病历节，不可屈伸，疼痛，乌头汤主之。乌头汤方，治脚气疼痛，不可屈伸。

《金匮要略·腹满寒疝宿食病脉证治第十》附方：《外台》乌头汤，治寒疝腹中绞痛，贼风入攻五脏，拘急不得转侧，发作有时，使人阴缩，手足厥逆。方见上。

麻黄用于祛风湿止痹痛，多配以乌头或附子。《神农本草经》：乌头，味辛，温。主中风，恶风洗洗(洒洒)，出汗；除寒湿痹，咳逆上气；破积聚，寒热。

方中乌头除寒湿痹痛，麻黄散寒止痛，黄芪补气固表止痛，芍药合甘草以缓解肌肉之挛急而止痛，蜂蜜以制乌头毒性。

处理乌头之毒性，除加蜜煎制外，煎药时间要长达 2 小时以上，亦可使毒性有所减轻。在服药过程中，如觉有唇麻或舌麻之感，为中毒之预兆，应停药观察；同时，或煎服甘草，或姜汁，或远志，或黄芪，或黑豆等以解毒。

麻黄左经汤 出自《三因极一病证方论》。用麻黄、葛根、白术、茯苓、防己、桂心、羌活，防风各 6 克，细辛，炙甘草各 3 克。加生姜 3 片，大枣 2 枚，水煎分 2 次空腹服。

若自汗，去麻黄加桂枝、芍药；重着，加苍术、橘皮。

治脚气，症见手足挛痹，行步艰难，憎寒发热，无汗恶寒，或自汗恶风，头痛眩晕，腰重，关节痛等。

麻黄豆蔻丸 出自《兰室秘藏》。麻黄 18 克，草豆蔻 30 克，炒神曲 12 克，益智仁 9 克，木香、青皮、红花、厚朴、苏木、荜澄茄、升麻、半夏、麦芽、砂仁、黄芪、白术、陈皮、柴胡、当归、吴茱萸、炙甘草各 8 克。为细末，汤浸蒸饼为丸，小豆大。每服 3 克，温水送下。

麻黄豆蔻丸取麻黄温散寒邪之功。治客寒犯胃，心胃大痛，不可忍者。

（2）麻黄用于醒神开窍：

小续命汤 甘草一两，麻黄一两，防风一两半，防己一两，人参一两，黄芩一两，桂心一两，附子一枚（大者、炮），芎䓖一两，芍药一两，生姜五两。上十一物，以水九升，煮取三升，分三服，甚良。不瘥，更服三四剂必佳。取汗随人风轻重虚实也。有人脚弱服此方，至六七剂得瘥。有风疹家，天阴节变辄合之，可以防喑癔也。(《千金》小续命汤多杏仁一两；《外台》小续命汤多杏仁一两，少防己。)

主治半身不遂，口眼㖞斜，语言謇涩，肢体麻痹，神思昏乱，头目眩重，筋脉拘挛，屈伸转侧不便，涕唾不收，即刚柔二痉、风湿痹痛等证。

六经中风（外风侵袭）为本方的主证。方中防风辛温散风，甘缓不峻。为治风通用之药，且能胜湿解痉，为君药。麻黄、生姜、桂枝发散肌表、疏散风寒，以通经络，共为臣药。防己祛风胜湿止痛；杏仁能散能降、可疏散肺经风寒痰湿；人参益气补中；川芎、芍药补血和营；附子助阳散寒、既能增强补益扶助正气之功，又增强发表散邪之效；黄芩清热，兼防温燥药伤阴血，共为佐药。甘草调和诸药，兼有使药之用。诸药相合，具辛温发散、扶正祛邪的作用，所以凡六经被风邪所中的病证，均可以用本方加减治疗。

还魂汤 麻黄三两（去节）一方四两；杏仁（去皮尖）七十个；甘草一两（炙）；(《千金》用桂心二两）。上三味，以水八升，煮取三升，去滓，分令咽之。

《金匮要略·杂疗方第二十三》还魂汤：救卒死、客忤死，还魂汤主之。

通治诸感忤。《备急千金要方》云：主卒忤、鬼击、飞尸，诸奄忽气绝、无复觉，或已无脉。口噤拗不开，去齿下汤。汤下口不下者，分病人发左右，捉擒肩引之。药下，复增取一升，须臾立苏。

还魂汤（麻黄汤）温阳通气、醒神还魂，《金匮要略》治疗尸厥。《千金方衍义》：此即《伤寒论》“太阳例”中麻黄汤，以桂心易桂枝入肝以招其魂；麻黄入肺以通其魄；杏仁入络以降其逆；甘草入腑以缓其暴，暴逆散而魂魄安矣。

夜尿警觉汤[3] 益智仁 12 克，麻黄 9 克，桑螵蛸 15 克，石菖蒲 9 克。水煎服，5 ~ 8 岁，每日 1/2 ~ 2/3 剂；8+ ~ 10 岁，每日 2/3 ~ 1 剂。15 天为 1 个疗程。

治疗遗尿。夜睡甚沉，很难唤醒，面色苍白，形寒肢冷，精神疲乏，智力迟钝，小便清长，舌质淡，脉沉尺无力。

遗尿症患儿大都夜间睡眠甚沉，难以唤醒，大脑皮质缺乏夜间排尿的警觉点，故而发生遗尿。方中益智仁、桑螵蛸、石菖蒲开窍益智，固肾缩尿。麻黄有较强的兴奋作用（服后常有失眠的不良反应），可促使大脑皮质建立和形成夜间排尿的警觉点，从而不再遗尿。四药合用，则肾阳温，脾阳振，肺气调，膀胱约，故遗尿自止。

（3）麻黄用于痈疽肿痛：

阳和汤 麻黄、炮姜炭各五分，熟地一两，鹿角胶三钱，白芥子二钱，肉桂、生甘草各一钱。水煎服。

主治阳虚寒凝所致的阴疽，如贴骨疽、脱疽、流注、痰核、鹤膝风等。《外科全生集》谓流注："此症色白肿痛，毒发阴分，盖因痰塞清道，气血虚寒凝结，一曰寒痰，一曰气毒。其初起皮色不异，惟肿惟疼，体虽发热，内未成脓，以二陈汤加阳和丸同煎，数服全消。消后接服小金丹七丸，杜其续发。如皮色稍变，极痛难忍，须服阳和汤以止其痛，消其未成脓之余地。使其已成脓者，渐至不痛而溃，此乃以大疽变小之法。如患顶软，即为穿之，脓多白色，以阳和膏日贴。但此症溃后，定增毒痰流走，患生不[illegible]，故初溃之后，五日内仍服小金丹十丸，以杜后患。接用犀黄丸、阳和汤，每日早晚轮服，使毒痰消尽，不补亦可收功。"

《神农本草经》云干地黄："主折跌绝筋，伤中。逐血痹，填骨髓，长肌肉。作汤，除寒热、积聚，除痹。"方中重用熟地黄温补肝肾，滋阴养血为君药。鹿角胶补肾填精，强壮筋骨为臣，与君药相配取"阳生阴长"之意。麻黄用于痈疽，有温阳补血，散寒通滞之功。麻黄发越阳气，白芥子祛痰除湿，二药合用使气血宣通，使熟地黄、鹿角胶补而不滞；炮姜炭、肉桂温经散寒；甘草清热解毒，调和诸药。

麻黄宣肺酒 麻黄、麻黄根各二两，头生酒五壶，重汤煮三炷香，露一宿，早晚各饮三五杯，至三五日，出脓成疮，十余日则脓尽，脓尽则红色退，先黄后白而愈。

主治酒渣鼻。酒渣鼻者，先由肺经血热内蒸，次遇风寒外束，血瘀凝结而成，故先紫而后黑也，治须宣肺气，化滞血，使荣卫流通以滋新血，乃可得愈。《本草纲目》云："麻黄根……其性能行周身肌表，故能引诸药外至卫分而固腠理也。"

吴谦《医宗金鉴》："酒渣鼻，此证生于鼻准头，及鼻两边。由胃火熏肺，更因风寒外束，血瘀凝结。故先红后紫，久变为黑，最为缠绵。治宜宣肺中郁气，化滞血，如麻黄宣肺酒、凉血四物汤俱可选用，使荣卫流通，以滋新血。再以颠倒散敷于患处。若日久不愈，以栀子仁丸服之，缓缓取愈。”

（4）麻黄用于治疗跌仆损伤：

麻桂温经汤 麻黄、桂枝、红花、白芷、细辛、桃仁、赤芍、甘草。水煎服。

《伤科补要》：“凡人跌仆斗殴，内伤其血。复轻生投水，外着于寒，血得寒而凝结，寒得血而入深，未有能生者也。治法先祛其寒，继逐其瘀。祛寒用麻桂温经汤，逐瘀投紫金丹。若迟延日久，则气滞血凝，筋脉拘紧，手足挛拳，必致不治，急服大神效活络丹，冀其渐渐疏通，或可挽回。若妇人怀孕受伤，不可妄投伤药，恐伤胎元，反为不美。宜服安胎和气饮，稍加祛瘀生新之剂，使气血和，而痛自止矣。”

本方具有温经散寒，活血祛瘀之功效，主治损伤后期。症见筋骨疼痛，活动不利，得热痛减，遇风寒加剧。用于寒伤经络、血滞不和的肢体疼痛亦颇适宜。

麻黄散 出自南北朝外科专著《刘涓子鬼遗方》，治金疮烦痛。用麻黄、当归、芍药、续断各 9 克，黄芩、白芷、干姜、炮附子、桂心、川芎、炙甘草各 5 克，为末。温酒调服。每次 3 克，每日 3 次。

黄芪散 黄芪散治金疮内寒。用黄芪 30 克，川芎、白芷、当归、麻黄、鹿茸、黄芩、细辛、干姜、芍药、续断、桑屎虫（即桑蠹虫，功能宣散攻托）、山萸肉各 10 克，炮附子 5 克，为末，温酒调服。每次 3 克，每日 2 ~ 3 次。

跌打丸 出自《中药制剂手册》。当归、川芎、土鳖虫、血竭各 30 克，制乳香、制没药、麻黄、自然铜（醋煅）、制马钱子（砂烫去毛）各 60 克，加麝香依法制成蜜丸。每丸重 3 克。每服 1 丸，日服 2 次。功能活血化瘀，消肿止痛。用治跌打损伤，筋骨疼痛，闪挫疼痛以及风湿性关节炎等。

（5）麻黄用于止痒：

麻黄膏 出自《医学心悟》。用雄猪油四两，斑蝥三个，麻黄五钱，蓖麻子（去壳研烂）一百粒，大枫子（去壳研烂）一百粒。先将猪油化开，下斑蝥煎数沸，随去斑蝥，再下麻黄。煎枯、滤去渣，将大枫、蓖麻肉和匀，听搽。是麻黄外用膏剂，治疥疮。

痒疡立效丹 出自《外科名隐集方》。麻黄八钱，蜈蚣二条（焙干），干姜五钱，南星三钱，肉桂二钱，蟾酥三分。每次一至三分，日服二次，装入胶囊白开水送下。散风止痒。治风疹，荨麻疹，皮肤瘙痒等症。

麻黄方 出自《赵炳南临床经验集》。麻黄一钱，杏仁一钱半，干姜皮一钱，浮萍一钱，白鲜皮五钱，陈皮三钱，丹皮三钱，白僵蚕三钱，丹参五钱，水煎服。开腠理，和血止痒。主治慢性荨麻疹。

浮萍麻黄汤 出自《验方集》。浮萍 5 ~ 10 克，麻黄 1 ~ 4 克，白蒺藜 3 ~ 10 克，蝉蜕 2 ~ 5 克，僵蚕 2 ~ 5 克，地肤子 4 ~ 10 克，苦参 4 ~ 10 克，生苡仁 4 ~ 10 克，甘草 3 克。疏风清热，散邪消疹。主治小儿急，慢性荨麻疹。

【结语】麻黄汤类方是体现发汗解表、宣肺平喘、利水消肿、温通阳气等具体治法，以麻黄为主药随证加减变化的一类方剂。

1. **发汗解表**

麻黄轻可去实，是治伤寒外感发表第一要药。①外感风寒表实者，常与桂枝、杏仁等配用，如麻黄汤、大青龙汤。②外寒正虚者，常与附子、细辛、甘草、升麻、人参、芍药等配用，如麻黄附子细辛汤、麻黄附子甘草汤、麻黄升麻汤、麻黄人参芍药汤。

2. **宣肺平喘**

麻黄为肺经本药，平喘止咳，其功甚捷。①麻黄常与杏仁配用，以增强平喘作用，如麻黄汤、三拗汤、华盖散治外感风寒咳喘。②麻黄配合干姜、细辛、五味子、半夏以治肺寒伏饮之咳喘，兼有太阳表证者如小青龙汤、小青龙加石膏，以腹满里证较为突出者如厚朴麻黄汤，风邪犯肺致过敏性喘咳者如抗敏定喘散等。③常配伍用石膏、黄芩、射干、知母等治热邪壅肺喘咳，如麻黄杏仁甘草石膏汤、越婢加半夏汤、定喘汤、射干麻黄汤证、麻黄加知母汤等。

3. 利水消肿

麻黄用治水湿之证，皆取其行散之性以助散邪祛湿之功。①祛湿常与苍术、薏苡仁、石膏、附子等配伍，如治疗外有寒邪、内蕴湿热所致“瘀热发黄”之麻黄连轺赤小豆汤，风寒湿痹之麻黄加术汤，风湿热痹之麻黄杏仁薏苡甘草汤。②利水常与石膏、附子、甘草、半夏、浙苓皮、五加皮、大腹皮、新会皮、生姜皮等配伍，如治疗风水恶风、一身悉肿而有热者之越婢汤，里水之越婢加术汤、甘草麻黄汤，胃中有水气、心下悸或有水肿之半夏麻黄丸，水气病脉沉之宜麻黄附子汤，治一身尽肿之麻附五皮饮。

4. 温通阳气

①温阳散寒，宣痹止痛。麻黄（能提高中枢性痛觉阈值，产生镇痛作用）常配乌头或附子、木香、细辛、白芷等。如治风湿痹痛、肌肤不仁之乌头汤、麻黄左经汤、蠲痹汤；客寒犯胃，心胃大痛，不可忍之麻黄豆蔻丸，治肢体疼痛之麻桂温经汤，治金疮烦疼之麻黄散，治金疮内寒之黄芪散，治跌打损伤之跌打丸。②麻黄通阳开窍（麻黄碱有明显的中枢神经兴奋作用）常配桂枝、石菖蒲，如治疗中风冒昧不知痛处、拘急不得转侧、四肢缓急、遗矢便利之小续命汤，尸厥之还魂汤，遗尿之夜尿警觉汤。③温通阳气、破癥散结、宣散肿毒，通调血脉（麻黄碱有强心作用），常配炮姜、鹿角胶、白芥子、肉桂、桂枝、红花、白芷、细辛、桃仁、赤芍等。如治痈疽、阴疽、癥瘕、积聚、痰核、流注、结块之阳和汤，寒束血瘀酒渣鼻之麻黄宣肺酒，跌仆损伤寒凝血瘀之麻桂温经汤。④去皮肤之寒湿及风（麻黄对多种致病球菌、杆菌有抑制作用，麻黄碱有强心作用），常与白鲜皮、牡丹皮、丹参、地肤子、苦参、生薏苡仁、浮萍、白蒺藜、蝉蜕、僵蚕、蜈蚣等同用，治疗皮肤痒疹、荨麻疹，如麻黄膏、痒疡立效丹、麻黄方、浮萍麻黄汤。

参考文献

［1］何伦，顿宝生．麻黄汤类方鉴别运用［J］．陕西中医，1985，6（12）：563.

［2］李吉彦，沈会．伤寒论类方临证思辨录［M］．北京：人民卫生出版社，2022：440.

［3］蔡化理．中西医结合儿科试用新方［M］．北京：人民卫生出版社，1979：69.

三、葛根汤类方辨证

【提要】葛根汤类方方证，病位、病性的共性是病位在表、兼及胃肠，病性属阳热实。葛根汤类方包括了对太阳病，项背强几几者；太阳与阳明合病，下利、呕吐者；太阳病，欲作刚痉或刚痉者；中风身体疼痛，四肢缓弱不遂，及产后中风；风寒两感及时行瘟疫，伤寒温疫，风热壮热，头痛肢体痛，疮疹；久泻脾虚；丹毒之湿郁热者；时毒大头病；四时太阳阳明少阳合病轻证；冬月伤寒，头痛几几，下利；疟疾等疾病的治法。体现了以葛根解肌发表、升阳止泻为中心，随证加减变化的用药法度。

【主方】葛根汤，出自《伤寒论·辨太阳病脉证并治中第六》。

异名：葛根麻黄汤（《三因极一病证方论》卷七）、麻黄葛根汤（《杏苑》卷七）、干葛解肌汤（《症因脉治》卷二）、麻黄加葛根汤（《伤寒大白》卷一）。

【组成】葛根四两，麻黄三两（去节），桂枝二两（去皮），生姜三两（切），甘草二两（炙），芍药二两，大枣十二枚（擘）。

【用法】上七味，以水一斗，先煮麻黄、葛根，减二升，去白沫，内诸药，煮取三升，去滓，温服一升，覆取微似汗。余如桂枝法将息及禁忌。诸汤皆仿此。

【方证】葛根汤方证以恶寒发热无汗，项背拘急不舒为辨证要点。

《伤寒论·辨太阳病脉证并治中第六》第31条：太阳病，项背强几几，无汗恶风，葛根汤主之。第32条太阳与阳明合病者，必自下利，葛根汤主之。

《金匮要略·痉湿暍病脉证治第二》第12条：太阳病，无汗而小便反少，气上冲胸，口噤不得语，欲作刚痉，葛根汤主之。

【方解】葛根汤由桂枝汤化裁而来，为桂枝汤加葛根四两，麻黄三两组成，减桂枝、芍药为二两。能发表解肌退热和升津舒经止痉，为解肌发汗止利之主方。

用葛根入走经脉，非走肌络。凡无汗者，当用麻黄。《伤寒附翼》：葛根味甘气凉，能起阴气而生津液，滋筋脉而舒其牵引，故以为君；麻黄、生姜能开玄府腠理之闭塞，祛风而出汗，故以为臣；寒热俱轻，故少佐桂、芍，同甘、枣以和里。此于麻、桂二方之间，衡其轻重而为调和表里之剂也。有“开表逐邪，调和表里”之功效。

麻黄治无汗恶风，葛根起阴气、生津液、润滑筋脉以治项背强，盖汗出表必虚，复以和阳化阴之桂枝汤，则即攻即补，元气不过伤而易复。

“葛根汤之证，曰‘太阳病项背强几几，无汗恶风’。病云太阳，而方则以葛根标名。”“太阳将入阳明，葛根亦为必用之药。”“葛根者，太阳阳明交嬗药也。何以言之？阳明病身热多汗，而葛根治大热不治多汗，且更解肌出汗。虽出汗而非散太阳初入之寒，所以为治太阳将入阳明之药。太阳寒邪化热，热烁其液，则项背为强，葛根起阴气以滑泽之，则变强为柔，与麻黄治无汗恶风，可称伯仲。然则是证二物足了之矣，复以桂枝汤何为？盖汗出表必虚，以和阳化阴之药继其后，则即攻即补，元气不过伤而易复，此用药操纵之法，仲圣方类如是也。”[1]

【类方的同中辨异】葛根汤类方，《伤寒论》化裁运用者有葛根汤、桂枝加葛根汤、葛根加半夏汤、葛根芩连汤。后世化裁应用者亦广，如羌活汤、十神汤、升麻葛根汤、七味白术散、葛根白术散、葛根牛蒡子汤、柴葛解肌汤、解合汤、葛根蠲暑饮等。

1. 桂枝加葛根汤

《伤寒论·辨太阳病脉证并治中第五》第14条：“太阳病，项背强几几，反汗出恶风者，桂枝加葛根汤主之。”桂枝加葛根汤：葛根四两，麻黄三两（去节），芍药二两，生姜三两（切），甘草二两（炙），大枣十二枚（擘），桂枝二两（去皮）。上七味，以水一斗，先煮麻黄、葛根减二升，去上沫，内诸药，煮取三升，去滓，温服一升。覆取微似汗，不须啜粥，余如桂枝法将息及禁忌。

本方为桂枝汤加葛根而成。《神农本草经》谓葛根“主消渴，身大热，呕吐，诸痹。起阴气，解诸毒。”“葛根四两走经输，项背几几反汗濡，只取桂枝汤一料，加来此味妙相须。”《长沙歌谣会括》桂枝汤解肌祛风，调和营卫；葛根升津液而舒筋脉。

2. 葛根加半夏汤

《伤寒论·辨太阳病脉证并治中第六》第33条：“太阳与阳明合病，不下利但呕者，葛根加半夏汤主之。”葛根加半夏汤：葛根四两，麻黄三两（去节），甘草二两（炙），芍药二两，桂枝二两（去皮），生姜二两（切），半夏半升（洗），大枣十二枚（擘）。上八味，以水一斗，先煮葛根、麻黄，减二升。去白沫，内诸药，煮取三升，去滓，温服一升。覆取微似汗。

合病为两经或两经以上病证同时发生，无先后次第之分者。合病的发生，多是由于邪气过盛，同时侵犯数经，病势往往比一经发病重。“太阳与阳明合病”，指的是太阳与阳明经表同时出现病证。自下利者，邪气外甚，阳不主里，里气不和，气下而不上者，但下利而不呕，此表实而里虚，邪气因入，予葛根汤升其清阳，则两热之阳从皮毛而解，不治利而利自止；里气上逆而不下者，但呕而不下利，予葛根汤以救其邪，加半夏以下逆气。

3. 葛根黄芩黄连汤

《伤寒论·辨太阳病脉证并治中第六》第34条：“太阳病，桂枝证，医反下之，利遂不止，脉促者，表未解也，喘而汗出者，葛根黄芩黄连汤主之。促，一作纵。”葛根黄芩黄连汤：葛根半斤，甘草二两（炙），黄芩三两一本二两，黄连三两一本二两。上四味，以水八升，先煮葛根，减二升，内诸药，煮取二升，去滓，分温再服。主治身热下利，喘而汗出，或疹后身热不除，或项背强急，心悸而下利，以及外疡火毒内逼，协热下利。

并病者，为一经病证未罢，又见他经病证，两经病证次第发生者。葛根黄芩黄连汤为解表清里之方。此为太阳病，误下后，虚其肠胃，邪气内攻，肠胃为热所乘则利不止，气逆不利而喘，此时表尚未解，又邪初入阳明，当用表里两解之法。清代徐大椿《伤寒论类方》言："风邪入胃则下利矣。"

4. 羌活汤

唐代孙思邈所撰《备急千金要方》卷八中记载羌活汤（原书同卷"葛根汤"之异名），治疗中风身体疼痛，四肢缓弱不遂，及产后中风。羌活三两，桂心三两，芍药三两，葛根三两，麻黄三两，干地黄三两，甘草二两，生姜五两。上㕮咀。以清酒三升，水五升，煮取三升，温服三合，每日三次。

《千金方衍义》："此葛根汤之变法，故下卷又名葛根汤。本太阳、阳明开肌表。药方中，独去大枣，加羌活以治身体之痛，地黄以和经脉之血，即防风汤中知母之意，妙在地黄之滋降以制麻、葛之升发也。"

5. 十神汤

唐代孙思邈所撰《千金翼方》记载十神汤，该方由《太平惠民和剂局方》收载。十神汤由葛根汤去桂枝、大枣，加升麻、白芷、川芎、香附等化裁而成：干葛、麻黄（去节）、升麻、白芷、赤芍药、川芎、香附，紫苏、陈皮、甘草（炙）各一钱半。上作一服，水二钟，生姜五片，煎至一钟，不拘时服。发热头疼，加连须葱白二根；中满气实，加枳壳煎。

十神汤融解表散寒、疏通太阳经络与理气和中药物于一炉，既有《黄帝内经》"其在皮者，汗而发之"之意，又顾护胃气，汗而不伤正。用药辛香温散之品居多，麻黄、紫苏、白芷驱逐外感风寒之邪；葛根、升麻升发脾胃阳气，助邪外出。再加陈皮、香附、川芎疏利气机，恢复中焦气机斡旋；赤芍合营活血，甘草调和诸药以安脾胃。全方外散表邪，内疏气机，内外兼顾。药性平和，"虽产妇、婴儿、老人皆可服耳"。

十神汤适用于时令不正，疫气妄行，六经之证不显者。"治伤寒，时令不正，瘟疫妄行，感冒发热，或欲出疹，不问阴阳，两感风寒，并皆治之。""此方不问阴阳两感，或风寒湿痹，皆可服之。"

6. 七味白术散

白术散出自宋代儿科名医钱乙弟子阎孝忠所撰《小儿药证直诀》。人参、白茯苓、炒白术、藿香叶、木香、甘草、葛根。功能健脾生津，行气消胀。

七味白术散以四君子汤加味葛根、木香和藿香，是健脾止泻、芳香化湿的良方。历代多有较高的评价，明代儿科世家万全言《幼科发挥》"白术散乃治泄作渴之神方"；《冷庐医话》"七味白术散，治小儿久泻脾虚者最灵。"

本方主要用于治疗脾胃虚弱，津虚内热。脾胃久虚，津液内耗，呕吐泄泻频作，烦渴多饮，肌肤发热，口干咽燥。

7. 葛根白术散

葛根白术散出自宋金陈文中所撰《小儿病源方论》卷一。白术一钱，茯苓、干葛、木香、赤芍药、甘草（炙）各一钱半，麸炒枳壳二钱半。上为散。每服三钱，水一盏，煎七分，去滓温服。主治小儿一切赤白丹肿毒。

《医林纂要》：方中干葛升散阳明之热于肌表，此为君药；白芍敛阴和胃，以去气分之热；枳壳破热气之坚结，而能敛阴；木香以升降上下之气；白术以健脾去湿；茯苓以渗邪湿。此主和理脾胃，治丹毒之不甚热而以湿郁热者。

8. 葛根牛蒡子汤

元代齐德之撰《外科精义》卷下记载葛根牛蒡子汤（异名：葛根牛蒡汤，《外科枢要》卷四；葛根牛蒡子散，《杏苑》卷八；牛蒡子汤，《外科正宗》卷二）。葛根、贯众、甘草、盐豉、牛蒡子各一两。上为细末。每服三钱，用水调下。

《外科发挥》用于时毒肿痛，脉数而有力者。治疗"时毒大头病"。《保婴撮要》言其消毒解热。

9. 柴葛解肌汤

柴葛解肌汤出自明代陶华所撰的《伤寒六书》，为治疗四时感冒的良方，用于"目疼，鼻干，不得眠，头疼，眼眶痛，脉来微洪"。适用于外感风寒，太阳之表未解，阳明之经热已盛，属阳明经之表证，而无正阳明证之大渴、汗大出者。由柴胡、葛根、甘草、黄芩、芍药、羌活、白芷、桔梗组成。本经无汗，恶寒甚者，去黄芩，加麻黄。冬月宜加，春宜少，夏秋去之，加苏叶。本经有汗而渴者，治法在如神白虎汤下。水二盅，姜三片，枣二枚，槌法，加石膏末一钱，煎之热服。

诸药合用，温清并重，共奏辛凉解肌、兼清里热之功，用于邪在表里，涉及三阳，表里邪轻者，为辛凉解肌代表方。

10. 解合汤

明清代陈士铎撰写的《辨证录·卷之一》载，治疗“冬月伤寒，头痛几几，下利”“方用解合汤治之”：葛根二钱，茯苓五钱，桂枝五分。水煎服。“此症用葛根桂枝人参汤亦大妙”：葛根三钱，桂枝五分，人参一钱。水煎服。

此太阳与阳明合病，头痛、太阳之症，几几、阳明之症，下利、其势欲祛邪而尽入于阴经，故予葛根、桂枝解阳明肌表之邪；茯苓淡泄祛邪尽从小便而出，小便利而大便自止；人参补脾益气，同时与桂枝配伍甘温补阳，可知此下利程度较葛根汤证重，故予人参安中以止泻。

11. 葛根蠲暑饮

清代林天佑撰《秋疟指南》卷一记载葛根蠲暑饮。主治疟疾，寒热往来，寒则洒洒淅淅，寒甚乃热，热则汗出，喜见日月烛光之气乃快，此即阳明胃之经气为病也。葛根二钱，杏仁一钱半，麦冬二钱，滑石二钱，条芩三钱，赤芍一钱半，生甘草五分，川连一钱，淡竹叶一钱，青蒿五分，花粉一钱半，白薇一钱半，大黄一钱半。用法：上加生姜、大枣为引，以水二碗，煎至一碗服。

【结语】葛根汤类方方证，主要有阳明表证（发热、脉数、项背强几几）、阳明里证（呕吐、下利）。葛根“解诸毒”针对阳明表证解肌发表，“起阴气”针对阳明里证升阳止泻，历代医家随证加减而有众多方剂，从而形成了葛根汤类方。

主方《伤寒论》葛根汤为太阳、阳明表证所设，常用于太阳表实证伴项背拘急不舒或身痛、骨节疼痛者，阳明表证伴目痛、头痛者，阳明表证伴下利、呕吐。在治疗中要根据兼夹症随症加减，并注意葛根用量。

类方与主方之间有病位、病性的差异，通过药味药量的增减变化除用于上述病证外，可用于阳明里证伴高热、头痛、下利者；时气，壮热、头痛者；痢疾及麻疹、痘疹等出疹性疾病。

主方与类方之间的加减衍变，有如下规律：①对主方进行药味加减，如：伤寒，太阳病，表实，项背强几几，恶寒无汗者予葛根汤；反汗出恶风者，去麻黄成桂枝加葛根汤；太阳与阳明合病，不下利但呕者，予葛根加半夏汤（加半夏半升，减生姜一两）。②对主方进行药味、药量加减、化裁，如中风身体疼痛、四肢缓弱不遂者予羌活汤。③临床应用时需注意葛根用量：文献记载中葛根剂量有八两、四两、二两、一两、三钱、一钱之不同。临床应用时葛根用量需参考方剂出处的年代，不同时期，药物换算单位有所不同。还需辨病情轻重：病情较重、壮热不退或时令不正、瘟疫妄行时用量较重；病情清浅，热势不重或无热、欲出斑疹及小儿用量宜轻。

参考文献

[1] 周岩. 本草思辨录 [M]. 北京：人民卫生出版社，1960：56.

四、麻黄杏仁甘草石膏汤类方辨证

【提要】麻黄杏仁甘草石膏汤类方方证，病位在肺，病性的共性是肺气郁热。麻黄杏仁甘草石膏汤类方辨证包括了“发汗后，不可更行桂枝汤”“下后，不可更行桂枝汤”“汗出而喘，无大热”及部分杂证的治疗方法，体现了以麻黄“透”和石膏“清”为中心，随证加减变化的用药法度。

【主方】麻黄杏仁甘草石膏汤，出自《伤寒论·辨太阳病脉证并治中第六》。

【组成】麻黄四两（去节），杏仁五十个（去皮尖），甘草二两（炙），石膏半斤（碎，绵裹）。

【用法】上四味，以水七升，煮麻黄减二升，去上沫，内诸药，煮取三升，去滓，温服一升。

【功效】辛凉宣泄，清肺平喘。

【主治】外感风邪，邪热壅肺证。主要证候见身热不解，咳逆气急，鼻煽，口渴，有汗或无汗，舌苔薄白或黄，脉滑而数者。临床常用于治疗感冒、上呼吸道感染、急性支气管炎、肺炎、支气管哮喘、麻疹合并肺炎等属表证未尽，热邪壅肺者。

【方解】麻黄杏仁甘草石膏汤适用于外寒内热，也就是寒包火证，其病机是外有寒邪，内有郁热。方中麻黄辛苦性温，以宣肺为主，石膏辛甘性大寒、以清肺为主，两药合而用之，既能宣散肺中风邪，又清泄肺中郁热。杏仁味苦，降利肺气，既助石膏质重而降，又与麻黄一降一宣，相反相成。炙甘草既能和中缓急，又可调和石青寒凉之性，同时兼有润肺止咳之力。全方寒温同用，散清同调，共奏宣肺平喘止咳之效。

其与白虎桂枝汤比较，白虎桂枝汤为表郁较轻而里热较甚者；其与大青龙比较，大青龙汤为内热外寒悉重者；其与小青龙汤比较，小青龙汤为表里皆寒而兼有内饮者；其与越婢加术汤比较，越婢加术汤为表寒轻里热重而挟湿者也。

【类方的同中辨异】

1. 同为肺气分郁热，兼水液不化

（1）若一身悉肿，脉浮，不渴，续自汗出，无大热，宜兼健脾化饮、宣散郁热。一身悉肿，为水在肌表，故加大麻黄用量，并配生姜以发泄肌表之水湿，用枣、草益气健脾，意在培土制水，因不喘，故去杏仁，而成越婢汤。

（2）若里水者，一身面目黄肿，其脉沉，小便不利，故令病水。假如小便自利，此亡津液，故令渴也。“诸有水者，腰以下肿，当利小便；腰以上肿，当发汗乃愈”，麻黄发汗散寒，宣肺利水。生姜开胃散水，使胃能“游溢精气，上输于脾”；白术转输脾精，使脾能散精，上归于肺；通过石膏清肺热、麻黄宣肺利水的作用，以通调水道，下输膀胱，使水邪从膀胱排出。不喘，故去杏仁而成越婢加术汤。

（3）若咳而上气，此为肺胀，其人喘，目如脱状，脉浮大。尤在泾说“外邪内饮填塞肺中，为胀，为喘，为咳而上气，越婢汤散邪之力多，而蠲饮之力少，故以半夏辅其未逮”，越婢加半夏汤，为麻黄杏仁甘草石膏汤去杏仁，加生姜、大枣、半夏而成以治之。

2. 同为喘证，病机有异

大青龙汤 该方出自《伤寒论·辨太阳病脉证并治第六》第38条：“太阳中风，脉浮紧，发热，恶寒，身疼痛，不汗出而烦躁者，大青龙汤主之。若脉微弱，汗出恶风者，不可服之。服之则厥逆，筋惕肉瞤，此为逆也。”大青龙汤具有散寒清热，发汗除烦的功效。主治外感风寒，郁而化热证。①太阳伤寒证与里热证相兼。②太阳营卫湿郁证，如《伤寒论·辨太阳病脉证并治第六》第39条：“伤寒，脉浮缓，身不痛，但重，乍有轻时，无少阴证者，大青龙汤发之。”③溢饮夹热证，如《金匮要略·痰饮咳嗽病脉证并治第十二》第12、23条：“病溢饮者，当发其汗，大青龙汤主之；小青龙汤亦主之。”

五虎汤 该方出自《万病回春》。由麻黄杏仁甘草石膏汤加桑白皮而成。功能清肺止咳。主治“伤寒喘急，痰黄而黏，口渴，舌红苔干而白或黄，脉浮数或滑数”。麻黄、炒杏仁各三钱，石膏五钱，甘草一钱，细茶一撮。为粗末，加桑白皮一钱，生姜三片，葱白三茎，水煎服。清代《医宗金鉴》：“暴喘传名马脾风，胸高胀满胁作坑，鼻窍扇动神闷乱，五虎捻方最灵。”

麻杏石甘汤 该方出自《温病条辨·卷三·下焦篇》第48条：“喘，咳，息促，吐稀涎，脉洪数，右大于左，喉哑，是为热饮，麻杏甘石汤主之。”此为“金实不鸣”，以麻杏石甘汤清宣肺气，火降气顺，则音自开。麻杏石甘汤方（辛凉甘淡法）：麻黄（去节）三钱，杏仁（去皮尖碾细）三钱，石膏（碾）三钱，甘草（炙）二钱。水八杯，先煮麻黄，减二杯，去沫，内诸药，煮取三杯，先服一杯，以喉亮为度。

【**结语**】由上观之，麻黄杏仁甘草石膏汤类方的加减衍变，共性是肺气分郁热。麻黄杏仁甘草石膏汤类方包括了“发汗后，不可更行桂枝汤”“下后，不可更行桂枝汤”“汗出而喘，无大热”及部分杂证的治疗方法，体现了以麻黄、石膏为中心，随证加减变化“清”和“透”的用药法度，治则是清透肺经郁热；临证时，若有汗出，里热不是很重，以透为主，若无汗出，肺气郁闭重，里热重，则以清为主，但始终是“清”“透”结合。

五、小柴胡汤类方辨证

【提要】小柴胡汤类方方证，病位在半表半里及胸胁，病性为邪盛正衰、虚实错杂。小柴胡汤类方辨证包括了对少阳与阳明、太阳合病或并病之证，邪入少阳之证，少阳兼痰湿之证，少阳兼气血不足之证，少阳兼气滞之证，少阳兼热证的治疗方法，体现了以柴胡、黄芩和解少阳为中心，随证加减变化的用药法度。

【主方】小柴胡汤，出自《伤寒论·辨太阳病脉证并治第六》。

【组成】柴胡半斤，黄芩三两，半夏半升（洗），人参三两，炙甘草三两，生姜三两，大枣十二枚（擘）。

【用法】上七味，以水一斗二升，煮取六升，去滓，再煎，取三升，温服一升，日三服。

【方证】《伤寒论》第97条：“血弱气尽，腠理开，邪气因入，与正气相搏，结于胁下。正邪分争，往来寒热，休作有时，嘿嘿不欲饮食，脏腑相连，其痛必下，邪高痛下，故使呕也，小柴胡汤主之。”这说明正气不足，腠理疏松，卫表不固是少阳发病的主要原因，病性是正虚邪实。邪气侵入与正气搏结于胁下，结合第96条中提到的“心烦喜呕”“胸中烦而不呕”等症状，说明病位在胸胁部位。少阳病证的主要证候是往来寒热、胸胁苦满、默默不欲饮食、心烦、喜呕等证，加之口苦、咽干、目眩，共称“柴胡八证”。应注意的是，只须抓住往来寒热，胸胁苦满、喜呕不欲食等一二个主证即可遣方用药，故《伤寒论》第101条中指明“伤寒中风，有柴胡证，但见一证便是，不必悉具”。

【方解】方中柴胡既能解少阳经热，使半表之邪从外而解，又能疏肝解少阳气郁，为君药。黄芩苦寒，气味较重，清火除热，使半里之热从里而彻，为臣药。柴胡、黄芩合用，苦寒清热，解半表半里之邪，疏畅少阳气机。生姜、半夏乃辛开之品，能调理胃气，降逆止呕，是呕家第一圣药，又佐以人参、大枣益气健脾，扶正祛邪外出，并抑制柴、芩之苦寒，以防伤害脾胃之气。炙甘草助参、枣扶正，且能调和诸药，为使药。七药相辅相成，寒热并用，攻补兼施，既能疏利少阳机枢，又能调达气机升降，更使内外宣通，运行气血，是和解之良剂，为治疗伤寒少阳病之主方[1]。

【使用注意】因柴胡升散，芩、夏性燥，故阴虚血少者忌用。

【类方的同中辨异】小柴胡汤应用范围广泛，不仅能退热散邪，还可以疏肝退黄、疏肝和胃、抑肝补脾、疏肝降逆、调肝止痛、清血室热、疏肝调经、病后调理，现代广泛用于多种发热性疾病，如感冒、疟疾、病毒性肝炎、败血症、胸膜炎、胆道感染、产后发热等而见上述症状者。《伤寒论》对小柴胡汤论述颇详，后世灵活化裁，应用甚广，善用者，每用每效。

1. 少阳合病

同为少阳合病，柴胡加芒硝汤与大柴胡汤相比，攻下破结之力近于大柴胡汤，然而泻热润燥之功又强于大柴胡汤，所以柴胡加芒硝汤更适于正气已虚，燥热尤甚之少阳兼里实证。①若既有邪犯少阳之胸胁苦满，往来寒热，郁烦呕吐等少阳证，又见邪入阳明之心下急迫，甚则痞满硬痛，大便秘结，或因热结于里，气机不畅，升降失常，而且上逆而呕，下迫而利，并且有滞而不爽、气味恶臭等热结于里的特点，此为少阳阳明合病，病位在“心下”，宜和少阳又清阳明，故去人参、甘草，加大黄二两、枳实四枚、芍药三两而成大柴胡汤（《伤寒论》）。②若胸胁满而呕，日晡潮热，是少阳病不解且阳明燥实之象，宜和解少阳、攻下里实，和法与下法相配合，柴胡减量至 1/3 加芒硝二两而成柴胡加芒硝汤（《伤寒论》）。③若太阳之邪已传入少阳，表证不解，见发热微恶寒、肢节烦痛等太阳证，又有微呕、心下支结等少阳证，此为太少合病，故取两经兼治，和法与汗法相配合，治宜和解少阳，调和营卫，小柴胡汤合桂枝汤各半量而成柴胡桂枝汤（《伤寒论》）。

2. 邪入少阳

同为邪入少阳之证，大柴胡汤能和解少阳兼治胃实，更注重清解疏利，即清里、解表、通利，可用于少阳肝胆病、阳明胃病、太阴脾病及太阳外感病等诸多病证的治疗，而柴胡桂枝干姜汤是和解少阳兼治脾寒之方，本方治疗慢性肝炎兼脾家寒，症见胁痛、腹胀、大便不调者，常能取效。

柴胡加龙骨牡蛎汤不仅能疏解少阳，还能镇静安神，临床应用广泛，常用于治疗心系、脑系疾病。①若伤寒五六日，已发汗而复下，胸胁满微结，小便不利，渴而不呕，但头汗出，往来寒热，心烦者，病位在少阳兼太阴，此为邪入少阳枢机不利，气化不行所致，宜和解少阳，通阳散结，故去半夏、生姜、人参、大枣，加桂枝三两、干姜二两、天花粉四两、牡蛎二两而成柴胡桂枝干姜汤（《伤寒论》）。②若太阳表证误下后，邪热内陷，胸满烦惊，小便不利，谵语，一身尽重，不可转侧者，此为少阳枢机不利，肝胆久郁化热，上扰神明所致，宜和解少阳，镇惊安神，和法与安神法相配合，故柴胡减量至1/2去甘草加龙骨一两半、牡蛎一两半、铅丹一两半、桂枝一两半、茯苓一两半、大黄二两而成柴胡加龙骨牡蛎汤（《伤寒论》）。③若少阳疟偏于热重，脉左弦，暮热早凉，汗解渴饮，此为温病，热邪易伤阴津，入阴血，故不用辛燥力大之柴胡领邪出表，而改用芳化力软之青蒿；不用甘温之人参、甘草护阳气，改用咸寒之鳖甲护阴血；不用辛燥之半夏、生姜通阳祛痰化饮，改用寒润之知母、天花粉清热养阴生津；不用苦燥之黄芩清里热，而改用柔润之牡丹皮、桑叶清少阳气血之热，由此而成青蒿鳖甲汤（《温病条辨》）。

3. 少阳兼痰湿

同是少阳兼痰湿之证，柴平汤与清脾饮均是和法与祛湿法相配合的形式，柴平汤侧重于治疗痰湿内蕴之湿疟，善疏肝和胃，祛邪与扶正并举；清脾饮侧重于治疗痰湿交阻郁而发热的湿温、热疟，善疏肝健脾，清热化湿。①若一身尽痛，手足沉重，热多寒少，脉濡，此为痰湿内蕴之湿疟，宜和解少阳，燥湿化浊，故加陈皮 4.5 克、苍术 3 克、厚朴 6 克而成柴平汤（《内经拾遗方论》）。②若疟疾发作有定时，热多寒少、胸闷呕吐，口苦心烦、脉象弦滑、舌苔黄腻者，此为少阳证兼痰湿阻滞、气机不畅之证，宜化湿截疟行气，故去人参加厚朴四两、茯苓二两、白术二两、草果一两、青皮二两而成清脾饮（《妇人大全良方》）。

柴胡四物汤和柴胡饮子都能治疗少阳兼气血不足发热证，两方均是和法与补法相配合的形式，前者多被用于治疗妇科诸多疾病，如产后发热、月经不调、产后郁冒等，此方在和解少阳的基础上能补血柔肝，益气扶正。柴胡饮子既能治疗妇人产后病，也能治疗伤寒发汗不解、下后热未除，汗后劳复等症。①若营血亏损，虚劳日久，微有寒热、脉沉而数，或妇女月经期间感冒发热，此为少阳证兼见营血亏损之虚劳日久，宜兼补气养血，故加熟地黄、当归、川芎、芍药各一两半而成柴胡四物汤（《保命集》）。②若少阳证兼见气血不足、内生虚热致骨蒸潮热、口干烦渴，或骨蒸肺痿咳嗽，宜补气养血退热，故加当归、芍药、大黄各 15 克而成柴胡饮子（《宣明论方》）。

4. 少阳兼气滞

同为少阳兼气滞之证，柴胡枳桔汤与清胆行气汤均是和法与行气法相配合的形式，柴胡枳桔汤证病位在胸膈，主治寒热往来、胸膈痞满等症，临床联合其他药物常用来治疗咳嗽。清胆行气汤主治病位在肝胆，善疏肝利胆，缓急止痛，对于胆道感染、胆囊切除术后等疾病有很好的治疗效果。①若气机阻滞而偏于中上，出现胸脘痞满症者，宜消痞散满，故加枳壳、桔梗而成柴胡枳桔汤（《张氏医通》）。②若右胁绞痛或窜痛、舌尖微红、脉弦紧者，此为少阳证兼肝气郁滞较甚，宜行气解郁，故加木香、枳壳、郁金、香附、延胡索各三钱而成清胆行气汤（《中西医结合治疗急腹症》）。

5. 少阳兼热

同为少阳兼热证，重点配伍了栀子、黄连、石膏、知母、大黄等，兼以清热泻火，柴胡白虎汤、柴胡清肝散、清胆利湿汤均是和法与清法相配合的形式。①若寒热往来、热重寒轻、口渴引饮、心烦汗出、脉弦数有力者，此为少阳证兼见阳明气分热盛，宜清热生津，故去半夏、人参加石膏八钱、知母四钱、天花粉三钱、粳米三钱、鲜荷叶一片成柴胡白虎汤（《重订通俗伤寒论》）。②若肝胆郁火，血热妄行致目赤易怒、胁痛、耳聋鼻衄、妇人崩漏，以及疮疡等证，宜清肝泻火、凉血止血，故加黄连、山栀子、生地黄、牡丹皮等成柴胡清肝散（《证治准绳》）。③若湿热内郁、肝气不舒致右胁持续性胀痛、目黄身黄、尿黄浊或赤涩、便秘、舌红苔黄腻、脉弦数者，宜清胆利湿，除了加栀子三钱、大黄三钱、茵陈五钱外，还配有利湿之车前、木通及行气止痛之木香、郁金各三钱而成清胆利湿汤（《中西医结合治疗急腹症》）。

关于煎服方法，柴胡加芒硝汤中的芒硝和柴胡加龙骨牡蛎汤中的大黄在煎煮时需后下。柴胡饮子、清脾饮、柴胡枳桔汤在煎煮时都需加生姜3片同煮以助药效。

【结语】小柴胡汤经配伍变化后，除和解少阳外，又有补益、解表、攻下、镇惊、祛湿、行气、化痰、清热等多种效用。因此，在运用其类方时，除应掌握病位在胁下少阳胆经、性质属热属实这个共同点外，还应掌握其病机是单纯少阳证，还是涉及太阳、阳明、太阴，抑或兼表邪、里实、湿痰、虚证（气血）、气滞、火热，以及病证的轻重缓急等等。只有如此，才能全面掌握小柴胡汤及其类方的临床运用。在小柴胡汤中，主方与类方之间的加减衍变有如下规律：①对主方进行药味加减，如大柴胡汤、柴胡桂枝干姜汤、柴胡加龙骨牡蛎汤。②对主方进行药味、药量加减、化裁，如柴胡加芒硝汤、柴胡加龙骨牡蛎汤、清脾饮。③由两个主方合用，如柴胡桂枝汤、柴平汤、柴胡四物汤。

参考文献

［1］何伦，顿宝生．常用类方鉴别运用（十一）［J］．陕西中医，1984，5（11）：40-42.

六、四逆散类方辨证

【提要】四逆散类方方证，病位、病性的共性是肝气郁结，阳郁于里。四逆散类方辨证包括了对肝气郁结证，肝郁血瘀证，肝郁生热或肝郁化火证，寒凝肝脉证，肝郁兼有湿邪证，肝郁痰阻证，肝脾失调证，肝胃不和证，肝失疏泄、心不藏神之证，肝郁血虚证，肝郁兼气虚证，肝郁兼阴虚证的治疗方法，体现了以柴胡、芍药、甘草调肝用、补肝体、防肝变为中心，随证加减变化的用药法度。

【主方】四逆散，出自《伤寒论·辨少阴病脉证并治第十一》。

【组成】甘草（炙）、枳实（破、水渍、炙干）、柴胡、芍药各十分。

【用法】上四味，捣筛，白饮和服方寸匕，日三服。

【方证】《伤寒论》用本方治疗由于热邪传里，阳气郁遏不能外达而形成四肢厥冷的所谓“热厥”。后世扩大了它的应用范围，凡是由于肝气郁结为主因所引起的一些病证，都以本方为基础加减运用。本方适用于阳郁厥逆之少阴病，主要证候是少阴病，四逆，其人或咳，或悸，或小便不利，或腹中痛，或泄利下重。

【方解】方以柴胡疏肝升清，达阳于表；枳实行结气而降浊，泻脾气之壅滞，柴胡、枳实同用，升降可加强疏肝理气之功效，使木郁达之。芍药柔肝敛阴，且能和血脉，与柴胡相伍，一气一血，一散一收，相反而相成，既能增强柔肝疏肝之效，又能监制柴胡辛散伤阴和升发之性。炙甘草调中实脾，且以调和诸药，与芍药相合，即芍药甘草汤，功擅缓急止痛。诸药相合，共奏宣畅气机、透达郁阳之功。

四逆散是从芍药甘草汤加味而来，据相关文献报道，芍药甘草汤具有中枢性、末梢性的镇静和镇痉作用，四逆散以芍药甘草汤的作用为基础，按阳郁四逆证，即原文所谓“少阴四逆”，皆阳虚不能敷布四末之证。而本证所重在阳郁于里，不能达于四肢，其或咳，或悸，或小便不利是属气机不宜；或腹中痛，或泄利下重，是气血郁滞，故本方是宣散气血郁急的方剂。

【类方的同中辨异】

1. 同是肝气郁结证，重点配伍理气养血活血药

同是肝气郁结证，重点配伍香附、青皮、枳壳、陈皮等理气药物，白芍、当归等养血益气药物以及川芎、牡丹皮等活血药物。①若胁痛，因怒气郁者，痛而胀闷，不得俯仰，脉弦者，宜疏肝理气，故去枳实加陈皮6克，枳壳、香附、川芎各4.5克而成柴胡疏肝散（《证治准绳·类方》）。②若有肝实火胜之左胁痛，宜“火郁发之”，辛散开郁，故加枳壳、陈皮、香附、川芎而成枳壳疏肝散（《杂病源流犀烛》）。③若肝胆恚怒，气逆耳闭，宜疏利气机，活血行气，故去枳实加枳壳一钱、香附一钱、紫苏梗五分、薄荷四分、陈皮一钱、木香四分、当归一钱半、川芎一钱而成疏气释郁汤（《罗氏会约医镜》）。④若两胁窜痛，肝区脘腹胀满，舌苔白，脉弦者，证属慢性肝炎气滞型，宜疏肝理气止痛，故去枳实加枳壳9克、青橘叶9克、青皮9克、陈皮9克、厚朴花6克、紫苏梗6克、香附9克、赤芍9克、郁金9克而成舒肝理气汤（《临证医案医方》）。

2. 同是肝郁血瘀证，重点配伍活血药

同是肝郁血瘀证，重点配伍桃仁、红花、川芎、牡丹皮、郁金等活血之品。①若蓄血证，邪热传里，热蓄膀胱，其人如狂，其人如狂，小便自利，大便黑，小腹满痛，身自黄，谵语，烦渴，脉沉有力，治宜疏肝行气、祛瘀生新，四逆散合桃仁承气汤而成桃仁承气饮子（《赤水玄珠》）。②若肝郁日久，血行不利，瘀血凝结，阻塞胁络致两胁刺痛，宜疏肝散瘀，通络止痛，故去枳实加当归一钱、青皮一钱、乌药八分、红花一钱、苏木一钱、山楂二钱、桂枝八分而成疏肝散瘀汤（《丹台玉案》）。③若胸中血瘀证，胸痛，头痛日久，痛如针刺而有定处，或呃逆日久不止，或内热烦闷，或心悸失眠，急躁易怒，入暮潮热，唇暗或两目暗黑，舌暗红或有瘀斑，脉涩或弦紧，治宜疏肝理气、活血化瘀，故四逆散合桃红四物汤加牛膝9克、桔梗4.5克而成血府逐瘀汤（《医林改错》）。④若流产后肝气郁结，血瘀胞宫导致闭经，下腹作胀或胀痛，或少腹疼痛，或乳房发胀，宜疏肝理气、活血化瘀，故去甘草加香附、郁金、丹参、当归、益母草而成柴附汤（《中医症状鉴别诊断学》）。

3. 同是肝郁生热或肝郁化火证，配伍清热药

同是肝郁生热或肝郁化火证，配伍了栀子、黄芩、牡丹皮、郁金等清热药物。①若肝脾血虚，内有郁热，潮热晡热，自汗盗汗，腹胁作痛，头昏目暗，怔忡不宁，颊赤口干；妇人月经不调，发热咳嗽；或阴中作痛，或阴门肿胀；或小儿口舌生疮，胸乳膨胀；外证遍身瘙痒，或虚热生疮，宜疏肝清热，故四逆散合逍遥散去枳实加牡丹皮、栀子各五分而成加味逍遥散（《内科摘要》）。②若郁怒伤肝，气郁化火所致胁肋痛在左者，宜疏肝泻火，故去枳实加当归一钱二分、青皮一钱、黄连八分、栀子八分、龙胆草一钱而成柴胡泻肝汤（《医方便览》）。③若肝痈，胁间疼痛非常，手按之更甚者，治宜疏肝解郁，清热泻火，缓急止痛，故去枳实加枳壳一钱、香附二钱、薄荷二钱、当归九钱、陈皮一钱、天花粉三钱、金银花九钱而成宣郁化毒汤（《辨证录》）。④若肝郁不伸，胸满胁痛，腹满而痛，甚则欲泄不得泄，即泄亦不畅，治宜疏郁宣气，清泄肝火，故去枳实、甘草加苏薄荷四分、鲜青橘叶五片（剪碎）、当归须一钱、清炙草六分、滁菊花一钱半、焦栀子三钱、粉丹皮二钱（冲）、广橘白一钱而成清肝达郁汤（《重订通俗伤寒论》）。⑤若肝郁兼热之经前胁胀腹痛，性急易怒，头晕口苦而干，月经色红量多，或有块状，苔黄舌质红，脉弦数，宜疏肝清热，故去枳实加香附（醋炒）二钱，当归二钱，白术二钱，黄芩二钱，山栀仁三钱，郁金、牡丹皮各二钱而成疏郁清肝汤（《中医妇科治疗学》）。

4. 同是寒凝肝脉证，疏肝行气与温通并举

同是寒凝肝脉证，配伍了肉桂、薤白、干姜等散寒药物。①若猝犯阴寒之气，客于肝经所致两胁痛极至不可受，如欲破裂者，宜温经散寒，佐以疏肝，故去枳实加当归三钱、人参五钱、肉桂三钱、白术一两而成祛寒舒胁汤（《辨证录》）。②若春月伤风，手足逆冷，心下满而烦，饥不能食，脉紧，治宜疏肝健脾，温经散寒，故去枳实加当归三钱、白术五分、茯神三钱、陈皮五分、肉桂一钱而成加味逍遥散（《辨证录》）。③若伤寒邪传少阴，火为水漫，阳气内郁，不得外达，水气上冲下注，致四肢厥逆，干咳心悸，便泄溺涩，腹痛下重，舌苔白而底绛，脉左沉弦滑、右弦急等，治宜达郁宣阳，四逆散加干姜五分、桂枝五分、茯苓四钱、薤白五枚而成加味四逆散（《重订通俗伤寒论》）。

5. 同是肝郁兼有湿邪证，配伍祛湿药

同是肝郁兼有湿邪证，配伍茯苓、车前子、泽泻等祛湿之品。①若伤寒表邪未解，内外俱热，烦渴喜冷，下利脉实者，证属肝郁兼见湿热，宜疏肝清热利湿，故去枳实加枳壳一钱半，栀子、黄芩、泽泻、木通各二钱而成柴芩煎（《罗氏会约医镜》）。②若少阳痉病，感湿热之气，又感风邪，颈项强直，一目或左右视，手足搐搦，治宜疏肝健脾，清热利湿，故去枳实加茯苓五钱、车前子三钱、龙胆五分而成龙车散（《龙车散》）。

6. 同是肝郁痰阻证，配伍化痰药

同是肝郁痰阻证，肝郁化火，火炼津液生痰，配伍了陈皮、半夏、茯苓、贝母等化痰药物，着重疏肝理气，佐以化痰，使肝疏而痰不凝，同时配伍养血益阴药物，使祛邪而不伤正。①若肝气郁结，痰阻清窍所致偏头痛，吐沫流涎，宜疏肝化痰止痛，故去枳实加当归二钱、白芥子一钱、白术三钱、茯苓三钱、半夏二钱而成偏治汤（《医学集成》）。②若痰火恶风发热，脉来弦数，咳嗽起急者，宜疏肝化痰清热，故去枳实加枳壳、陈皮、半夏、白茯苓、贝母、瓜蒌霜、黄芩、木通、天冬、桔梗而成舒中芍药汤（《医学传灯》）。③若气郁不能言，为肝郁化痰所致，治宜疏肝开郁，佐以化痰，故去枳实加当归五钱、陈皮二钱、白芥子三钱、白术五钱、茯苓五钱而成救肝开郁汤（《石室秘录》）。④若中肝气之邪，无端见邪，口中大骂，以责自己，口吐顽涎，眼目上视，怒气勃勃，人不可犯，为肝气郁结、痰阻清窍所致，治宜疏肝化痰，故去枳实加枳壳一钱、半夏三钱、茯苓五钱、白术三钱、石菖蒲一钱、白矾二钱、炒栀子三钱、神曲三钱而成逐客汤（《辨证录》）。

7. 同是肝脾失调证，配伍健脾药

同是肝脾失调证，配伍了白术、茯苓、人参等健脾药物，临床应用需分清是肝郁脾弱，还是肝强脾弱。①若脾弱肝乘致脾胃气弱，木乘土位而口酸者，治宜健脾伐肝，四逆散与四君子汤合方去枳实加青皮八分、黄连一钱二分而成伐肝补脾汤（《赤水玄珠》）。②若肝郁克脾、吞酸、泄泻，为肝脾不和所致，治宜疏肝健脾，故去枳实加茯苓三钱、陈皮五分、车前子一钱、六曲五分而成两舒散（《石室秘录》）。③若畏寒畏热，似风非风，头痛颊疼，胃脘饱闷，甚则心胁相连䐜胀，膈咽不通，吞酸吐食，见食则喜，食完作楚，甚则耳鸣如沸，昏眩欲仆，目不识人，宜疏肝健脾，故去枳实加人参一钱、茯苓二钱、白术一钱、当归二钱、陈皮五分、栀子（炒）一钱、香附三钱而成开郁至神汤（《辨证录》）。

8. 同时肝胃不和证，配伍和胃药

同时肝胃不和证，配伍了陈皮、半夏、枳壳、神曲等和胃之品，应用时要注意分清胃逆和胃郁，还要分清性质属寒属热，有无邪气夹杂。①若肝郁导致胃气不降而出现病时而吐，时而不吐，吐则尽情吐出，有似反胃，而非反胃，治宜疏肝和胃，故去枳实、甘草加茯苓、白术各三钱，陈皮、神曲各一钱，白豆蔻一粒而成增减逍遥散（《辨证录》）。②若关格，食至胃而吐，欲大小便而不能出，眼睛红赤，目珠暴露，而胁胀满，气逆拂抑者，为肝郁导致胃气上逆，上下不通而成，治宜疏肝理气、和胃降逆，故去枳实加枳壳三分、甘草三分、茯苓三钱、神曲三分、白豆蔻一枚、生姜汁半合、川芎二钱而成通关散（《辨证录》）。③若恶心呕吐、嘈杂吐酸、胸胁胀满，治宜舒肝和胃，故去枳实加枳壳、半夏、陈皮、乌药、郁金、青皮、厚朴、草豆蔻、神曲、当归、槟榔、砂仁、番泻叶、焦山楂而成舒肝和胃丸（《全国中药成药处方集》）。

9. 同是肝失疏泄，心不藏神之病证，配伍安神药

同是肝失疏泄，心不藏神之病证，配伍了朱砂、酸枣仁、茯神、菖蒲、人参等安神之品。①若心肝气郁所致离魂症，心肝气郁，终日思想情人杳不可见，以致梦魂交接，日日相思，宵宵成梦，忽忽如失，遂觉身分为两，能知户外之事，治宜疏肝安神，故去枳实加当归五钱、人参一两、白术五钱、茯苓五钱、麦冬五钱、丹砂末一钱、菖蒲一钱、郁金一钱、天花粉一钱而成舒魂丹（《辨证录》）。②若思结于心中，魂驰于梦寐，渐而茶饭懒吞，语言无序，悠悠忽忽，终日思眠，面色憔悴，精神沮丧，因而畏寒畏热，骨中似疼非疼，腹内如馁非馁，乃相思之恶症，宜疏肝安神，故去枳实加香附三分、人参五分、麦冬三钱、茯神三钱、生酸枣仁三钱、白术三钱、白芥子五分、神曲三分、荆芥五分而成遂情汤（《辨证录》）。③若肝经受邪，神气不安，卧则魂梦飞扬，身虽在床，而神若远离，闻声则惊醒而不寐，通宵不能闭目，为肝经受邪，心不藏神所致，治宜疏肝安神，故去枳实加当归五钱、炒栀子三钱、丹砂一钱、远志八分、炒酸枣仁五钱、半夏一钱而成濯枝汤（《辨证录》）。

10. 同为肝郁血虚证，配伍养血药

同为肝郁血虚证，配伍了当归、熟地黄、何首乌等养血之品。①若肝郁血虚，两胁疼痛，头痛目眩，口燥咽干，神疲食少，往来寒热，妇人月水不调，宜疏肝解郁，养血健脾，故去枳实加当归一两、茯苓一两、白术一两而成逍遥散（《太平惠民和剂局方》）。②若目珠突出者，宜疏肝养血，故去枳实加何首乌三钱、酸枣仁三钱（生研）、牡丹皮三钱而成芍药枣仁柴胡汤（《四圣心源》）。③五柴胡饮原书用于治疗“中气不足外邪不散伤寒，疟疾，痘疮”之证，然从其药物组成和配伍分析，本方亦可用于肝郁血虚之病证，由四逆散去枳实加当归二三钱、熟地黄三五钱、白术二三钱、陈皮酌用而成。④新加酒沥汤主治阴虚血亏，气滞郁结，由四逆散去枳实加细生地四钱、白归身一钱半、广橘白八分、苏薄荷三分、玫瑰花三朵（冲）、陈绍酒二匙（分冲）、淡竹沥两瓢与酒和匀同冲而成，具有滋阴养血、调气疏郁之功。

11. 同是肝郁兼气虚证，配伍益气药

同是肝郁兼气虚证，配伍了人参、黄芪、白术等益气扶正之品。①若阳气大虚腹痛，从右手指冷起，渐上至头，如冷水浇灌，由上而下，而腹乃大痛，既而遍身大热，热退则痛止，或食或不食，或过于食而皆痛也，宜疏肝益气，故去枳实加枳壳五分、人参二钱、白术五钱而成阴阳和合汤（《辨证录》）。②若正虚热衰而厥，宜疏肝益气，故去枳实加枳壳五分、当归五钱、人参二钱、白术三钱、附子一分而成胜邪汤（《辨证录》）。③若元气虚极，胁肋刺痛，宜补气疏肝，故补中益气汤和四逆散合方加减而成加味补中益气汤（《济阴纲目》）。

12. 同是肝郁兼阴虚证，配伍润燥药

同是肝郁兼阴虚证，配伍了生地黄、麦冬、玄参、天花粉等滋阴润燥之品。①若伤寒十四日外，余热未除，脉息未缓，大便不快，小便黄赤，或渴或烦，不能安睡，不思饮食，宜疏肝滋阴，故去枳实加枳壳八分、甘草三分、麦冬一钱、生地黄一钱半、知母一钱、人参一钱、黄芩一钱、生姜三片而成参胡芍药汤（《医学入门》）。②若有日间忽然发热，一时厥去，手足冰凉，语言惶惑，痰迷心窍，头晕眼昏，宜滋阴清热，故去枳实加麦冬五钱、生地黄五钱、天花粉三钱、玄参一两、白薇一钱而成安厥汤（《辨证录》）。

【结语】目前四逆散类方的临床应用十分广泛[1,2]，除肝郁证见四肢厥逆者而外，其他如泄泻、痢疾、黄疸、脘腹胁肋疼痛、月经不调、痛经等证，只要病机属肝郁气滞或肝脾不和者，均可加减使用；一些西医病名的疾病，如肝炎、胆道蛔虫病、胰腺炎、急性胃肠炎、胆石症、肋间神经痛、甚至期前收缩等，病机同上者，也可以本方为主或用类方进行治疗，一般辨证明确，药证相投时，效用十分显著。

参考文献

[1] 何任 . 四逆散辨略［J］. 北京中医学院学报，1985，8（2）：35-37.

[2] 宋经中 . 四逆散探析：兼与四逆散治热厥论商榷［J］. 北京中医学院学报，1985，8（6）：36-38.

七、桃核承气汤类方辨证

【提要】桃核承气汤类方方证，病位、病性的共性是瘀热互结。桃核承气汤类方辨证包括了对跌打损伤、瘀血阻滞证，胸中血瘀证，女子血热逆经，温病热毒内陷、瘀热互结，气滞型或湿热型急性胆囊炎，温病小肠热盛兼阳明腑实证，肠梗阻水结湿阻证或属阳明腑实证而气胀明显者，脏结，急性胰腺炎证属肝郁气滞，脾胃实热或脾胃湿热型或是由胆道蛔虫引起的急性胰腺炎，重型及急性胆道感染等的治疗方法，体现了以大黄、桃仁清热泻下，破血逐瘀为中心，随证加减变化的用药法度。

【主方】桃核承气汤，出自《伤寒论·辨太阳病脉证并治第六》，为理血剂。

【组成】桃仁五十个（去皮尖），大黄四两，桂枝（去皮）二两，甘草二两（炙），芒硝二两。

【用法】上四味，以水七升，煮取二升半，去滓，内芒硝，更上火，微沸，下火，先食温服五合，日三服，当微利。

【方证】《伤寒论·辨太阳病脉证并治中第六》："太阳病不解，热结膀胱，其人如狂，血自下，下者愈。其外不解者，尚未可攻，当先解其外。外解已，但少腹急结者，乃可攻之，宜桃核承气汤。"桃核承气汤主治瘀热互结，下焦蓄血证。主要证候表现为少腹急结，小便自利，神志如狂，甚则烦躁谵语，至夜发热，以及血瘀经闭，痛经，脉沉实而涩者。此方不仅是治疗下焦蓄血证的主方，临床还可用于多种疾病。关键在于抓住"瘀""热"这两个辨证要点。

【方解】方中桃仁苦甘平，活血破瘀；大黄苦寒，下瘀泻热。二者合用，瘀热并治，共为君药。芒硝咸苦寒，泻热软坚，助大黄下瘀泻热；桂枝辛甘温，通行血脉，既助桃仁活血祛瘀，又防硝、黄寒凉凝血之弊，共为臣药。桂枝与硝、黄同用，相反相成，桂枝得硝、黄则温通而不助热；硝、黄得桂枝则寒下又不凉遏。炙甘草护胃安中，并缓诸药之峻烈，为佐使药。诸药合用，共奏破血下瘀泻热之功。服后“微利”，使蓄血除，瘀热清，而邪有出路，诸症自平。

【类方的同中辨异】

1. 复元活血汤

本方出自元代李东垣《医学发明》，是由主方去芒硝、桂枝加柴胡15克，天花粉、当归各9克，红花、穿山甲各6克而成，偏于活血祛瘀，疏肝通络，升降相合，气血并调，主治因跌打损伤、瘀血滞留胁肋、气机阻滞所致的胁肋瘀肿，痛不可忍。

若瘀血内结，水腹急痛，大便不利，或谵语口干，漱水不咽，遍身黄色，小便自利，或血结胸中，手不敢近腹，或寒热昏迷，其人如狂，可用宋代陈自明《效注妇人良方》桃仁承气汤，由主方去桂枝、芒硝加肉桂3克而成；若妇人月事沉滞，数月不行，肌肉不减，可选用金代张从正《儒门事亲》桃仁承气汤，由主方去大黄而成；若瘟疫昼夜发热，日晡益甚，既投承气，昼日热减，至夜独热，此为温疫病胃腑实热当下而未下，温病热毒内陷血分形成瘀血，血分热瘀俱重，当化瘀泄热，可选用明代吴又可《温疫论》桃仁承气汤，重在凉血活血，由主方去桂枝、甘草加当归、芍药、牡丹皮各6克而成；若下焦瘀热，热结血室，谵语如狂，小腹串痛，带下如注，腰痛如折，可选用清代俞根初《重订通俗伤寒论》桃仁承气汤，由主方去大黄、桂枝、芒硝，加五灵脂6克、生地黄24克、玄明粉3克、犀角汁4匙而成。

2. 血府逐瘀汤

本方出自清代王清任《医林改错》，若瘀血内阻胸中，气机郁滞所致胸痛，头痛，日久不愈，痛如针刺而有定处，或呃逆日久不止，或饮水即呛，干呕，或内热瞀闷，或心悸怔忡，失眠多梦，急躁易怒，入暮潮热，唇暗或两目暗黑，舌质暗红，或舌有瘀斑、瘀点，脉涩或弦紧，治当活血化瘀，行气止痛，故去桂枝、大黄、芒硝，加红花、当归、生地黄、牛膝各9克，川芎、桔梗各4.5克，赤芍、枳壳各6克，柴胡3克而成血府逐瘀汤。此方不仅能治疗胸中血瘀证，还可治疗由于血瘀所致的头痛、胸不任物、胸任重物、天亮出汗、瞀闷、夜睡梦多等十九种不同的疾病。

3. 通经散

本方出自清代吴谦《医宗金鉴·眼科心法要诀》，若女子血热逆经，血灌瞳仁，满眼赤涩或生胬肉，治当破血通经，故去桃仁、桂枝、芒硝，加入黄芩二两，苏木、红花、黄连、羌活、薄荷、黑栀子、香附、生地黄、当归、赤芍、木贼、川芎各一两而成通经散。

4. 导赤承气汤

本方出自清代吴鞠通《温病条辨》，由主方去桃仁、桂枝、甘草，加赤芍三钱，生地五钱，黄连、黄柏各二钱而成，主治阳明温病，下之不通，若身热，大便不通，小便涓滴不畅，溺时疼痛，尿色红赤，时烦渴甚，脉左尺牢坚者，宜攻下热结，清泻小肠，可用此方。

5. 加减桃仁承气汤

本方出自《温病条辨》，若热病经水适至，十数日不解，舌痿饮冷，心烦热，神气忽清忽乱，脉右长左沉，瘀热在里者，治宜逐血分瘀热，破瘀通经，清热凉血，故去桂枝、甘草、芒硝，加大黄、桃仁各三钱，生地六钱，丹皮四钱，泽兰、人中白各二钱而成加减桃仁承气汤。

6. 清胆行气汤、清胆利湿汤

本方出自《中西医结合治疗急腹症》，两方均在主方的基础上减去了桃仁、桂枝、甘草、芒硝，加入了柴胡、黄芩、半夏、郁金、木香，主治胆道疾病。若右胁绞痛或窜痛、舌尖微红、脉弦紧者，此为少阳证兼肝气郁滞较甚，宜行气解郁，疏胆理气，除了上述之外，加入了枳壳、香附、延胡索各10克，白芍15克而成清胆行气汤。主治急性胆囊炎气滞型；若湿热内郁、肝气不疏致右胁持续性胀痛、目黄身黄、尿黄浊或赤涩、便秘、舌红苔黄腻、脉弦数者，宜清胆利湿，故除了加栀子三钱、茵陈五钱外，还配有利湿之车前、木通各三钱而成清胆利湿汤。主治急性胆囊炎或胆道感染湿热型。

7. 复方大承气汤、甘遂通结汤

两方均出自《中西医结合治疗常见外科急腹症》，均治疗肠梗阻。复方大承气汤由主方去桂枝、甘草，加川厚朴 15 ~ 30 克、炒莱菔子 15 ~ 30 克、枳壳 15 克、赤芍 15 克而成，偏于通里攻下，行气活血，主治单纯性肠梗阻，证属阳明腑实而气胀明显者。胃管注入 2 ~ 3 小时后再用本方灌肠效果较佳；甘遂通结汤由主方去桂枝、甘草、芒硝加甘遂末 0.6 ~ 1 克（冲服），木香、生牛膝各三钱，川厚朴、赤芍各 15 克而成，偏于逐水通下，主治肠梗阻水结湿阻证，症状较重，腹胀疼痛，恶心呕吐，大便秘结，肠腔积液较多者。

8. 肠粘连松解汤

本方出自《新急腹症学》，主方去大黄、桂枝、甘草，加川厚朴 10 ~ 15 克、木香 10 克、乌药 10 克、炒莱菔子 10 ~ 15 克、赤芍 10 克、番泻叶（泡服）10 克而成，偏于行气祛瘀、通里消胀，主治脏结、轻型粘连性或部分性肠梗阻属气滞血瘀证者。用于胃肠道手术后调整胃肠功能。症见阵发性腹痛，恶心呕吐，或食入即吐，便闭或无矢气，或得矢气则舒，舌淡苔白腻，脉弦紧。

9. 清胰汤 1 号、清胰汤 2 号

两方均出自《新急腹症学》，均治疗胰腺炎。清胰汤 1 号是主方去桃仁、桂枝、甘草，加入柴胡 15 克、黄芩 9 克、胡黄连 9 克、白芍 15 克、木香 9 克、延胡索 9 克而成，具有理气开郁、清热解毒、通里攻下的疗效，主治急性胰腺炎证属肝郁气滞、脾胃实热或脾胃湿热型者；清胰汤 2 号是主方去桃仁、桂枝、甘草、大黄，加柴胡 15 克，黄芩、胡黄连、木香各 10 克，槟榔、使君子、苦楝根皮各 30 克，细辛 3 克而成，偏于疏肝清热，杀虫驱蛔，主治胆道蛔虫引起的急性胰腺炎，表现为腹痛钻心、阵阵发作并有吐蛔虫者。

10. 清胰陷胸汤、柴芩承气汤

两方出自《急腹症方药新解》，均在主方的基础上减去了桃仁、桂枝、甘草，均能治疗胰腺炎。清胰陷胸汤配伍柴胡 10 ~ 15 克、黄芩 15 克、胡黄连15克、木香10克、延胡索10克、甘遂末（冲服）1克而成，偏于疏肝理气、通里攻下，主治急性出血性胰腺炎；柴芩承气汤配伍了金银藤、蒲公英各30克，柴胡、黄芩各15克，青香藤、川楝子、陈皮各10克，偏于清肝解郁、通腑行气，主治急性水肿性胰腺炎。

11. 清胆泻火汤、清胆汤

两方均出自《急腹症方药新解》，均是在原方基础上去掉了桃仁、桂枝、甘草，加入了柴胡、黄芩、栀子、郁金等药物，均能治疗胆道疾病。清胆泻火汤加入了法半夏、木香、龙胆，主治胁痛，毒热型以及重型胆道感染。若右胁持续性胀痛，口苦咽干，寒热往来，腹胀而满，舌红或绛，苔黄燥或有芒刺，脉弦滑数或洪数者，治宜疏肝理气、清热泻火、通里利湿，可用清胆泻火汤；清胆汤加入了枳壳、金银花、茵陈、金钱草、黄连，偏于理气开郁、利胆止痛、通里下热，主治急性胆道感染、急性梗阻性化脓性胆管炎、胆石症属郁结型者。

12. 消息化癥落胞汤

本方出自王转红《益气活血散结法治疗胎盘植入》，是在主方的基础上减去芒硝、甘草、大黄，加黄芪、党参各20克，当归、桃仁、薏苡仁各12克，赤芍、熟地黄、川牛膝、醋三棱、炙鳖甲各15克，红花、泽兰、醋莪术各10克，益母草30克而成，偏于活血化瘀、软坚散结消癥。胎盘植入属于中医学“胞衣不下”“癥瘕”“血证”等范畴，治以健脾益气培本为务，兼以温通活血养血，可用此方。

【结语】桃核承气汤主方与类方的加减衍变，有如下规律：①若跌打损伤，瘀血阻滞所致的胁肋瘀肿，痛不可忍，配伍天花粉、当归、红花、穿山甲等。②若瘀血内阻胸中，气机郁滞者，配伍红花、当归、生地黄、川芎、桔梗等药物。③若阳明腑实，小肠热盛，配伍赤芍、生地黄、黄连、黄柏等药物。④若热病经水适至，瘀热在里者，配伍大黄、桃仁、生地黄、牡丹皮、泽兰、人中白等药物。⑤若湿热内郁，肝气不舒，配伍柴胡、黄芩、半夏、郁金、木香等药物。⑥脏结，气滞血瘀证，配伍木香、乌药、炒莱菔子、赤芍、番泻叶等药物。⑦肠梗阻水结湿阻证或属阳明腑实证而气胀明显者，配伍川厚朴、赤芍、甘遂等药物。⑧急性胰腺炎证属肝郁气滞，脾胃实热或由胆道蛔虫引起的急性胰腺炎，配伍柴胡、黄芩、胡连、白芍、木香、延胡索等药物。⑨胆道感染或胆石症等胆道疾病，配伍柴胡、黄芩、栀子、郁金等药物。

八、栀子豉汤类方辨证

【提要】栀子豉汤类方，包括栀子豉汤、栀子甘草豉汤、栀子生姜豉汤、栀子厚朴汤、栀子干姜汤、枳实栀子豉汤、栀子柏皮汤、栀子大黄汤、桑杏汤等。栀子豉汤类方方证均存在无形邪热扰于胸中表现，但又有病邪深浅或夹虚夹实及夹寒、秋燥等不同，病机性质属虚烦内热，故立法不用大寒之剂泄热，仅用苦寒轻剂清热除烦，各方虽有兼补、兼温、兼降、兼消、兼攻、兼润等不同治疗方法，但均以清热除烦为宗旨，体现了以栀子清热除烦、调理气机升降为中心，随证加减变化的用药法度。

【主方】栀子豉汤，出自《伤寒论·辨太阳病脉证并治第六》。

【组成】栀子十四个（擘），香豉四合（绵裹）。

【用法】上二味，以水四升，先煮栀子，得二升半，内豉，煮取一升半，去滓，分为二服，温进一服，得吐者，止后服。

【方证】“虚烦”和“心中懊侬”是栀子豉汤证两大辨证要点，主治热郁胸膈不寐证。症见身热心烦，虚烦不得眠，或心中懊侬，反复颠倒，或心中窒，或心中结痛，舌红苔微黄，脉数。此病属于太阳，在上在表，津伤致虚热内生，又兼表热之邪未尽，乘虚而入，留扰胸膈，则郁而发热。病位在胸膈。

第76、77和78条同为栀子豉汤证，其病情轻重程度有别：有“虚烦不眠—烦热—身热不去”症状加重，“心中懊侬—胸中窒—心中结痛”气机郁滞加重之症。然因其病理机制相同，故仍以栀子豉汤治之。第221条是表里俱有邪热，当双解而治之。却投以下法，损伤正气，伤及脾胃，胃中空虚，导致表热之邪乘虚而入，形成了心中懊侬的栀子豉汤之证。第228条是对221条的补充，阳明表里俱病，误用下法，虽致邪热内陷，但陷而不深，故可见外有热而手足温，亦不见结胸之症。邪热客于胸中，发为虚烦，居于胃中，则见心中懊侬，饥不能食。热自胸中熏蒸于上，故但头汗出而身无汗。第375条是厥阴病下利后形成的栀子豉汤证。厥阴病乃阴虚湿困，外感湿热之邪乘虚而入厥阴所致，湿热或入血分，导致血热，出现心烦；或留滞在胃肠，引起腹泻。此条下利或由病情发展而致，或因误治所为，下利后不烦，为病欲解，此却更烦，实为邪热未能尽解之故。按之心下濡者，仍是虚烦所为，邪热乘虚，客于胸中，而成栀子豉汤证。

【方解】方中栀子味苦，性寒，能降火除烦，导邪热从小便而出，善泻心、肝、肺、胃、三焦经之火邪。淡豆豉由黑豆作豉而成，黑豆性本平，得蒸晒之气则温，故淡豆豉味苦而性温。苦以涌吐，故能治烦躁满闷，温则能升能宣，且豆豉温热，于此方中一则可抑制栀子苦寒之性，二则可温养胃气。二药相伍，清中有宣，宣中有降，一升一降，具有清热除烦、宣发郁热之功效。

【类方的同中辨异】栀子汤证虽以热郁胸膈证为主治，但病机各异，临证需详加辨别[1]。

1.“若少气者，栀子甘草豉汤主之。”

此方由栀子豉汤加甘草（炙）二两而成，本方出自《伤寒论》第76条，专为栀子豉汤证兼见少气而设。用法：以清水四升，先煮栀子甘草，取二升半，纳豉，煮取一升半，去滓，分温二服，得吐者止后服。方中炙甘草甘温平补而和缓，虽有参、芪补益之功，但并不助烦热，再配栀、豉清宣郁热，方与证情相宜。仲景以炙甘草补气，取其益中存液之功。

2.“若呕者，栀子生姜豉汤主之。”

此方由栀子豉汤加生姜五两而成，本方同出自《伤寒论》第76条，专为栀子豉汤证兼见呕吐而设。用法：上以水四升，先煮栀子、生姜，取二升半，纳豉，煮取一升半，去滓，分二服，温进一服，得吐者止后服。主治热扰胸膈证伴有胃气上逆者。本方在栀子豉汤的基础上加用生姜降逆止呕，和胃散饮，并协同栀子、淡豆豉宣泄火郁之邪。

3. “**伤寒下后，心烦腹满，卧起不安者，栀子厚朴汤主之**。”

本方出自《伤寒论》第79条，由栀子十四个（擘）、厚朴四两（炙，去皮）、枳实四枚（水浸，炙令黄）组成，可以看作是栀子豉汤与小承气汤化裁的合方。用法：上三味，以水三升半，煮取一升半，去滓，分二服。温进一服，得吐者，止后服。因表邪经治误下，半居于上，郁于胸膈化热故心烦；火热之邪入里，迫于脘腹，半陷于下，气滞而无腑实则腹满。本方有清热除烦、消痞宽中的功效，主治胸腹郁热证。方中栀子清热除烦，涌邪上出，厚朴、枳实行气除满，通导下气。

4. “**伤寒，医以丸药大下之，身热不去，微烦者，栀子干姜汤主之**。”

本方出自《伤寒论》第80条。用法：以水三升半，煮取一升半，去滓，分二次服，温进一服。得吐者，止后服。此伤寒病在表，误用丸药大下，徒伤中气，以致太阳之邪内陷胸中，症见身热不去、微烦。宜清上温中，方以栀子豉汤去淡豆豉加干姜二两而成栀子干姜汤以治之，取“因而越之”之法。本方栀子清宣郁火，干姜断阳邪入里之路，一寒一温，相反相成。

5. “**大病差后，劳复者，枳实栀子豉汤主之**。”

本方出自《伤寒论》第393条系栀子豉汤加重淡豆豉的用量至一升、再加枳实三枚而组成。用法：上三味，以清浆水七升，空煮取四升，内枳实、栀子，煮取二升，下豉，更煮五六沸，去滓，温分再服，覆令微似汗。因大病初愈，正气尚未全复，血气新虚，若调摄失宜，虚而生热，恰如病之复发，而非实发初病，病偏于表，予枳实栀子豉汤解之。此方具有清热除烦、宽中行气的功效，主治热扰胸膈兼气滞证。栀子豉汤为取吐之轻剂，功善散上焦之结热，此方重用豆豉，则重在清宣上焦之郁热。以枳实破心下之结气，疗心下之痞满。又煮取清浆酸苦走泻之性，以其煎药，协枳、栀、豉三物之苦寒，同主劳伤之复热。

6. “**伤寒身黄，发热，栀子柏皮汤主之**。”

本方出自《伤寒论》第261条由栀子十五枚、甘草一两（炙）、黄柏一两组成。用法：上三味，以水四升，煮取一升半，去滓，分温再服。此方有清热利湿退黄的功效，主治肝胆湿热发黄证。黄疸之湿热在表，其本在胃，栀子可入胃涤热下行而退黄；栀子质地轻清，清利中又兼宣透，可清利三焦湿热，又可除烦热。《本草经疏》云："黄柏，主五脏肠胃中结热。"方中栀子清上焦，泻心火，黄柏清下焦，泻相火，二药相配，清利三焦湿热而退黄。炙甘草之甘可缓栀子、黄柏苦寒，以防损伤脾胃；同时炙甘草可"引药逗遛中焦，以清热而导湿也"(《伤寒寻源·栀子柏皮汤》)。吴谦在《医宗金鉴》中对本方有论述："伤寒身黄发热，无表里证者。伤寒身黄发热，若有无汗之表，以麻黄连轺赤小豆汤汗之；若有成实之里，以茵陈蒿汤下之；今外无可汗表证，内无可下里证，惟有黄热，宜以栀子柏皮汤清之可也。"

7."酒黄疸，心中懊侬，或热痛，栀子大黄汤主之。"

本条文见于《金匮要略·黄疸病脉证并治第十五》。栀子大黄汤出自《伤寒大白》卷三。用法：上四味，以水六升，煮取三升，分温二服。由于饮酒过度，湿热聚于胃中，邪热内盛，上郁于心胸，气机不利，故心中懊侬而成热痛。栀子大黄汤由栀子十四枚、大黄一两、枳实五枚、豉一升组成，可以看作是茵陈蒿汤和枳实栀子豉汤加减而成，有清利湿热、泻火除烦的功效。方中大黄清热导滞，枳实除满散结，以去肠胃之湿热积滞；栀子祛火除烦，泄热利湿；淡豆豉清热除烦。栀子、豆豉又善于清胸中之郁热，故本方对实热郁蒸于胃脘者较宜。

8.秋燥邪在肺卫时，治疗用药宜辛润

《温病条辨·卷一·上焦篇·秋燥》第54条："秋感燥气，右脉数大，伤手太阴气分者，桑杏汤主之。桑杏汤方（辛凉法）：桑叶一钱，杏仁一钱五分，沙参二钱，象贝一钱，香豉一钱，栀皮一钱，梨皮一钱。水二杯，煮取一杯，顿服之，重者再作服（轻药不得重用，重用必过病所。再，一次煮成三杯，其二三次之气味必变，药之气味俱轻故也）。"

桑杏汤中有桑叶、杏仁、淡豆豉等辛凉发散之品，更有沙参、梨皮等甘润之品。可以看作由栀子豉汤加桑叶、杏仁、沙参、象贝、梨皮而成。主要用于燥气伤肺卫而干咳作呛、喉痒，或兼有肺卫表证者。

【结语】栀子豉汤类方的加减衍变，体现了以栀子豉汤为主方，随证加减变化的用药法度。栀子豉汤是《伤寒论》治疗热郁胸膈证的代表方，具有清热除烦的作用，适用于伤寒汗吐下后，余热郁于胸膈，出现身热懊侬、虚烦不得眠，甚至胸中窒或心中结痛的证候；栀子汤证虽以热郁胸膈证为主治，但病机各异，包括兼少气，兼呕吐，兼腹满、卧起不安者，兼中焦虚寒者，兼湿热身黄者，劳而复作者，兼有宿食积滞者，秋燥邪在肺卫等，临证需详加辨别，不可拘泥一方。

参考文献

[1] 乔利军，张新春，黄燕.《伤寒论》栀子汤类方方证探析[J].新中医，2017，49（6）：160.

九、承气汤类方辨证

【提要】承气汤类方方证的病位主要在大肠，兼及胃、经络、隧道。病性主要是腑气不通，以大便难，痞、满、燥、实为特点；主要证候是大便秘结。承气汤类方辨证包括了治疗伤寒（少阳阳明胃中燥烦实大便难、太阳阳明脾约、正阳阳明胃家实、少阴热化证），杂病（痉病、谵语、黄疸、腹满、宿食、呕吐、哕、下利、肠痈、产后病、经水不利、膀胱满急、心腹诸卒暴百病、马坠及一切筋骨损、食脍不化成癥病、瘀毒内蕴等杂证），温病（温邪化燥、热盛伤阴诸证）的泻下诸法，体现了以大黄为中心，荡涤胃肠积滞并随证加减变化的用药法度，使实邪去而闭结通，胃气下行而得以和降顺承。

【主方】大承气汤，出自汉代张仲景的《伤寒论·辨阳明病脉证并治第八》。

【组成】大黄四两（酒洗），厚朴二两（炙、去皮），枳实五枚（炙），芒硝。

【用法】上四味，以水一斗，先煮二物，取五升，去滓，内大黄，更煮取二升，去滓，内芒硝，更上微火一二沸，分温再服。得下，余勿服。

大承气汤为泻下峻剂，凡气虚阴亏、燥结不甚，以及年老、体弱等应慎用，孕妇忌用，注意中病即止，以免损耗正气。

【功效】峻下热结。

【方证】临床应用以痞、满、燥、实及舌红苔黄，脉沉实为辨证要点。

【方解】方中大黄苦寒通降，泻热通便，荡涤肠胃积滞，且生用并后下，荡涤之力更锐，治“实”而为君药。然大黄虽长于荡涤实热，但无软坚之力，故配以芒硝，咸寒润降，软坚润燥，以攻燥结，治“燥”为臣药。二药相须为用，以增峻下热结之力。燥屎内结，腑气不通，故用厚朴宽肠下气，化滞除胀以治“满”；枳实行气消积以治“痞”，二药既可调畅气机而除痞满，以消无形之气滞，又可助硝、黄之荡涤之力，共为佐使药。四药相配，泻下与行气并用，则痞、满、燥、实俱去，起到急下存阴的作用。

【类方的同中辨异】自仲景创制大承气汤后，经后世医家的临床实践，使其治疗范围不断扩展，衍化出不少通下方剂，从而形成了大承气汤类方[1]。

1.《伤寒论》中的三承气汤及三一承气汤适用于肠腑燥实热结证，泄热攻下作用明显，但其程度有别

大承气汤 虽专施攻下热结，但大承气汤硝、黄后下，且加枳、朴以行气，故攻下之力颇峻，主治痞、满、燥、实俱备之阳明热结重证。

小承气汤 是以大承气汤去芒硝，以大黄为主，枳实、厚朴为辅，减剂量缓下其邪，《伤寒论》第213条所说：“阳明病，其人多汗，以津液外出，胃中燥，大便必闭硬，硬则谵语，小承气汤主之。”本方适用于痞满为主，燥症未形成，热结气滞，表现为潮热、腹胀满、大便难、多汗、谵语、舌苔老黄、脉滑而疾。临床常用于治疗急性胆囊炎、急性单纯性肠梗阻、胸腹痞满等病证。

调胃承气汤 是以大承气汤去枳实、厚朴，加甘草而成，取承顺胃气之义，治热结夹气虚，而非大承气、小承气攻下为主，《伤寒论》第207条所说："阳明病，不吐不下，心烦者，可与调胃承气汤。"第248条亦说："太阳病三日，发汗不解，蒸蒸发热者，属胃也，调胃承气汤主之。"本方适用于燥实而无痞满的临床症状。表现为发热、心烦、胃气不和、腹中不适，有燥屎、不大便或腹痛，舌苔正黄，脉滑数等。临床可用于治疗急性单纯性肠梗阻、胃肠道术后不排气、习惯性便秘等疾病。

三一承气汤　出自金代刘完素的《黄帝素问宣明论方·卷六·伤寒门》，此方合大承气汤、小承气汤、调胃承气汤各方药味为一，主治积滞与热邪相结，伤寒与杂病里热盛，症见谵语下利，腹满实痛，内热不便；及风痫发作，中风僵仆，小儿斑疹黑陷，产妇胞衣不下。功效为泄热通便，攻下火结，通治三承气汤主治证候。

2. 大黄附子汤、三物备急丸、温脾汤适用于寒积滞结肠腑中，可温里通便，但程度有所不同

大黄附子汤　出自汉代张仲景《金匮要略》，由大黄、附子、细辛三味药组成，主治中气未虚、里寒结滞之实证，治当温阳散寒，泻下积滞，使阳气通畅。方中用辛热之附子，温阳散寒；细辛走窜发散，除寒散结；大黄得附子、细辛之辛温，寒性得到抑制，专行荡涤肠胃，泻除寒积之滞。大便得解，腑气通畅，则寒积去，阳气行，诸证自可消除。

三物备急丸　出自《金匮要略》，由大黄、干姜、巴豆组成，本证是由饮食自倍，寒积内停，上焦不行，下脘不通所致，治疗以攻逐寒积为主。

温脾汤　出自唐代孙思邈的《备急千金要方》，由附子、大黄、芒硝、当归、干姜、人参、甘草组成。用于脾阳不足，阴寒内盛，寒积中阻，治疗方法以攻下冷积、温补脾阳为主。寒实冷积阻于肠间，腑气不通，故便秘腹痛、绕脐不止；脾阳不足，四末失于温煦，则手足不温；脉沉弦而迟，是阴盛里实之征。本方证虽属寒积便秘，但脾阳不足是为致病之本，若纯用攻下，必更伤中阳；单用温补，则寒积难去，唯攻逐寒积与温补脾阳并用，此方为两全之策。

3. 麻子仁丸、润肠丸适用于津枯肠燥，脾约型便秘，病变程度不同

麻子仁丸 出自《伤寒论》，由麻子仁、枳实、厚朴、大黄、杏仁、芍药组成，本证多由胃有燥热、脾津不足所致。治疗以润肠泻热，行气通便。

润肠丸 出自李杲《脾胃论》，由麻子仁、桃仁（去皮尖）、羌活、大黄（煨）组成，主治实热津亏便秘、脾胃伏火、大便干燥不通。

4. 大黄甘草汤适用于宿食积滞，大便不通

大黄甘草汤 出自《金匮要略》，具有通腑泻热，和胃止呕之功效。主治胃肠积热，浊腐之气上逆，食已即吐，吐势急迫，大便秘结不通，苔黄，脉滑实者。

5. 大黄黄连泻心汤、附子泻心汤适用于热痞

大黄黄连泻心汤 出自《伤寒论》，由大黄、黄连组成。主治心下痞，按之濡，脉关上浮者。

附子泻心汤 出自《伤寒论》，由大黄、黄连、黄芩、附子组成。具有泻热消痞，扶阳固表之功效。主治阳虚热结，心下痞闷，恶寒汗出，脉沉者。

6. 厚朴七物汤适用于寒痞

厚朴七物汤 出自《金匮要略》，由厚朴、甘草、大黄、大枣、枳实、桂枝、生姜组成。具有解肌散寒、和胃泻肠之功效。主治太阳中风证与阳明热证相兼，症见腹满，腹痛，大便硬或不大便，饮食尚可，发热，恶风寒，汁出，脉浮数；主治阳明肠胃寒证，症见腹满，腹痛，且以胀为主，大便不畅，舌淡，脉沉。

7. 茵陈蒿汤适用于黄疸

茵陈蒿汤 出自《伤寒论》，由茵陈、栀子、大黄组成。具有清热，利湿，退黄之功效。主治湿热黄疸。症见一身面目俱黄，黄色鲜明，发热，无汗或但头汗出，口渴欲饮，恶心呕吐，腹微满，小便短赤，大便不爽或秘结，舌红苔黄腻，脉沉数或滑数有力。

8. 大黄牡丹汤、阑尾化瘀汤、阑尾清解汤、阑尾清化汤适用于肠痈

大黄牡丹汤 出自《金匮要略》，由大黄、芒硝、桃仁、牡丹皮、冬瓜仁组成。具有泻热破结，散结消肿之功效。主治肠痈初起，湿热瘀滞证。症见右下腹肿痞，疼痛拒按，按之痛如淋，小便自调，时时发热，自汗恶寒，或右足屈而不伸，苔黄腻，脉滑数。

阑尾化瘀汤 出自《新急腹症学》，由金银花、川楝子、大黄、牡丹皮、桃仁、延胡索、木香组成。以行气活血药为主，辅以清热解毒、通里攻下之品组方，长于行气活血、清热解毒。用于瘀滞型阑尾炎初期，或阑尾炎症消散后。

阑尾清解汤 出自《新急腹症学》，由金银花、大黄、冬瓜仁、蒲公英、牡丹皮、川楝子、生甘草、木香组成。以清热解毒、攻下散结为主，辅以行气活血组方，功专清热解毒、攻下散结、行气活血。用于急性阑尾炎热毒期。

阑尾清化汤 出自《急腹症手册》，由金银花、蒲公英、大黄、牡丹皮、赤芍、川楝子、桃仁、生甘草组成，方中金银花、蒲公英、大黄、生甘草清热解毒；牡丹皮、赤芍、川楝子、桃仁行气活血止痛。适用于蕴热期的急性阑尾炎。

9. 下瘀血汤、抵当汤、桃核承气汤、桃仁承气汤适用于不同部位之瘀血阻塞，具有活血化瘀之能

下瘀血汤 源于《金匮要略》，由大黄、桃仁、土鳖虫组成。主治产妇瘀阻腹痛，及瘀血阻滞，经水不利，腹中癥块等。

抵当汤 出自《金匮要略》，由水蛭、虻虫、桃仁、大黄组成。用于血瘀、蓄血，以及女性闭经等症。

桃核承气汤 源于《伤寒论》，由桃仁、大黄、桂枝、甘草、芒硝组成。用于伤寒太阳病不解，热结膀胱。

桃仁承气汤 出自明代《奇效良方》由桃仁、甘草、芒硝、大黄组成。用于伤寒蓄血，热结膀胱等。

10. 黄龙汤、新加黄龙汤适用于腑实正虚，功效可通便扶正

黄龙汤 出自《伤寒六书》，由大黄、芒硝、枳实、厚朴、当归、人参、甘草组成。本方治疗以攻下通便，补气养血为主。主治邪热燥屎内结，腑气不通，气血不足。

新加黄龙汤 出自《温病条辨》，由细生地、生甘草、人参、生大黄、芒硝、玄参、麦冬组成。温病热邪，内传阳明，与糟粕相结成里实，治疗时攻补兼施，邪正兼顾，清热，和血，润肠。

11. 增液承气汤、护胃承气汤、宣白承气汤、承气合小陷胸汤、导赤承气汤、牛黄承气汤适用于温病伤津肠燥

增液承气汤 出自《温病条辨》，由玄参、麦冬、细生地、大黄、芒硝组成。本方用于阳明热结伤阴，可增水行舟，滋阴攻下。

护胃承气汤 出自《温病条辨》，由生大黄、玄参、细生地、牡丹皮、知母、麦冬组成。本方主治温病下后数日，热不退，或退不尽，口燥咽干，舌苔干黑，或金黄色，脉沉而有力者。

宣白承气汤 出自《温病条辨》，由大黄、石膏、苦杏仁、瓜蒌皮组成。主治阳明温病，下之不通，喘促不宁，痰涎壅滞，大便闭结，脉右寸实大者。

承气合小陷胸汤 出自《温病条辨》，由生大黄、厚朴、枳实、半夏、瓜蒌、黄连组成。主治温病三焦俱急，大热大渴，舌燥，脉不浮而躁甚，舌色金黄，痰涎壅甚，不可单行承气者。

导赤承气汤 出自《温病条辨》，由赤芍、细生地、生大黄、黄连、黄柏、芒硝组成。主治阳明腑实，小肠热盛。症见身热，大便不通，小便涓滴不畅，溺时疼痛，尿色红赤，时烦渴甚。

牛黄承气汤 出自《温病条辨》，由安宫牛黄丸、大黄末组成。主治热入心包，神昏谵语，兼有腑实者。

【结语】结聚阳明，唯大黄能直捣中宫，倾其腑实，故承气汤类方中只有“下之而通”的大黄一味不变，根据病情灵活选用其他药物配伍组方，使各个承气汤类方治疗“靶向”更为明确。在承气汤类方中，主方与类方之间的加减、衍变有如下规律：①主方加减变化，类方顺应证候不断化裁以符合病情需要。大黄为承气汤类方中主要药物，其次芒硝、厚朴、枳实、赤芍、生地黄、桃仁等入药。②承气汤类方基本以大便难，痞、满、燥、实为证治特点，同时或兼有食积或兼有热结，或兼见瘀血等。③《伤寒论》中三承气汤有症状轻重之分，功能分峻下、轻下、缓下。《温病条辨》所创之方有《伤寒论》中阳明腑实证，还有邪实正虚证，较三承汤所治更危急，以失液伤津最为常见，《温病条辨》中类方强调滋阴保津。其他承气汤类方在《伤寒论》基础上据实际需要化裁而来。不用大黄而又能润肠通便者有蜜导煎、五仁丸、济川煎、增液汤等。

参考文献

[1] 何伦，顿宝生．常用类方鉴别运用（十二）[J]．陕西中医，1984，5（12）：33–34.

十、泻心汤类方辨证

【提要】泻心汤类方的“心”有两层含义。一是心脏的心。根据五脏理论，心主血脉，故临床吐血、衄血，病位归于心，泻心者，泻心经火热也。二是因脾胃五行中属中央土，是中气升降的枢纽，是五脏六腑的中心，故泻“心”者亦为泻中焦之意。

泻心汤类方方证的共性：病位在心经与中焦，病性属寒热错杂。泻心汤类方辨证体现了以黄连清热泻火为中心，随证加减变化的用药法度。①心火旺盛所致心慌，心悸，吐血，衄血，痞满，便干口燥，舌赤苔黄，脉数等。②寒热错杂，寒化者，表现为呕而肠鸣、心下痞。③胃气虚弱者，下利日数十行，完谷不化，腹中雷鸣，心下痞硬而满，干呕，心烦不得安。④水热互结者，心下痞硬，干噫食臭，胁下有水气，腹中雷鸣，下利。⑤兼肾阳虚者，心下痞，恶寒汗出。⑥寒热错杂，热化者，表现为腹满、吐利等病证的治疗方法。

【主方】泻心汤，出自东汉张仲景《金匮要略·惊悸吐血下血胸满瘀血病脉证治第十六》：“心气不足（定），吐血、衄血，泻心汤主之。”

【组成】大黄二两，黄连一两，黄芩一两。

【用法】上三味，以水三升，煮取一升，顿服之。

【功效】泻心止血。

【方证】心火亢盛，扰乱心神，故心气不定，迫血妄行，故吐血、衄血。

【方解】方中以黄连直泻心火清热为君。《本草纲目》载黄连："性寒味苦，气味俱厚，可升可降，阴中阳也。"《本草蒙筌》："黄连味苦，气寒。味厚气薄，可升可降，沉也，阴也，阴中微阳。无毒。"

大黄为臣药，《神农本草经》称其："味苦寒。主下瘀血血闭，寒热，破癥瘕积聚，留饮宿食，荡涤肠胃，推陈致新，通利水谷，调中化食，安和五脏。"黄连、大黄都是苦寒药物，但性质却迥然不同，吴又可《温疫论》："黄连味苦而性滞，性寒而气躁，与大黄均为寒药，大黄走而不守，黄连守而不走，一燥一润，一通一塞，相去甚远。"

黄芩为佐药，黄芩"主诸热"，具有清热与止血双重作用。《太平圣惠方》及《伤寒总病论》均单用黄芩治疗血热妄行之吐衄。三药合用，共奏清热泻火之功。

后世医家将其广泛应用于邪火内炽，迫血妄行，吐血，衄血，便秘溲赤；三焦积热，眼目赤肿，口舌生疮，外证疮疡，心胸烦闷，大便秘结；湿热黄疸，胸中烦热痞满，舌苔黄腻，脉数实等症。

【类方的同中辨异】泻心汤类方治疗可分为三个方面：一者治疗血热；二者治疗心下痞[1]、满、狐惑、呕、利；三者治疗格拒。

1. 治疗血热

有治疗心经有热、血热妄行导致吐血、衄血的泻心汤，邪入心经、热移于小肠的黄连导赤散，邪入心经、热扰神明的朱砂安神丸，心火亢盛的黄连阿胶汤，心火亢盛、心肾不交的交泰丸，热毒亢盛的栀子金花汤，瘟毒亢盛的普济消毒饮，湿热并重、胃气上逆的苏叶黄连汤，湿热并重、心火上炎之清热泻脾散等。

黄连导赤散 出自《小儿药证直诀》卷下。主治邪入心经，临床表现为心胸烦热，口舌生疮，或心热移于小肠而见小便赤涩刺痛淋漓，舌红，脉数。方中黄连清泻心火为君药，生地黄清心凉血滋阴、川木通清心利水、淡竹叶清心除烦共为臣药，生甘草调和诸药。全方共奏清心养阴，利水通淋的功效。

朱砂安神丸 出自《医学发明》。主治气浮心乱，临床表现为失眠多梦，惊悸怔忡、心烦神乱或胸中懊恼，舌尖红，脉细数。方中黄连之苦寒，去心烦、除湿热为君；以当归补其血之不足，以甘草、生地黄之甘寒泻火补气、滋生心血为臣。朱砂纳上浮之火而安神明。全方共奏镇心安神、清热养血之功。适用于心火亢盛，阴血不足者。

黄连阿胶汤 出自《伤寒论》，由黄连、黄芩、阿胶、芍药、鸡子黄组成，主治少阴热化证之心中烦、不得卧。方中君以黄连泻心火，臣以黄芩、白芍清心火，阿胶、鸡子黄血肉有情之品，大补真阴；共为佐药；全方共奏育阴清火、交通心肾、安神定志之功。主要临床表现为失眠多梦，心悸，烦躁，健忘，腰膝酸软，骨蒸潮热，耳鸣耳聋，舌质深红或红绛，苔少或无，脉细数等。

交泰丸 出自清代王士雄《四科简要方・安神》，“生川连五钱，肉桂心五分，研细，白蜜丸，空心淡盐汤下，治心肾不交，怔忡无寐，名交泰丸。”方中黄连大苦、大寒，入心经，能清泻心火为君药；肉桂辛甘大热，入肾经，可温补下元以助肾阳之不足；心火不亢则心阳下降有权，肾阳得补则肾水上承有力。二药配伍，一清一温，相反相成，水火既济，交泰之象乃成。主要临床表现为心烦失眠，心悸不安，难以入睡，面赤身热，口渴溲黄，舌质红绛，苔黄，脉数等。

黄连解毒汤 出自《肘后备急方・卷二・治伤寒时气温病方第十三》，由黄连、黄芩、黄柏、栀子组成。方中黄连清热解毒为君药，黄芩、黄柏清热燥湿为臣药，全方共奏清热解毒之效。主要临床表现为烦呕、呻吟、错语不得眠等一切实热火毒，或热病吐血、衄血，或热甚发斑、身热下利、湿热黄疸、外科痈疽疔毒，舌红苔黄，脉数有力之症。

栀子金花汤 出自《医宗金鉴》，主要临床表现为大热烦躁、口燥咽干、湿热黄疸、小便黄赤、舌红苔黄、脉数有力，兼大便秘结者；亦治阳证之疮、痈、疔、疖。由黄连解毒汤加大黄而成。

普济消毒饮 出自《东垣试效方》："李东垣制此饮，专治大头天行，初觉憎寒体重，次传头面肿盛，口不能开，气喘舌燥，咽喉不利等证，全活甚众。"川柴胡一钱，苏薄荷一钱，炒牛蒡钱半，白芷八分，板蓝根钱半，白僵蚕、苏马勃五分，升麻五分，小川连三分，青子芩八分均用酒炒，广橘红八分，生甘草八分，白橘梗一钱，玄参钱半，水煎，食远徐服，或炼蜜为丸，每重一钱，噙化尤妙。方中黄连清泄上焦热毒为君药，黄芩，牛蒡子、连翘、僵蚕辛凉宣泄为臣药，玄参、马勃、板蓝根、桔梗、甘草清利咽喉，宣肺化痰，陈皮理气，升麻、柴胡升阳散火共为佐药。全方共奏清热解毒之功。

苏叶黄连汤 出自薛雪《温热经纬》，由黄连三四分、苏叶二三分组成。主治呕恶不止，昼夜不愈，欲死者，或妊娠恶阻。方中黄连清热燥湿为君药；紫苏叶和胃。全方共奏清热化湿，和胃止呕之功。

清热泻脾散 出自《医宗金鉴》，由黄连、栀子、生石膏、黄芩、生地黄、茯苓、朱砂、灯心草组成。主治口舌生疮，口内溃烂，鹅口疮，流涎发黏，睡眠不实等症。方中黄连清泄心经火热为君药，黄芩苦寒清肺热，栀子清泄三焦火热为臣药；石膏甘寒清肺经郁热，生地黄凉血滋阴，茯苓解毒，朱砂安神，与灯心草合用引热下行；诸药合用，共奏清心泻脾、解毒之功。

2. 治疗痞、满、狐惑、呕、利

有《伤寒论》治疗柴胡汤证误下后心下痞的半夏泻心汤，胃中水饮停蓄的生姜泻心汤，心下痞硬而满、呕而肠鸣的甘草泻心汤，心下痞胃热冲逆的大黄黄连泻心汤，机体阳虚而胃热痞结的附子泻心汤。《金匮要略·百合狐惑阴阳毒病脉证治第三》治疗狐惑病的甘草泻心汤。金代李东垣《兰室秘藏》治疗痞满的枳实消痞丸、中满分消丸、中满分消汤。清代王孟英《霍乱论》治疗湿热内蕴，腹满吐利的连朴饮、蚕矢汤。《伤寒论》治疗下利的葛根黄芩黄连汤、白头翁汤等。

半夏泻心汤 邪气入里，寒化者，出现心下痞，但满而不痛，加半夏、干姜、人参等合而为半夏泻心汤。半夏泻心汤，出自东汉张仲景《伤寒论·辨太阳病脉证并治第七》："伤寒五六日，呕而发热者，柴胡汤证具，而以他药下之，柴胡证仍在者，复与柴胡汤。此虽已下之，不为逆，必蒸蒸而振，却发热汗出而解……但满而不痛者，此为痞，柴胡不中与之，宜半夏泻心汤。"

《金匮要略·呕吐哕下利病脉证治第十七》曰："呕而肠鸣，心下痞者，半夏泻心汤主之。""半夏泻心汤方：半夏半升（洗），黄芩三两，干姜三两，人参三两，黄连一两，大枣十二枚，甘草三两（炙）上七味，以水一斗，煮取六升，去滓，再煎，取三升，温服一升，日三服。"用于心下痞满、呕吐、肠鸣等症。

唐代王焘《外台秘要》、明代朱橚等著《普济方》，均注服半夏泻心汤禁"海藻、菘菜饧、羊肉、生葱、猪肉、冷水"。

半夏泻心汤减二两干姜，加四两生姜而成生姜泻心汤。生姜泻心汤证以余邪化热、水气内停为主要病机，以心下痞及肠鸣下利、干噫食臭为主症。此条方后注云："生姜泻心汤，本云理中人参黄芩汤，去桂枝、术，加黄连，并泻肝法。"在理中人参黄芩汤的基础上加减，加入泻肝的黄连，最终成为生姜泻心汤。《本草备要》载生姜"散寒发表，止呕开痰……消水气……去秽恶"，因其味辛性温，入中焦温散水气，温中止呕，并能散寒发表，除太阳之余邪，半夏助生姜消痰散水气，少佐干姜温脾阳、助脾运，黄芩、黄连清中焦积热，发汗及肠鸣下利均可致气津不足，故合用人参、炙甘草、大枣以益脾气、生津液。全方共奏散水、清热、健脾之功。

半夏泻心汤加炙甘草至四两而成甘草泻心汤，适用于脾胃虚弱、气机痞塞者。主要证候是心下痞满，干呕，下利，腹中雷鸣。为外感表证，本当以汗解之，误用下法，虚其脾胃，引邪内陷，脾胃气虚，腐熟运化失职，水谷不化，故见剧烈腹泻，完谷不化，肠鸣辘辘声响，干呕等症状。由于脾胃升降失常，阴阳不调，则心烦不安。

张仲景《金匮要略》："狐惑之为病，状如伤寒，默默欲眠，目不得闭，卧起不安。蚀于喉为惑，蚀于阴为狐，不欲饮食，恶闻食臭，其面目乍赤、乍黑、乍白。蚀于上部则声喝（一作嗄），甘草泻心汤主之。”

《伤寒论》甘草泻心汤证为脾胃重虚、寒热错杂，以肠鸣、下利、完谷不化为主症；《金匮要略》方证则为湿热毒盛、脾胃虚寒，以咽痛，乏力而不得眠，食欲缺乏，口腔、阴部及肛周蚀疮为主症。

甘草泻心汤在半夏泻心汤的基础上重用甘草调中补虚，以达和胃、安中、解毒、止利之功效。

大黄黄连泻心汤 《伤寒论·辨太阳病脉证并治》第154、164条经文记载了大黄黄连泻心汤方证——邪气入里化热，壅塞于中焦，心下痞，按之濡，其脉关上浮。《金匮要略》泻心汤条文记载了大黄黄连泻心汤另一主症——热甚吐衄。大黄二两，黄连二两，上二味，以麻沸汤二升渍之须臾，绞去滓，分温再服。据林亿和《千金翼方》注，大黄黄连泻心汤应有黄芩，以使全方泻热消痞之力更强。《金匮要略》泻心汤也是由大黄、黄连、黄芩组成。还要注意，大黄黄连泻心汤煎服法提出“麻沸汤渍之”，在《素问·阴阳应象大论》中提到“味厚则泄，薄则通”，此处用麻沸汤将大黄作用由“泄”巧妙地转为“通”，增强了黄连的升降作用，后世医家所谓“取其气、薄其味”。全方苦寒清泄，直折其热，泻热消痞。

附子泻心汤 黄连一两，黄芩一两，附子一枚（炮，去皮，破，别煮取汁），上四味，切三昧，以麻沸汤二升渍之须臾，绞去滓，内附子汁，分温再服。全方共奏泻热消痞，扶阳固表之功。适用于肾阳不足，复患热痞者。主要证候表现为心下痞，而复恶寒汗出。恶寒汗出且不发热，非表证未解，乃卫阳虚衰之故。附子泻心汤的基本病机是太阳表虚证，弱势之阳温煦不足故恶寒，阳的外固减弱故汗出。阳弱邪乘，居于中焦，壅滞气机，使胃气不畅，心下痞满。“心下痞”前后两次恶寒汗出病机不一，前次恶寒汗出是太阳表虚之象，由于误治使表邪内陷，表阳也因之而再损，故又见恶寒汗出。由此可见，附子泻心汤证是胃中热痞而表阳虚衰。既能平复六腑实热，又能补温补五脏之虚。

枳实消痞丸 李东垣《兰室秘藏》曰：“治右关脉弦，心下虚痞，开胃进饮食。”《濒湖脉学》载：“关右胃寒心腹痛。”说明枳实消痞丸可治疗胃寒和腹痛。本方由半夏泻心汤、四君子汤和枳术汤化裁而成。半夏泻心汤寒热平调、消痞散结，主治上热下寒之痞证［上热多表现为口腔溃疡、反酸、胃灼热、食管烧灼感（胸中热）、背热、心烦、呕吐、嗳气；下寒多表现为小腹寒、腹泻、下肢关节冷等症状］。四君子汤具有健脾益气之效，可治疗胃脘痛、痞满、嘈杂、脾咳、胸痹、心悸、缺铁性贫血患者、崩漏、月经延长、闭经、不孕症、小儿气虚便秘、小儿咳嗽。枳术汤具有健脾消痞之功，可调治痞满、痞证、胃脘痛、嘈杂、吐酸、胸痛、胃缓、中气下陷、便秘、腹痛、泄泻、小儿厌食症、咳喘、食积等属于脾虚气滞、饮食停聚之病症。现代医家认为枳实消痞丸为治疗脾虚气滞、寒热互结之心下痞满的常用方，以心下痞满、食少倦怠，苔腻微黄为辨证要点。

中满分消丸、中满分消汤 中满分消丸出自李东垣《兰室秘藏》，全方由厚朴、枳实、黄芩、黄连、知母、半夏、陈皮、干姜、人参、白术、茯苓、炙甘草、砂仁、泽泻、猪苓、姜黄组成。人参、白术、炙甘草等补脾益气以升清，茯苓、半夏、陈皮、砂仁等和胃化痰以降浊，其中寓有六君子汤方意。厚朴、枳实、砂仁、陈皮行气之力强，茯苓、猪苓、半夏、泽泻利湿之效，在健脾的同时又治肺宣上和治肾导下，适用于痰湿中阻所致中满等症。中满分消汤《李东垣医学全书》："治中满寒胀，寒疝，大小便不通，阴躁，足不收，四肢厥逆，食入反出，下虚中满，腹中寒，心下痞，下焦躁寒沉厥，奔豚不收，并宜服之。益智仁、半夏、茯苓、木香、升麻各三分，川乌头、黄连、泽泻、人参、青皮、当归、生姜、麻黄、柴胡、干姜、荜澄茄、黄连各二分，黄芪、吴茱萸、草豆蔻、厚朴各五分，黄柏五分，使药，又为热因寒用。上件锉如麻豆大，都作一服。"中满分消丸功偏清热利湿，适用于中满热胀者；中满分消汤功偏散寒利湿，适用于中满寒胀之证。

连朴饮 出自《霍乱论》，为治疗湿热霍乱的主要方剂之一，有清热祛湿、理气和中之效，由制厚朴、川黄连、石菖蒲、制半夏、香豉、焦栀子、芦根组成。《霍乱论》卷下记载该方"湿热蕴伏而成霍乱，兼能行食涤痰”。赵绍琴《温病纵横》云：“本证属湿热并重，治疗宜清热与燥湿并行。方中黄连、栀子苦寒，清热泻火燥湿；厚朴、半夏、石菖蒲三药相配，苦温与辛温并用，辛开苦泄，燥湿化浊；半夏又有和胃降逆止呕之功；豆豉宣郁透热；芦根清热生津。诸药配伍，为燥湿清热之良方。”

蚕矢汤 见清代医家王孟英所著《霍乱论》卷下。晚蚕沙15克，生薏苡仁、大豆黄卷各12克，陈木瓜9克，川黄连（姜汁炒）9克，制半夏、黄芩（酒炒）、通草各3克，焦山栀子4.5克，陈吴茱萸（泡淡）0.9克。全方共奏清热利湿，升清降浊之功。主治湿热内蕴之霍乱，吐泻腹痛，肢冷转筋，口渴烦躁，目陷脉伏，舌苔厚黄而干，脉濡数或伏者。

葛根黄芩黄连汤 出自《伤寒论》第34条：“太阳病，桂枝证，医反下之，利遂不止。脉促者，表未解也。喘而汗出者，葛根黄芩黄连汤主之。”方中黄连苦寒清热，厚肠止利。为君药；葛根甘辛而凉，主入阳明经，外解肌表之邪，内清阳明之热，又升发脾胃清阳而止泻升津，为臣药；黄芩清热，甘草和中，为佐使之药。全方共奏外疏内清，表里同治之效。

白头翁汤 出自《伤寒论》第371条：“热利下重者，白头翁汤主之。”由黄连、白头翁、黄柏、秦皮组成。主治腹痛、里急后重、肛门灼热，下利脓血，赤多白少，渴欲饮水，舌红苔黄，脉弦数。方中黄连燥湿厚肠，为君药；白头翁清热解毒凉血止痢、黄柏泻下焦湿热，共为臣药；秦皮苦寒性涩，收敛力强，全方共奏清热解毒，凉血止痢之功。

3. 治疗格拒

《伤寒论》治疗痛而不痞、上热下寒的黄连汤，寒格更逆吐下、食入口即吐的干姜黄芩黄连人参汤。元代朱丹溪《丹溪心法》主治肝火犯胃、胁痛反酸的左金丸（又名萸连丸）。

黄连汤 《伤寒论》第173条：“伤寒，胸中有热，胃中有邪气，腹中痛，欲呕吐者，黄连汤主之。”组成为黄连三两，甘草三两，干姜三两，桂枝三两，人参二两，半夏半升，大枣十二枚。功效清上温下、和胃降逆。临床适用于腹痛呕吐、寒热夹杂者。

干姜黄连黄芩人参汤 《伤寒论·辨厥阴病脉证并治》记载：“伤寒本

自寒下，医复吐下之，寒格，更逆吐下。若食入口即吐，干姜黄连黄芩人参汤主之。”主要证候表现为食入口即吐。寒下即栀子汤禁例之“旧微溏”，提示脾阳素虚，不可用栀子、瓜蒂、大黄、甘遂之类吐下，误用则脾胃阳气俱损，气机逆乱更甚，发生寒格，更逆吐下。食入口即吐，提示胃热盛于上；寒下，提示脾阳虚于下。病位入里，故未见寒热；病势较急，故无暇作痞。欲清上热，仍需以泻心汤为主，取黄连、黄芩清上热；欲温下寒，还需以四逆辈为辅，仿理中汤意，加干姜、人参。

左金丸 元代朱丹溪《丹溪心法》：“治肝火。一名回令丸。黄连（六两，一本作芩），吴茱萸（一两或半两）。上为末，水丸或蒸饼丸。白汤下五十丸。”组成为黄连六两，吴茱萸一两。主要证候特点为胁肋疼痛，恶心，呕吐，呃逆，嗳气，口苦，舌红苔黄，脉弦数。《成方便读》认为：“黄连苦寒入心，直折心火，不特实则泻其子，且使火不刑金，则金令得以下行，而木自平矣。吴茱萸辛热，能入厥阴，行气解郁，又能引热下行，且引黄连入肝，一寒一热，一苦一辛，同治厥阴气火有余，故疝气之偏于热者，亦能取效耳。”

【结语】黄连主入心经，大苦大寒，大寒能清，味苦性燥；为清心除烦，消痞，止痢，治疗湿火郁结之主药。泻心汤类方体现了以黄连清热泻火为中心，随症加减变化的用药法度。①治疗血热：心经旺盛，迫血妄行之心慌、心悸、吐血、衄血，予泻心汤；邪热扰心，加木通、生地黄清心利小便；加朱砂镇心安神；心火亢盛，加阿胶滋阴养血，或加肉桂交通心肾；热毒亢盛，加黄柏、大黄清热泻火，加栀子清泄三焦火盛；兼湿热者加紫苏叶和胃，灯心草引热下行。②治疗痞、满、狐惑、呕、利：a.寒热错杂，寒化者。呕而肠鸣，心下痞，去大黄，加半夏、干姜、人参、炙甘草、大枣。咽喉及二阴溃烂，不欲饮食，恶闻食臭，去大黄，加甘草、人参、干姜、半夏、大枣；心下痞硬、干噫食臭，胁下有水气，腹中雷鸣，下利，去大黄，加生姜、炙甘草、人参、干姜、半夏、大枣；痰湿中阻者，加益智仁、茯苓、木香、升麻、川乌头、泽泻、人参、青皮、当归、生姜、麻黄、柴胡、干姜、荜澄茄、黄芪、吴茱萸、草豆蔻、厚朴、黄柏；胸中有热，胃中有邪气，腹中痛，欲呕吐，加桂枝、人参、半夏。b. 寒热错杂，热化者。出现胁痛、反酸、恶心、呕吐、呃逆、嗳气、口苦、舌红苔黄、脉弦数，加吴茱萸；霍乱吐泻者，加石菖蒲、制半夏、香豉、焦栀、芦根；桂枝证，医反下之，利遂不止，脉促、喘而汗出者，配葛根升发脾胃清阳而止泻升津；热利下重者，黄连配白头翁、秦皮解毒凉血止痢。③治疗格拒：a. 痛而不痞、上热下寒，黄连配干姜、桂枝温下寒。b. 寒格更逆吐下、食入口即吐，黄连配干姜、人参温下寒。c. 肝火犯胃、胁痛反酸，黄连配吴茱萸治厥阴气火有余。

参考文献

［1］何伦，顿宝生. 半夏泻心汤类方鉴别运用［J］. 陕西中医，1985，6（1）：40–41.

十一、白虎汤类方辨证

【提要】白虎汤类方方证，病位、病性的共性是阳明气分热盛。白虎汤类方辨证包括了对阳明气分热盛之大热、大渴、大汗、呕恶呃逆、谵语或烦不得眠、脉洪大等；阳明热盛，太阴脾湿之身热胸痞、温疟等；湿热弥漫肌肉四肢之湿热痹痛、肉腐成疮等；疫喉毒壅阳明证之咽喉腐烂、壮热痧艳等；伴有卫分表证之头痛、骨节烦疼、周身犹有拘束感、麻疹疹出不畅等；甚或热盛入营耗血动血之高热口渴、心烦躁扰、昏狂谵妄、衄血、吐血、便血、尿血、非时经血、发斑而斑色紫黑、舌红绛、苔黄燥、脉数等病症的治疗方法，体现了以石膏、知母清热泻火、除烦生津为中心，随证加减变化的用药法度。

【主方】白虎汤载于《伤寒论·辨太阳病脉证并治第七》《伤寒论·辨阳明病脉证并治第八》和《伤寒论·辨厥阴病脉证并治第十二》。

白虎汤之所以以“白虎”为名，取类比象，白虎居西方，主清凉、肃降之气，方中君药石膏色白，“禀金水之正，得天地至清至寒之气”，气味辛甘微寒，其性沉重，性沉能入里，甘能缓热，辛能散热外出，故能直入阳明，内清外散阳明经热，与“白虎”的意象相应，故命名为白虎汤。

【组成】石膏（碎）一斤，知母六两，炙甘草二两，粳米六合。

【用法】上四味，以水一斗，煮米熟汤成，去滓，温服一升，日三服。

【方证】阳明气分热盛证。主要证候为壮热面赤，烦渴引饮，汗出恶热，脉洪大有力。

【方解】方中重用石膏辛甘大寒，清阳明气分大热，清热而不伤阴，并能止渴除烦，为君药。臣药知母苦寒质润，“清肺胃气分之热，热去则津液不耗，而阴自潜暗长矣”（《重庆堂随笔》），既佐石膏清热，又滋阴润燥，救已伤之阴津，以止渴除烦。石膏配知母相须为用，清热泻火，除烦止渴，为治气分热盛之最佳配伍。粳米、炙甘草益胃生津，缓石膏、知母苦寒重降之性，可防大寒伤中之弊，并留恋药气，均为佐药，炙甘草调和诸药兼为使药，四药配伍，共奏清热除烦、生津止渴之效。

清代徐大椿《伤寒论类方》白虎汤类方有三：白虎汤、白虎加人参汤、竹叶石膏汤。他认为主方白虎汤的主要证候特点是脉浮滑，腹满身重，口不仁，面垢，谵语遗尿，自汗出；病机是里热炽盛；病位在阳明经，属里。徐大椿以白虎汤为大清气热之主方，并对白虎加人参汤与竹叶石膏汤进行比较：“白虎加参汤，大段治汗吐下之后，邪已去而有留热在于阳明，又因胃液干枯，故用之以生津解热，若更虚羸，则用竹叶石膏汤证矣。”

清代温病大家吴鞠通对白虎汤多有继承和发展。《温病条辨》：“太阴温病，脉浮洪，舌黄，渴甚，大汗，面赤，恶热者，辛凉重剂，白虎汤主之。”白虎汤用来治疗手太阴气分之热，既继承了仲景《伤寒论》之旨，又在理论和实践上有所发展，提出了白虎汤四大证，即大热、大渴、大汗、脉洪大；也提出了白虎汤的四大禁忌“其人脉浮弦而细者不可与之；脉沉者不可与之；汗不出者不可与之；不渴者不可与之”。

【类方的同中辨异】白虎汤自张仲景创制以来，通过历代医家的临床实践，不断有所发展，不但应用范围扩大，而且衍化出了许多新的方剂，形成了白虎汤类方[1]。

1. 东汉张仲景《伤寒论》《金匮要略》的白虎汤类方

白虎加人参汤　由白虎汤加人参三两而成。全方共奏清热泻火，益气生津之功。主治阳明气分热盛，耗气伤津。症见背微恶寒，饮不解渴，脉浮大而芤等症，或汗吐下后，里热盛，出现阳明气分热盛四大症者。

竹叶石膏汤　由白虎汤减知母，加人参二两、麦冬一升、竹叶两把、半夏半升而成。共奏清热泻火、生津止渴、益气和胃之功。主治余热未清，气阴两伤。症见心烦胸闷，气逆欲呕，或虚烦不寐，舌红少苔，脉虚数。

白虎加桂枝汤　由白虎汤加桂枝三两而成。有清泻里热，解表和营之功。主治阳明气分热盛，兼寒郁肌表经络。症见身无寒但热，骨节疼烦，时呕者。吴鞠通认为白虎加桂枝汤中桂枝可以领邪外出。《温病条辨》云："治以白虎加桂枝汤者，以白虎保肺清金，峻泻阳明独胜之热，使不消烁肌肉；单以桂枝一味，领邪外出，作向导之官，得热因热用之妙。"

2. 宋代朱肱《类证活人书》白虎加苍术汤

白虎加苍术汤　由白虎汤加苍术三两而成。共奏清热除湿之效。主治阳明胃热炽盛兼夹太阴脾湿。症见身热胸痞，汗多，舌红苔白腻，或湿邪弥漫肌肉、四肢出现周身乏力、关节肿痛等湿热痹痛。

3.《太平圣惠方》白虎加葛根汤

白虎加葛根汤　源于宋代尚药奉御王怀隐与王祐、郑彦、陈昭遇四人校勘编类《太平圣惠方》，由白虎汤去粳米，加麻黄、葛根而成。共奏清热泻火、解表散寒之功。主治阳明热盛，外感风寒证。症见伤寒头痛，骨节烦疼，或已吐下，余热不尽，口干烦渴者。

4.《景岳全书》玉女煎

玉女煎　源于明代张介宾，由白虎汤加熟地一两、麦冬二钱、牛膝一钱半而成。熟地黄与石膏相配，清火而壮水，麦冬二钱清热养阴，牛膝一钱半导热而引血下行。全方共奏清胃热，滋肾阴之功。主治阳明有余，少阴不足。症见齿松牙衄，烦热干渴，舌红苔黄而干。

5.《张氏医通》白虎化斑汤

白虎化斑汤　出自清代张璐《张氏医通》，由白虎汤加大黄、黄芩、玄参、连翘、蝉蜕、麻黄、竹叶而成。具有清热泻火，发表透斑之功。主治阳明火郁，透发不畅。症见麻疹热毒内盛，蕴郁肌表，高热烦渴，疹出不畅等。

6.《四圣悬枢》白虎汤类方

清黄元御善用白虎汤类方治疗小儿发疹疾病，《四圣悬枢》中有多处对白虎汤类方的记载。

白虎元麦汤　由白虎汤加玄参三钱、麦冬五钱而成。共奏清热泻火，养阴解毒之功。主要用来治疗寒疫。症见太阳经罢，烦躁发渴者。

白虎元麦青泙汤　由白虎元麦汤加浮萍二钱而成。白虎元麦汤清解热毒于内，浮萍解表透疹于外，共奏清热解表透疹之功。主治外感表证入里化热伤阴。症见小儿疫疹初起，阳明素旺，烦热消渴者。

白虎元麦紫苏汤　由白虎玄参汤加紫苏三钱而成。共奏散寒解表，清热透疹之功。主治痘病太阳经证未解而见烦渴者。

7.《疫疹一得》清瘟败毒饮

清瘟败毒饮　源自清代余师愚《疫疹一得》，由白虎汤去粳米，加生地黄、犀角、黄连、山栀子、桔梗、黄芩、赤芍、玄参、牡丹皮、连翘、竹叶组成。余师愚认为石膏直入胃经，使其敷布于十二经，退其淫热，故以其为君，与诸药合用，共奏清热泻火、凉血解毒之功。主治疫毒火邪，充斥内外，气血两燔。症见"疫疹初起，恶寒发热，头痛如劈，烦躁谵语，身热肢冷，舌刺唇焦，上呕下泄。"

8.《通俗伤寒论》新加白虎汤

新加白虎汤　源于清代俞根初《通俗伤寒论》，由白虎汤去粳米、甘草，加薄荷五分，鲜荷叶一角，陈仓米三钱，益元散（包煎）三钱，鲜竹叶三十片，嫩桑枝二尺组成。诸药合用，共奏辛凉甘寒、清解表里三焦之功。用于治疗风温新感，膜原之伏邪欲出不能，而症见寒热如疟，胸膈痞满，心中懊恼者；或用以治疗温病热入气营症见热病烦渴，皮肤斑疹隐隐，咳血昏狂，溺短热赤。

9.《温病条辨》白虎汤类方

清代温病大家吴鞠通《温病条辨》继承和发展了白虎汤，制订了多首类方。

化斑汤 由白虎汤加玄参三钱、犀角二钱而成。共奏清热解毒，凉血消斑之功。主治气热仍炽，血热已盛之证。症见壮热，口渴，心烦躁扰，昏狂谵妄，衄血、吐血、便血、尿血，非时经血、发斑，斑色紫黑，舌绛紫苔黄燥，脉数者。

苍术白虎汤加草果方 由白虎汤加苍术、草果以温散脾中之寒湿，诸药合用，共奏清热祛湿、抗疟除邪之功。主治太阴、阳明两经同病，血脉虚极而又受湿热之邪侵袭，湿滞热壅，肉腐成疮。

玉女煎去牛膝加玄参方 由玉女煎去牛膝、熟地黄，加生地黄六钱、玄参四钱而成。牛膝趋下，不合太阴证之用，以细生地六钱易熟地黄，增其滋阴清热之功，加玄参四钱壮水制火。主治高热口渴，心烦躁扰，肌肤发斑，或吐血，舌红绛，苔黄燥，脉数的气营两燔之证。

10.清代唐容川治吐血用白虎汤类方

"因于酒及煎炒厚味之物者……宜用白虎汤加茵陈、炒栀、大黄、藕节治之"，吐血兼有"脉数滑，口干燥，胸中烦热，大小便不利"等症。唐容川认为此是由"火热相搏则气实，气实则迫血妄行"导致吐血，故与白虎汤加茵陈、栀子、大黄清阳明胃火则血不受迫，加藕节一味收敛止血以治其标。若胃经遗热，气燥血伤而不得安，症见"口渴秽气，恶闻人声，多躁怒，闻木音则惊，卧寐烦而不安"，与白虎汤合犀角地黄汤。

11.《医学衷中参西录》白虎汤类方

中西医汇通学派的代表人物张锡纯在《医学衷中参西录》提出两个著名白虎汤类方。

寒解汤 由白虎汤去粳米、甘草，加连翘一钱五分、蝉蜕一钱五分组成。具有清热生津，疏表透邪之功效。主治阳明气分热盛，有一分太阳流连未去者。症见"周身壮热，心中热而且渴，舌上苔白欲黄，其脉洪滑，或头犹觉疼，周身犹有拘束之意者。”

镇逆白虎汤 由白虎汤加半夏八钱、竹茹六钱而成。全方共奏消胃热，镇逆气之功。主治阳明热盛，胃气上逆。症见心下痞闷，呕恶呃逆者。

12.《疫喉浅论》清咽白虎汤

清咽白虎汤 源于清代夏云撰《疫喉浅论》，由白虎汤加羚羊角、犀角、玄参、生地黄、麦冬、马勃、竹叶组成。共奏清热凉血，滋阴利咽之功。主治疫喉毒壅阳明证。症见咽喉腐烂，壮热痧艳，口渴面赤，舌绛少津，神烦自汗，脉洪者。

【结语】主方白虎汤原为阳明气分热盛证所设，经过后世医家继承发展，形成了许多类方，主方白虎汤与类方之间的加减衍变有如下规律：①阳明气分热盛，耗气伤津，出现背微恶寒，饮不解渴，脉浮大而芤等症，加人参益气生津，伤阴严重加麦冬、玄参，兼有胃气上逆，症见心下痞闷，呕恶呃逆者，加半夏、竹茹清热化痰降逆。②阳明有余，少阴不足，出现齿松牙衄，烦热干渴，舌红苔黄而干等症状，加熟地黄、麦冬养阴清热，牛膝导热而引血下行。③阳明胃热炽盛兼夹太阴脾湿，兼见身热胸痞，汗多，舌红苔白腻，或湿热痹痛等症状，加苍术清祛表里之湿，草果温散脾中寒湿。④阳明气分热盛，兼寒郁肌表经络，而出现身无寒但热，骨节疼烦，时呕，加桂枝和营通络。⑤阳明气分热盛，外感风寒，兼见伤寒头痛，骨节烦疼，或已吐下，余热不尽，口干烦渴等症，加麻黄、葛根以增发汗解表之功。⑥阳明气分热盛，有一分太阳流连未去者，症见头犹觉痛，周身犹有拘束之意者，加连翘、蝉蜕解表透邪。⑦阳明火郁、透发不畅者，加大黄、黄芩、玄参清热解毒，连翘、蝉蜕、麻黄、竹叶解表透疹，若小儿阳明素旺，疫疹初起或痘病太阳经证未解者，加浮萍、紫苏解表透疹。⑧疫喉毒壅阳明证，症见咽喉腐烂，壮热痧艳，口渴面赤，舌绛少津，神烦自汗，脉洪者，加羚羊角、犀角、玄参、生地黄凉血解毒，麦冬、马勃养阴利咽。⑨疫毒火邪，充斥内外，加黄连、黄芩、栀子增其清热解毒之功，连翘、竹叶解表清热。⑩气热仍炽，血热已盛，兼见心烦躁扰，昏狂谵妄，衄血、吐血、便血、尿血，非时经血、发斑，斑色紫黑，舌绛紫苔黄燥，加犀角、生地黄、玄参凉血消斑，牡丹皮、赤芍消散血中伏火。

参考文献

［1］何伦，顿宝生.常用类方鉴别运用（八）［J］.陕西中医，1984，5（8）：41-42，35.

十二、五苓散类方辨证

【提要】五苓散类方方证，病位、病性的共性是膀胱气化不利，水湿内停。五苓散类方辨证包括了对膀胱气化不利之蓄水证，热化之痢疾、淋证、黄疸，脾虚湿阻之虚实兼杂、小便短少、倦怠、大便溏泄之证，水湿内停兼有表证或里热之泄泻腹痛，湿阻气滞之水疝，以及湿阻、肝胆气郁之疟疾、血虚湿阻或产后尿潴留、小便不通等证的治疗方法，体现了以泽泻、猪苓、茯苓利水渗湿，白术运脾化湿为中心，随证加减变化的用药法度。

【主方】五苓散，出自汉代张仲景《伤寒论·辨太阳病脉证并治第六》。

“太阳病，发汗后……小便不利，微热消渴者，五苓散主之。”“中风发热，六七日不解而烦，有表里证，渴欲饮水，水入则吐者，名曰水逆，五苓散主之。”

【组成】猪苓（去皮）十八铢，泽泻一两六株，白术十八铢，茯苓十八铢，桂枝（去皮）半两。

【用法】上五味，捣为散，以白饮和服方寸匕，日三服，多饮暖水，汗出愈，如法将息。

【主治】蓄水、霍乱、痰饮、黄疸等病证，现代临床多用于治疗水肿、尿潴留、急慢性肾炎等属水湿内停的疾病。

【方证】太阳表邪不解，循经传腑，导致膀胱气化不利，水湿内停之蓄水证。主要证候是小便不利，头痛微热，烦渴欲饮，甚则水入即吐；或脐下动悸，吐涎沫而头目眩晕；或短气而咳；或水肿、泄泻。舌苔白，脉浮或浮数。

【方解】方中泽泻为君，重用以淡渗利湿，兼有引药下行之效；猪苓、茯苓为臣，增强整方淡渗利水之效；白术运脾化湿，输津达布为佐；桂枝温阳化气，助膀胱气化而行水。诸药相伍，甘淡渗利为主，佐以温阳化气，使水湿之邪从小便而去。

【类方的同中辨异】自仲景创制五苓散以来，后世医家以本方为基础，随证加减而成很多新方，形成了五苓散类方[1]，现列举如下。

1. 茵陈五苓散

本方出自东汉张仲景《金匮要略》，若伤寒或伏暑发黄，小便不利，烦渴，或因瘀热在里，或因大热，忽然一身面目悉黄，如橘子色，此为湿热相搏，熏蒸皮肤所致，治宜清热利湿，利胆退黄。茵陈五苓散的组成是五苓散五分加茵陈末十分，有利湿退黄之效，方中仍用桂枝，宜于湿热黄疸，小便不利，偏湿重者。

2. 加味五苓汤、加减五苓汤

两方均出自南宋严用和《济生方》，加减五苓汤重点配伍清热利湿之品，兼能清化湿热，若饮酒、伏暑，郁发为疸，烦渴引饮，小便不利，故去桂枝加茵陈而成加减五苓汤，全方温性得减，凉性有加，宜于湿热发黄而热象梢显者；加味五苓汤重点配伍利水通淋之品，其利尿作用得到进一步加强，若伏暑热二气及冒湿泄泻注下，或烦，或渴，或小便不利，故去桂枝加肉桂一两温中补阳、车前子半两利尿通淋而成加味五苓汤。

3. 茯苓汤

本方出自金代李东垣《兰室秘藏》，若湿热积滞波及血分之赤白痢，腹中疠痛，食少热躁，四肢沉重无力者，宜具调和气血，清热燥湿止痛，故去白术、桂枝加黄芩三分、白芍一钱五分、甘草五分、当归四分、肉桂五分、生姜二钱、升麻二钱、柴胡二钱而成茯苓汤。

4. 茯苓渗湿汤、茯苓琥珀汤

两方均出自元代罗天益《卫生宝鉴》，前者注重利水，后者侧重清化湿热。若寒热呕吐，渴欲饮冷，身体面目俱黄，小便不利，全不食，不得卧，此为湿热均盛之黄疸，宜清热燥湿，五苓散去桂枝，配伍茵陈六分、黄连、黄芩、栀子、汉防己、苍术、陈皮、青皮各二分而成茯苓渗湿汤；若湿热内蓄，小便频数，脘腹胀满，腰脚沉重，脉沉缓，时时带数者，宜清热利湿通淋，故加琥珀半两淡渗利湿、滑石七钱通利精窍、甘草三钱补脾益气而成茯苓琥珀汤。

5. 四苓汤

别名四苓散，出自元代朱丹溪《丹溪心法》，由五苓散去桂枝而成，侧重利水除湿，健脾止泻。利水作用相对加味五苓汤、茯苓琥珀汤弱，对脾虚湿盛、水湿内停之小便不利、大便溏泻证用之为宜。

6. 春泽汤

本方出自明代王肯堂《证治准绳》，在五苓散基础上配用人参10克，兼具补气之功，此方用于两类证候，一是气虚伤湿，小便不利；二是肺肾两虚，咳而遗尿。二证皆由气虚所致，故用春泽汤温阳化气，益气摄水。

7. 加味四苓散

本方出自明代龚廷贤《寿世保元》，若水湿内停兼有里热之泄泻腹痛，泻水如热汤，痛一阵，泄一阵，脉滑数者，宜清热利湿、缓急止痛，故加木通二钱、黄芩二钱、白芍三钱、甘草八分、栀子三钱、灯心草十茎而成加味四苓散。

8. 大橘皮汤

本方出自明代张介宾《景岳全书》，若中焦阳气不宣，湿浊内聚，脘腹胀满，下肢微肿，小便不利，大便稀而不畅，舌苔厚腻，脉濡者，宜宣畅中焦气机，行气利湿，故加陈皮一两、槟榔三钱、滑石六两、甘草二钱而成大橘皮汤。

9. 茴楝五苓散

本方出自清代吴谦《医宗金鉴》，若湿气下流、气机阻滞之膀胱水疝，尿不利，或见肾囊肿痛，或肿如水晶（湿聚阴囊），或发痒而搔流黄水，或小腹按之作水声，宜疏肝利湿、行气止痛，故加小茴香一钱、川楝子三钱而成茴楝五苓散。临床常用此方治疗前列腺疾病。

10. 元戎五苓散

本方出自清代汪昂《医方集解》，五苓散基础上又配羌活，兼以解散风寒湿之邪，且解表之力胜于五苓散，宜于风寒湿困滞经络，脉浮身体疼痛显著之水湿内停兼表证者。

11. 柴苓汤

本方出自清代沈金鳌《杂病源流犀烛》，若水湿内停兼有少阳证寒热往来，热多寒少，口干，心烦少寐者，宜化气利水，和解少阳，故五苓散合小柴胡汤而成柴苓汤。小柴胡汤可和解少阳、疏解表里之邪，五苓散可利水渗湿、温阳化气。两方合用，适用于邪在半表半里且兼有里湿证候者。本方对自身免疫性疾病有较好疗效，可用于治疗肾炎、类风湿关节炎、溃疡性结肠炎等疾病。

12. 加减五苓散

本方出自罗应章所著《经验医库》，若阳衰阴盛，气不化水，症见手足微寒，小腹胀痛、呕吐、脉沉紧者，宜温阳散寒理气止痛，故去桂枝加附子、干姜、陈皮、木香、紫苏、白芍、甘草而成加减五苓散，主治膀胱经呕吐证。

13. 四苓散加木瓜草果厚朴汤、五苓佛手散

两方均出自《中医治法与方剂》，若太阴寒湿，四肢作冷，自利目黄、舌白滑，甚则灰，神倦不语，邪阻脾窍，舌謇，语重者，治宜温中散寒、宣畅气机，方用四苓散加木瓜草果厚朴汤；五苓佛手散则配有当归、川芎，兼能养血和血，适用于血虚湿阻或产后尿潴留，小便不通之证。

【结语】五苓散主方与类方的加减衍变，有如下规律：①水湿内停兼表证者，着重化气利水兼以解表疏郁，重点配伍桂枝、羌活、生姜、柴胡等解表疏郁之品。②湿停兼正虚之证，着重扶正祛邪，重点配伍了人参、当归、川芎等补气行气之品。③侧重温散寒湿，重点配伍附子、干姜、草果、厚朴、陈皮、半夏等温阳散寒之品。④着重行气利湿，重点配伍川楝子、茴香、槟榔、陈皮等行气之品，兼具调理气机之功。⑤湿热内停之证，侧重清化湿热，重点配伍茵陈、栀子、黄芩、黄连、木通、防己等清热利湿或燥湿之品。⑥着重利水，重点配伍滑石、车前、琥珀等利水通淋之品，其利尿作用得到进一步加强。

运用五苓散类方，除应掌握病位在脾、膀胱；病性属湿病机属脾失健运，膀胱蓄水过甚，气化不利；主证为小便不利，或肿胀，佐证是发热、烦渴、舌白、脉浮缓这些共同特点外，还应掌握是否涉及肾、肝胆、肠等脏腑；是否夹虚（分辨气、血、阴、阳）、外感（太阳、少阳；风寒、风湿）、气滞、湿热（热重还是湿重）、寒邪（在太阴还是在少阴）以及湿邪的轻重程度等。只有如此，才能“师古而不泥古”，灵活掌握五苓散的临床运用。

参考文献

［1］何伦，顿宝生．五苓散类方鉴别运用［J］．陕西中医，1985，6（3）：138-139.

十三、四逆汤类方辨证

【提要】四逆汤类方方证，病位、病性共性为肾阳虚衰、阴寒内盛。四逆汤类方辨证包括了对心肾阳衰寒厥证，血虚寒厥证，阳虚阴盛格阳证，少阴病真阳衰微、阴阳两虚证，伤寒汗下后、病仍不解、烦躁者，少阴病阴盛戴阳证，阴毒伤寒，黄疸之脾肾阳虚、寒湿发黄证，寒邪直中三阴、真阳衰微证，命门火衰、阴中无阳、阴阳将脱证，戴阳证，阳气虚衰、阴寒内生证，阳虚水泛证，阳虚阴寒证，阳气亏虚、寒湿内侵证的治疗方法，体现了以附子、干姜回阳救逆、温阳散寒为中心，随证加减变化的用药法度。

【主方】四逆汤，出自《伤寒论·辨厥阴病脉证并治第十二》。

【组成】甘草二两（炙），干姜一两半，附子一枚（生用、去皮、破八片）。

【用法】以水三升，煮取一升二合，去滓，分温再服。若强人可用大附子一枚，干姜三两。

【方证】适用于心肾阳衰寒厥证。主要证候是四肢厥冷，恶寒蜷卧，神疲欲寐，下利清谷，呕吐腹痛，舌苔白滑，脉沉细；或太阳病误汗亡阳。

本方证系由少阴心肾阳衰，阴寒内盛所致；亦可太阳病误汗亡阳所为，又称阳虚寒厥证。阳气亏虚，不足以温煦周身四末，故恶寒蜷卧、四肢厥冷，而冷过肘膝；真阳衰微，阴邪势盛，阳气不充于四肢，阴阳不相顺接而致四肢厥逆；少阴阳虚，不能腐熟水谷，不能气化津液，因而或见下利清谷，或致寒饮停聚于膈上，使人干呕欲吐而又无物吐出；阳虚不能鼓动血行，故脉微细。《素问·生气通天论》曰："阳气者，精则养神，柔则养筋。"今心阳衰微，神失所养，则神衰欲寐；肾阳衰微，火不暖土，升降失调，则腹痛吐利；面色苍白，口中不渴，舌苔白滑，亦为阴寒内盛之象。此阳衰寒盛之证，法当回阳破阴以救逆。非纯阳大辛大热之品，不足以破阴寒，回阳气，救厥逆。

【功效】温中祛寒，回阳救逆。

【方解】方中附子生用，大辛大热，主先天之精，走而不守，起效快，振奋一身之阳气，回阳救逆，尤善温壮心肾之阳，为回阳祛寒要药，为君药，生用可迅达内外以温阳散寒。干姜辛热，主后天之精，走且能守，药效持续久，温中祛寒，回阳通脉，为臣药。二者一守一走，气味雄厚，更著温阳之力，故前人有"附子无姜不热"之说。附、姜配伍，重在温补肾阳以补先天。炙甘草甘缓和中，既能缓和姜附燥烈峻猛之性，使无伤阴之弊，且与干姜配伍，重在温补脾阳以补后天，为佐使。综观本方，药简力专，心脾肾均可兼顾，大辛大热以速挽元阳，少佐甘缓防虚阳复耗，使阳复厥回，四逆自温。

【类方的同中辨异】自仲景创制四逆汤以来，对后世影响很大，通过历代医家的临床实践，其应用范围不断有所扩展，而且衍化出许多新的方剂，形成了四逆汤类方[1]。本类方剂皆可回阳救逆，治疗肾阳虚衰、阴寒内盛之证，就鉴别运用而言，本类方方证皆可由于大汗或霍乱大吐大泻导致阴液耗伤，"气随液脱"，阳气大虚；或素体血虚，复感寒邪，阳气大伤；或热病后期亡阳阶段，病势严重，正不胜邪而致；或寒邪直中三阴，真阳衰微，阳虚夹痰；或肾阳虚衰，中焦寒湿郁滞。但由于组成同中有异，功效各有侧重，临床运用亦随之有了区别。

1. 同为由于大汗或霍乱大吐大泻导致阴液耗伤，“气随液脱”，阳气大虚者

四逆加人参汤 若因下利津液内竭，无物可下，而下利自止的，则以四逆加人参汤治疗为宜。

六味回阳饮 若阴阳欲脱或命门火衰，阴中无阳，四逆汤加人参、熟地黄、当归以益气养血，名六味回阳饮（《景岳全书》卷五十一）。

回阳返本汤 若主阴盛格阳，烦躁，回阳返本汤（《伤寒六书》卷三）以回阳复阴。

茯苓四逆汤 若太阳病汗下后，阴阳两虚烦躁证者，主证即若发汗，下之，病仍不解烦躁者，手足厥逆，脉沉微者，四逆汤加茯苓、人参，名茯苓四逆汤。茯苓四逆汤较四逆加人参汤多出茯苓一味，故除治阴阳两虚烦躁证外，亦可用于治疗心肾阳虚的水肿，本方临床用于治疗急慢性心力衰竭、阵发性心动过缓、肺源性心脏病（肺心病）、急慢性胃肠炎、慢性结肠炎、慢性肾炎、雷诺病等。干姜附子汤与茯苓四逆汤同为治阳虚烦躁之主，但茯苓四逆汤为汗下后，阴阳两衰，以回阳救逆为主；干姜附子汤为汗后，阳虚阴盛，以扶阳抑阴为主。

浆水散 若虚寒水泻，冷汗脉微，甚者呕吐，此为急病，四逆汤加官桂、高良姜、半夏以温中散寒止呕，名浆水散（《素问病机气宜保命集》卷中）。

干姜附子汤 若中寒厥逆，眩仆无汗，或自汗淋漓，及外热烦躁，阴盛格阳证；下后复汗，昼躁夜静，不呕不渴，无表证，脉沉微，无大热者，四逆汤去甘草，名干姜附子汤。本方即四逆汤去甘草、减干姜量而成，温补之力弱于四逆汤，因无甘草之缓而回阳之力速。方中干姜温阳散寒，生附子大辛大热，温阳散寒作用峻猛，与干姜相用，温阳散寒作用倍增。尤其方中用药煎煮顿服，旨在使药力作用集中，以速达温阳散寒之效。

2. 同为素体血虚，复感寒邪，阳气大伤者

当归四逆汤 若感寒手足厥冷，脉细欲绝，及寒疝，脐下冷，引腰腹痛，本方加当归、木通，名当归四逆汤。《伤寒论·辨厥阴病脉证并治》第351条：“手足厥寒，脉细欲绝者，当归四逆汤主之。”

3. 同为热病后期亡阳阶段，病势严重，正不胜邪而致者

白通汤 若下利，脉微，利不止，厥逆无脉，干呕而烦者，四逆汤加猪胆汁、人尿，名白通汤。若“利不止，厥逆无脉，干呕，烦者”，加猪胆汁一合、人尿五合，名“白通加猪胆汁汤”。

通脉四逆汤加猪胆汁 若吐已下断，汗出而厥，四肢拘急不解，脉微欲绝者，此乃阴竭阳脱之重症，通脉四逆汤加猪胆汁主之。无猪胆，以羊胆代之。

4. 同为寒邪直中三阴，真阳衰微，阳虚夹痰者

回阳救急汤 若寒邪直中三阴，真阳衰微，神微窍闭，症见神志昏沉，恶寒战栗，唇青，身出冷汗，口吐涎沫，脉沉迟无力者，回阳救急汤主之（《三订通俗伤寒论·六经方药·温热剂》）。中病以手足温和即止，不得多服。

5. 同为肾阳虚衰，中焦寒湿郁滞者

茵陈四逆汤 若中焦寒湿而有黄疸者，症见四肢逆冷，面目俱黄，黄色晦暗，舌苔灰滑，脉细弱无力，茵陈四逆汤主之。宋代韩祗和《伤寒微旨论》载发茵陈四逆汤“治病人脉沉细迟，肢体逆冷，腰以上自汗出。”

6. 同为少阴病

通脉四逆汤 若主里寒外热，脾肾阳虚、阴寒内盛，阴盛格阳证，症见下利清谷，里寒外热，手足厥逆，脉微欲绝，身反不恶寒而面赤，此乃阴盛于里，格阳于外，四逆汤干姜量加大一倍，附子选其大者，名通脉四逆汤。

附子汤 若主少阴病，得之一二日，不发热而见背部恶寒，阳气亏虚、寒湿内生等证，附子汤主之。

【结语】目前四逆汤类方的临床应用十分广泛，除肾阳虚衰、阴寒内盛见四肢厥冷、恶寒蜷卧、神衰欲寐、脉微欲绝者以外，其他如瘟疫、疟疾、厥证、脱证、痛证见有上述症状，属阴证者；现常用于心肌梗死、心力衰竭、急慢性胃肠炎吐泻过多，各种高热大汗所致之虚脱，各种因素所致的休克等属于阳衰阴盛者，也可以本方为主或用类方进行治疗。

参考文献

［1］何伦，顿宝生．四逆汤类方鉴别运用［J］．陕西中医，1985，6（5）：231-232.

十四、乌梅丸类方辨证

【提要】乌梅丸类方方证，病位、病性的共性是寒热错杂。乌梅丸类方辨证包括了对蛔厥（如寒化之蛔厥、寒热错杂之蛔厥而虫动甚疼痛剧烈者）、寒化之久泻久痢、厥阴头痛、热化之消渴、郁病及部分内伤杂病的治疗方法，体现了以乌梅敛肺涩肠、生津安蛔为中心，随证加减的用药法度。

【主方】乌梅丸，出自东汉张仲景《伤寒论·辨厥阴病脉证并治第十二》："蛔厥者，乌梅丸主之，又主久利。"

【组成】乌梅三百枚，细辛六两，干姜十两，黄连十六两，当归四两，附子六两（炮，去皮），蜀椒四两（出汗），桂枝六两（去皮），人参六两，黄柏六两。

【方证】适用于寒热错杂、上热下寒之证，主要证候是手足逆冷，全身皮肤冷，心中烦闷，胃脘冷痛，或腹痛，或干呕、呕吐、吐蛔、泄泻，舌暗红或淡，脉寸浮细尺沉弦。随着时代的发展，乌梅丸的应用范围越来越广泛，不局限于治疗蛔厥、久利、消渴病，也可用来治疗胃炎、肠易激综合征、心绞痛、慢性咳嗽、崩漏等不同系统的疾病。

【方解】方中乌梅酸温安蛔，敛降气火，生津止渴，为君药。花椒、细辛性味辛温，辛可伏蛔，温能祛寒并用，共为臣药。附子、干姜、桂枝温脏祛寒，通经散结，升阳止痛；黄连、黄柏直折火热；人参缓中补虚，生津润燥，当归滋养津血，共为佐药。伤寒病变传至厥阴，因外寒伤阳较重而寒化较著，但寒邪郁闭在内也会化热动火、伤阴耗血，故《伤寒论》有阴阳错杂、虚风夹寒较重的乌梅丸证。乌梅丸方含乌梅之酸，连、柏之苦，附、姜、椒、辛、桂之辛，参、归之甘，四法配合，吴鞠通称之为“酸苦复辛甘法”。全方共奏滋养津血、清上温下、息风泻火之功，不仅能敛肺止咳，涩肠止泻，还能安蛔止痛，生津止渴。

【类方的同中辨异】自仲景创制乌梅丸以来，后世医家以本方为基础，随证加减成很多新方，形成了乌梅丸类方[1]。

1. 安蛔汤

本方出自明代龚廷贤《万病回春》，又名理中安蛔汤，若中阳不足，脾胃虚寒致气冲心痛，腹痛，饥不欲食，吐蛔，自利不渴，舌苔白，脉沉细，宜温补脾土，安蛔去虫，故去连、柏、附、桂、辛、归，加入健脾益气之白术一钱、茯苓一钱，宜于脾胃虚寒，蛔动不安，腹痛吐蛔之症。临床主要用于治疗胆道蛔虫病、蛔虫性支气管炎等病症。

2. 椒梅汤、减味乌梅丸

两方均出自清代吴鞠通《温病条辨》卷三，两方从组方法度上来说均有避温（减去附子、干姜、桂枝、细辛）就寒（增加清热泻肝和胃之黄芩、白芍、枳实、半夏）的特点，兼具清热疏导泻肝和胃之功。若暑邪深入厥阴，正虚邪炽，舌灰，消渴，心下板实，呕恶吐蛔，寒热，下利血水，甚至声音不出，上下格拒者，此为正虚邪实，气阴两亏，治宜泄热疏导，和胃安蛔，扶正祛邪，宜用椒梅汤；若厥阴三疟，日久不已，劳则发热，或有痞结，气逆欲吐者，宜用减味乌梅丸，适用于厥阴上犯阳明之疟痢，以气攻走不定为临床应用指证。

椒梅汤、减味乌梅丸两者均在乌梅丸的基础上减去附、辛、归、柏，其中椒梅汤（无桂枝）加清暑泻肝之黄芩二钱、白芍三钱，疏导和胃之半夏两钱、枳实一钱五分而成方，以黄芩、黄连之苦，合乌梅、白芍之酸，干姜、半夏、川椒之辛，合人参之甘，共为酸苦辛甘之剂。在杂病中，只要是厥阴外犯阳明，寒热虚实兼见，上下格拒者均可用此方；减味乌梅丸

（无人参）加白芍、茯苓、半夏、吴茱萸而成方，以乌梅、白芍、黄连之酸苦，合桂枝、吴茱萸、半夏、干姜、川椒之温，共为酸苦辛之剂，本法刚柔并用，“柔以救阴，而顺厥阴刚脏之体，刚以救阳，而充阳明阳腑之体。”

3. 连梅汤

本方出自清代吴鞠通《温病条辨》卷三，医能泽远，必须熟谙古方成方所含的“一定之法”而不死搬硬套：第一，方对证对者则有是证用是方，如伤寒病阴阳错杂虚风夹寒的乌梅丸证；第二，守其“法”而变其方，连梅汤证就属于其中之一，温热病传至厥阴，内外合热，阴阳错杂已较少见，则不仅仅是夹热伤阴较重，并且热走极端，故《温病条辨》有纯阳无阴的连梅汤证。吴鞠通用乌梅之酸，与黄连之苦，冬、地、胶之甘，酸、苦、甘三法组成“酸甘化阴、酸苦泄热法”，对应纯阳无阴的连梅汤证，将乌梅丸化裁制订出了新方“连梅汤”，用于暑邪深入少阴消渴，深入厥阴麻痹者，为热盛阴虚，治宜清心泻火，滋肾养液，以乌梅、黄连之酸苦，合冬地之甘寒为主而构成酸苦甘寒之剂；第三，当“古方今病不相能也”之时，就须要自己制订“新方”。

4. 连梅安蛔汤

本方出自清代俞根初《通俗伤寒论》，若不欲饮食，呕吐甚则吐蛔，烦躁，四肢逆冷，面赤身热，口渴，苔黄，脉数者，宜清热驱蛔，故减去桂、附、姜、辛、参、归，加雷丸，以胡黄连易黄连，而成连梅安蛔汤。但其清热及止痛作用较弱，宜于肝胃有热之肠道蛔虫病。

5. 二号煎、三号煎

两者均出自《江苏中医》1965 年 4 期，组方法度不同，功效主治也同中有异。二号煎组方法度与椒梅汤、减味乌梅丸相同，而三号煎组方避寒（减去苦寒药黄连、黄柏）就温（增加温中健脾化湿之白术、山药、茯苓、泽泻、炙甘草），有温补散寒之功。若见突然心窝部或右上腹阵发性疼痛，食欲减退，恶心欲吐，发热不畏寒，白细胞总数及中性粒细胞比例增高，舌苔黄腻，脉滑数或洪大者，宜清热杀虫止痛，故去桂、附、姜、辛、参、归，加入清热之黄芩，杀虫之川楝子、槟榔，疏肝行气止痛之柴胡、枳壳、木香，用治胆道蛔虫病而偏于热者。若突然心窝部或右上腹阵发性疼痛，畏寒而不发热，白细胞总数增多或正常，舌苔薄白，脉微弱或略紧者，宜温脏驱蛔、行气止痛，故去连、柏、参、归、椒，加入驱虫之川楝子、槟榔，疏肝行气止痛之柴胡、木香、枳壳，宜于胆道蛔虫病而偏寒者。

6. 驱蛔汤一号、胆蛔一号、乌梅丸加减方

三方均重于两调寒热、杀虫、行气泻下止痛，是在寒热并用的基础上增加杀虫（常用使君子、苦楝根皮、川楝子、槟榔）、行气止痛（常用木香、枳壳）、泻下（常用大黄、芒硝）之品，驱虫止痛之力大为增强，宜于寒热错杂之蛔厥而虫动甚疼痛剧烈者。①驱蛔汤一号（《中西医结合治疗急腹症》天津南开医院，1971 年）与胆蛔一号均减去连、附、归、参，加入杀虫之苦楝根皮、槟榔，泻下之芒硝，但驱蛔汤一号又增入使君子及行气止痛之木香、枳壳，故其驱蛔止痛之力较强，宜于胆道蛔虫病腹痛明显者。②乌梅丸加减方（《陕西新医药》1972 年 1 期）减去桂、附、参、归、加入杀虫之使君子、槟榔、苦楝根皮，行气止痛之木香，泻下之大黄，长于杀虫止痛。因本方不去黄连，故其消热之力略强，宜于胆道蛔虫病或胆道蛔虫病并发胆道感染者。③胆蛔一号（《中西医结合治疗急腹症通讯》1975 年 4 期）又增入泻下之大黄，故其驱蛔泻下之力较优，止痛作用不及驱蛔汤一号，宜于胆道蛔虫病腹痛便秘，呕吐较著者。

7. 加减乌梅丸

《云南医药》1976 年 3 期的组方法度与安蛔汤、三号煎相似，均能温补散寒、安蛔止痛、止利，宜于蛔厥或下利而偏于虚寒者。若见脾气虚寒夹湿之小儿顽固性腹泻，宜温补脾气，化除湿邪，故减去连、柏、附，加白术、山药、炙甘草、茯苓、泽泻、胡黄连而成加减乌梅丸。

【结语】由此可见，乌梅丸创制于汉，成熟于清，发展于新中国。根据类方组成配伍不同，功效主治亦随之而变，且有发展。其主方与类方的加减衍变，有如下规律：①蛔厥或下利而偏于虚寒者，可加温中健脾化湿之白术、山药、茯苓、泽泻、炙甘草，增强温补散寒之功。②蛔厥等证偏于寒者，可加清热泻肝和胃之黄芩、白芍、枳实、半夏，增强清热疏导泻肝和胃之功。③寒热错杂之蛔厥而虫动甚疼痛剧烈者，可加使君子、苦楝根皮、川楝子、槟榔杀虫，木香、枳壳行气止痛，大黄、芒硝泻下。运用乌梅丸类方，除应掌握病机、主症外，还应辨明其证寒热盛衰的情况（偏寒偏热及轻重）、虫体所在部位（胆道、肠道、胆囊）以及种类（蛔虫、钩虫、华支睾吸虫等）、疼痛的性质、部位及程度以及是否兼见便秘、感染、梗阻等，只有如此，才能做到随证立法组方，灵活运用。

参考文献

［1］何伦，顿宝生．乌梅丸类方鉴别运用［J］．陕西中医，1985，6（9）：425-426.

十五、理中汤类方辨证

【提要】理中汤类方方证，病位、病性的共性是中焦脾胃虚寒。理中汤类方辨证包括了对太阴病虚寒下利证，病后脾肺虚寒喜唾证，以及脾胃虚寒所致咳喘、胸痹、失血、蛔虫病、小儿慢惊风等部分杂证的治疗方法，体现了以人参、白术温中散寒、补气健脾为中心，随证加减变化的用药法度。

【主方】理中汤，为理中丸（《伤寒论·辨霍乱病脉证并治第十三》）之汤法。

【组成】人参、干姜、甘草（炙）、白术各三两。

【用法】丸法：上四味，捣筛，蜜和为丸，如鸡子黄许大。以沸汤数合，和一丸，研碎，温服之，日三四，夜二服。腹中未热，益至三四丸，然不及汤。汤法：以四物依两数切，用水八升，煮取三升，去滓，温服一升，日三服。服汤后如食顷，饮热粥一升许，微自温，勿发揭衣被。此为一方二法，一般规律是病缓而需久服者用丸剂，病急重者用汤剂。

【功效】温中散寒，健脾燥湿。

【方证】适用于中焦阳虚，寒湿内盛之太阴病虚寒下利证。主要证候是呕吐下利，头痛发热，身疼痛，寒多不用水，舌淡苔白，脉弱。

《伤寒论·辨阴阳易差后劳复病脉证并治第十四》："大病差后，喜唾，久不了了，胸上有寒，当以丸药温之，宜理中丸。"本条论述了病后脾肺虚寒喜唾的证治。大病瘥后，病虽已除，但时时泛吐涎沫，久不能愈。涎乃脾之液，《素问·宣明五气》言"脾为涎"，喜唾乃脾阳虚致涎液不收所致。足太阴脾与手太阴肺经脉相连，脾寒易致肺寒，肺寒则水气不降，聚而为饮。脾肺虚寒，津液不化而泛溢，故见多唾，且久不得愈，即所谓"久不了了"。故用理中丸温中化饮，补土生金。因病已久，故以丸剂缓图。

仲景方药，伤寒用之，杂证亦可用之，关键在于辨证施治。

《金匮要略·胸痹心痛短气病脉证治第九》："胸痹心中痞，留气结在胸，胸满，胁下逆抢心，枳实薤白桂枝汤主之；人参汤亦主之。"此"人参汤"即理中汤。本条论述了胸痹的虚实异治。其病机为阴寒痰浊结于胸中，主症为心胸满闷，伴胁下气逆，上冲心胸。偏于实者，以枳实薤白桂枝汤通阳散结、祛痰下气；偏于虚者，以人参汤温中散寒、补气化痰。由此可见，理中汤是治疗脾胃虚寒、心阳虚衰的主方之一。临床上以心脾阳虚证候为主者，都可用本方为主治之。

【后世医家对本方的具体应用】唐代孙思邈《备急千金要方·卷第二十》："治霍乱吐下胀满，食不消化，心腹痛方，治中汤。"此处"治中汤"即理中汤。

宋代陈言《三因极一病证方论·卷之九》："能止伤胃吐血者，以其功最理中脘，分利阴阳，安定血脉，方证广如《局方》，但不出吐血证，学人当自知之。"可用于脾胃虚寒，统摄失权，血不循经所致之失血证。

宋代陈自明《校注妇人良方·卷二十》："人参理中汤治阳气虚弱，小腹作痛，或脾胃虚弱，饮食少思，或去后无度，或呕吐腹痛，或饮食难化，胸膈不利。"此处"人参理中汤"即理中汤，可用于产后阳虚，脾胃虚弱证。

宋代佚名《圣济总录·小儿躯啼》："白术丸（即本方），治小儿躯啼，脾胃伤风冷，心下虚痞，腹中疼痛，胸胁逆满"此处"白术丸"即理中汤，亦适用于小儿科表里俱寒之腹痛。

明代龚廷贤《万病回春·卷二》："治即病太阴，自利不渴，寒多而呕，腹痛下利，鸭溏，蛔厥，霍乱等症。"理中汤方可用于治疗蛔厥。

明代陈实功《外科正宗·上部疽毒门》："理中汤治中气不足，虚火上攻，咽间干燥作疼，妨碍吐咽，及脾胃不健，食少作呕，肚腹阴疼等症。"理中汤可广泛应用于外科疾病。

明代王良璨《小青囊》："理中汤治恶心干呕，欲吐不吐，心下映漾，如人畏船者。又治小儿慢惊，脾胃虚寒，泄泻及受寒而腰疼。"小儿先天禀赋不足，后天脾胃虚寒，生化无源，致经脉失养，土不荣木，则可见慢惊，当选理中汤治疗。

【类方的同中辨异】自仲景创制理中汤以来，通过无数医家的医疗实践，其应用范围不断有所扩展，并加减衍化成多种温中散寒的方剂，形成了理中汤类方[1]。

1. 中焦脾胃阳虚

同为中焦脾胃阳虚，而理中汤（《伤寒论·辨霍乱病脉证并治第十三》）方后记载随证加减法有八种。①若肾虚水气上冲，见脐上悸动者，去白术之壅补，加桂枝四两以温肾降冲，通阳化气。②若胃寒饮停而气逆，见吐多者，去白术之壅补，加生姜二两以温胃化饮，降逆止呕。③若脾气下陷、脾阳失运，见下利严重者，还需用白术健脾燥湿以止利。④若水邪凌心，见心下悸者，加茯苓二两淡渗利水，宁心安神。⑤若脾不散精、水津不布，见渴欲饮水者，宜重用白术至四两半健脾益气，以运水化津。⑥若中气虚弱，见腹中痛者，重用人参至四两半补益中气，温通经脉。⑦若里寒甚，见腹中冷痛者，重用干姜至四两半温中祛寒。⑧若寒凝气滞，见腹满者，去白术之壅塞，加附子一枚以辛温通阳，散寒除满。

2. 脾胃虚寒，兼风寒表证

脾胃虚寒，兼风寒表证者，当表里双解，理中汤原方加桂枝四两成桂枝人参汤。《伤寒论·辨太阳病脉证并治下第七》云："太阳病，外证未除，而数下之，遂协热而利，利下不止，心下痞硬，表里不解者，桂枝人参汤主之。”此为太阳病误下伤脾，脾虚下利而表邪不解的证治。桂枝人参汤为理中汤衍化之方，共成表里双解之剂。方以理中汤先煎，温中焦之虚，而散寒止利；桂枝后下，使其气锐而解肌表之邪，并助理中散寒。共奏温中解表之功。

3. 脾肺虚寒

足太阴脾与手太阴肺经脉相连，脾寒易致肺寒，而成脾肺虚寒，由理中汤衍化之方，随之兼具温中健脾、降逆化痰之功，用于脾肺虚寒而兼痰湿阻滞，气机失调之证。理中汤原方加枳实、茯苓成枳实理中丸（《太平惠民和剂局方》），兼可消痞化饮，宜于脾胃虚寒，痰饮气滞，脘腹痞满者；原方加茯苓、姜半夏成理中化痰丸（《明医杂著》），兼可燥湿降逆化痰，宜于中焦虚寒兼痰饮内停之咳嗽，痰多色白而稀，或呕吐清水者。前方加紫苏子成理中降痰丸（《沈氏尊生书》，其降逆祛痰平喘作用增强，宜于痰饮内停，肺气上逆，痰喘甚者；原方配半夏、茯苓、陈皮、细辛、五味子，成加味理中汤（《金匮翼》），兼具温中化痰、止咳平喘之效，宜用于中焦脾胃虚寒，咳嗽痰多而喘者。

4. 脾肾阳虚

脾胃阳虚，后天之本无法温补肾阳，可致脾肾阳虚，由理中汤衍化之方，随之兼具温中健脾、温肾散寒之功，用于脾肾虚寒证。理中汤原方加用大辛大热之附子而成附子理中丸（《太平惠民和剂局方》），其温阳散寒之力增强，宜于阳虚较甚，脾胃虚寒之重证或脾肾虚寒者。再添肉桂成附桂理中汤（《三因极一病证方论》），其补肾助阳之力更高，宜于阳虚更甚，肾阳虚弱、脾胃虚寒者；原方去白术，配附子、当归、厚朴、陈皮、芍药、蜀椒成温胃汤（《备急千金要方》），兼具调气和血之能，宜于脾肾虚寒兼脾气郁结，胃气不平者，其症是在附子理中丸证基础上兼见胀满上冲，饮食不下；原方配附子、当归、熟地黄而成六味回阳饮（《景岳全书》），其大补元阳，可用于命门火衰、阴阳将脱之重症；原方配鹿茸，成参茸理中丸（《全国中药成药处方集》），兼有滋阴助阳之功，宜于肾虚精竭、腹痛腹胀、痰多饮停、呕吐噎膈者。

5. 气滞

阳虚则寒凝，寒凝则气滞，由理中汤衍化之方，随之兼具温中健脾、调畅气机之功，用于中焦虚寒兼气机不调之证。原方配青皮、陈皮成治中汤（《太平惠民和剂局方》），兼可理气消胀，宜于中焦虚寒兼气机阻滞，脘腹胀满者；配陈皮、木瓜，成和中丸（《脾胃论》），兼可宽膈消痰，宜于中焦虚寒，饮食停滞较甚者。配陈皮、茯苓成补中汤（《证治准绳》），兼可理气化湿，宜于中焦虚寒兼湿阻气机，泻泄腹胀者；配丁香、吴茱萸成丁萸理中汤（《医宗金鉴》），兼可和胃降逆，宜于中焦虚寒之胃反者；配丁香、白蔻成丁蔻理中汤（《全国中成药处方集》），兼可降逆止呕，宜于中焦虚寒兼胃气上逆，呕恶反胃者；配香附、高良姜、白芍、茯苓成治胃溃疡方（《江苏中医》1979 年），兼可理气定痛，宜于中焦虚寒，气机阻滞，胃部隐痛绵绵，形寒怕冷，面色萎黄虚浮，肠鸣便溏者。

6. 其余类方

亦是以温补中焦脾胃阳为中心，辨证施治。①理中汤原方配阿胶、艾叶，成胶艾理中汤（《备急千金要方》），兼以理中健脾、温经摄血之能，用于治疗妇女脾虚便血或崩漏腹痛。②原方配蜀椒、乌梅、茯苓，成理中安蛔汤（《万病回春》），兼具健脾利湿、温脏安蛔之功，可温扶脾土、去虫，用于治疗中焦虚寒、蛔虫内扰之腹痛吐蛔者。③原方配桂枝、紫苏子、茯苓、泽泻、焦山楂、山药、川黄连，成治心衰方（《江苏中医》1979 年），兼具通阳利湿之效，用于治疗心阳虚衰、水湿内停之全身水肿，面色晦暗，精神萎靡，心悸气短，尿少便溏者。

【结语】由上观之，理中汤类方的加减衍变，体现了以理中汤为主方，随证加减变化的用药法度。主方与类方之间的加减衍变，有如下规律：①对主方进行药味加减，如脾胃虚寒，兼风寒表证者，当表里双解，可加桂枝，如桂枝人参汤。②对主方进行药量加减，如脾气下陷、脾阳失运，见下利严重者，倍用白术健脾燥湿以止利；脾不散精、水津不布，见渴欲饮水者，重用白术健脾益气，以运水化津；中气虚弱，见腹中痛者，重用人参补益中气，温通经脉。③对主方进行药味、药量加减、化裁，如脾肺虚寒者，多配伍半夏、紫苏子、枳实、茯苓等，兼以降逆化痰，如枳实理中丸、理中降痰丸、理中化痰丸、加味理中汤；脾肾阳虚者，多配伍附子、肉桂、当归、熟地黄、鹿茸等，兼以温肾散寒，如附子理中丸、附桂理中丸、温胃汤、六味回阳饮、参茸理中丸；寒凝气滞者，伍以青皮、陈皮、厚朴、香附、丁香、白蔻、高良姜等，兼以理气，如治中汤、和中丸、补中汤、丁萸理中汤、丁蔻理中丸、治胃溃疡方；妇女脾虚崩漏者，配伍阿胶、艾叶，兼以温经摄血，如胶艾理中汤；蛔虫内扰者，伍以蜀椒、乌梅等，兼以温脏安蛔，如理中安蛔汤；水肿心悸者，配五桂枝、紫苏子、茯苓等，兼以通阳利湿，如治心衰方。

理中汤类方组成配伍不同，功效、主治也就有了新的发展，由原来的温中散寒、益气健脾发展到温中健脾兼以温肾、理气、化痰、祛湿、降逆、杀虫、消积、止血等。临床应用也由原来的太阴虚寒、霍乱吐泻，发展到脾肺虚寒、脾肾阳虚、心脾阳虚、寒凝气滞、阳虚失血、蛔虫病及妇科产后阳虚、崩漏，儿科慢惊风等。

“理中者，理中焦。”理中汤类方众多，然总不离原方温阳守中之大法，正如徐大椿在《伤寒论类方》中所言：“四逆、理中皆温热之剂，而四逆一类，总不离干姜，以通阳也，治宜下焦；理中一类，总不离白术，以守中也，治宜中焦。”

参考文献

［1］何伦，顿宝生．理中汤类方鉴别运用［J］．陕西中医，1985，6（4）：181-182.

十六、炙甘草汤（复脉汤）类方辨证

【提要】炙甘草汤（复脉汤）类方主要有：①汉代张仲景《伤寒论》炙甘草汤。②清代喻嘉言《医门法律》清燥救肺汤。③清代吴鞠通《温病条辨》复脉辈（加减复脉汤、一甲复脉汤、二甲复脉汤、三甲复脉汤、大定风珠、护阳和阴汤、救逆汤）等。

炙甘草汤（复脉汤）类方方证，病位在心，病机的共性是心之气、血、阴、阳俱虚而脉率失常。炙甘草汤（复脉汤）类方辨证包括了对伤寒寒邪伤阳耗阴而脉结代、心动悸；伤寒燥化（寒邪伤阳耗阴化燥）、燥邪伤肺（温燥伤肺、气阴两伤）而头痛身热、干咳无痰、气逆而喘、咽干鼻燥、心烦口渴、舌干无苔等症；温病热化（热邪耗气伤阴动风、热邪兼湿耗气伤阴）而心动悸、脉虚大、结代、沉数、细促、细劲、脉气虚弱之病证及部分内伤杂证脉率失常的治疗方法，体现了以炙甘草"通经脉、利血气"与生地黄、麦冬滋阴充脉为中心而复脉，随证加减变化的用药法度。

【主方】炙甘草汤，"一名复脉汤"，以君药名之曰"炙甘草汤"，又以"能使断脉复续"功效名之曰"复脉汤"。出自汉代张仲景《伤寒论·辨太阳病脉证并治下第七》："伤寒，脉结代、心动悸，炙甘草汤主之。"[1]

【组成】《伤寒论·辨太阳病脉证并治下第七》：甘草四两（炙），生姜三两（切），人参二两，生地黄一斤，桂枝三两（去皮），阿胶二两，麦门冬半升（去心），麻仁半升，大枣三十枚（擘）。

《桂林古本伤寒杂病论·卷八·辨太阳病脉证并治下》[2]剂量有所不同，录之于此，供对照参考：甘草（炙）四两，生姜（切）三两，人参二两，地黄半斤，桂枝三两，麦门冬半升，阿胶二两，麻仁半升，大枣（擘）十二枚。

《伤寒论》炙甘草汤中的炙甘草当今以炒甘草为正。麻仁以火麻仁为是[3]。生地黄当是鲜生地黄，因《金匮要略》"百合地黄汤"用的是"生地黄汁"，《名医别录》"生地黄……皆捣饮之"，能捣汁的地黄应当是鲜生地黄。《金匮要略》所载的"肾气丸"用"干地黄"，就是与"鲜地黄"相对而言。"生地黄"包括鲜生地黄和干生地黄。采挖后的鲜品是"鲜生地黄"，经烘干"炕"成"干生地黄"。通常 4.8 千克鲜生地黄可加工成 1 千克干生地黄。现在药材市场卖的干生地黄含水分 15% ~ 20%。

【功效】滋阴通阳复脉。

【方证】伤寒有广义、狭义之分，广义伤寒即《素问·热论》所云："今夫热病者，皆伤寒之类也。”《伤寒论·辨太阳病脉证并治下第七》：“伤寒，脉结代、心动悸，炙甘草汤主之。”桂本《伤寒论·辨咳嗽水饮黄汗历节病脉证并治》：[2]“伤寒，脉结促、心动悸者，炙甘草汤主之。”

此句首冠以伤寒二字，当指广义而言，即风邪。“夫人禀五常，因风气而生长。风气虽能生万物，亦能害万物。”“风是气动含尘虫”，“气动”是大气的流动，包括日、月、年、六十年等运气周期的变化。“尘”是大气中的粉尘。“虫”是大气中的生物（主要是微生物如病毒、细菌、支原体等）。害万物之风气即风邪，主要有风火暑湿燥寒及异气、疫疠之气。当然“脉结代、心动悸”之病，也可源于宿疾杂病。

脉结代、脉结促：都是脉律失常有间歇，是客观体征。《伤寒论》第178条：“脉按之来缓，时一止复来者，名曰结；又脉来动而中止，更来小数，中有还者反动，名曰结，阴也。脉来动而中止，不能自还，因而复动者，名曰代，阴也。得此脉者必难治。”

结、代、促，是指脉象。脉按之脉搏跳动缓慢，时常停止搏动一下就恢复搏动的是结脉；脉搏跳动规律失常，时常停止搏动、恢复搏动的时间不足一下的也是结脉；结是脉来缓慢而停搏无规律、止无定数。代是脉搏跳动失常，时常停止搏动一下，停搏有规律、止有定数的。促是脉来急数而又有不规则的间歇。

心动悸：是主观感受。正常情况下，心脏的跳动自己是感觉不到的。善时不见恶时见。心动是自己感受到心脏的跳动很严重而不舒服了，心悸是自己察觉到心跳有停搏而慌乱不适且不安宁了，心动悸是自己感受到心脏的跳动很严重还有停搏而慌乱不安了。

《素问·痿论》云：“心主身之血脉。”血脉的正常运行，全赖于心气心阳的推动。若心阳亏乏、脾胃化源不足导致营卫亏虚，无法正常贯五脏，络六腑，即可出现心动悸、脉结代等证。

《伤寒论》炙甘草汤方证的病位在心。病因是风寒之邪耗心阳而又伤心阴；或伤寒误治、失血后、杂病，损伤心之阴血、消耗心之阳气；或发汗过度，汗出过多，易耗伤心液；或禀赋不足，素质虚弱。病机是心的气阳阴血俱虚且鼓动无力，血虚不能濡养心脉而致心动失常。辨证要点是缓慢性心律失常，脉迟缓而结代，心动悸。

【方解】《难经·十四难》云："损其心者，调其荣卫。"炙甘草汤为桂枝汤之衍变方，寓含滋阴通阳复脉的治法。

方中炙甘草为君药，甘以缓之，益气补中，复脉之本。《灵枢·终始》云："阴阳俱不足，补阳则阴竭，泻阴则阳脱。如是者，可将以甘药，不可饮以至剂。"《伤寒论·辨少阴病脉证并治第十一》告诫"服汤脉暴出者死；微续者生"，《名医别录》载甘草"通经脉、利血气"。臣以人参气血双补，大枣补脾养心，以资气血生化之源；重用生地黄滋阴养血，《名医别录》谓地黄"补五脏内伤不足，通血脉，益气力"；阿胶、麦冬、麻仁滋心阴，养心血，充血脉。明代医家张介宾提出："善补阳者必于阴中求阳，则阳得阴助而生化无穷，善补阴者必于阳中求阴，则阴得阳助而源泉不竭。"阴无阳则无以化，故佐以桂枝、生姜辛行温通，温心阳，通血脉，诸厚味滋腻之品得姜、桂则滋而不腻。用辛热之清酒煮药是"醇提法"，以助药力而温通血脉为使。诸药合用，滋心阴而不腻，补心血而不滞，益心气而不壅，通心阳而不燥，刚柔相济，源流并治，气血双补，阴阳同调，共奏滋阴益气、通阳复脉之效，使阴血足而血脉充，阳气足而血脉通，悸定而脉复，故又名"复脉汤"。

炙甘草汤为何不用白芍？张仲景制的炙甘草汤（复脉汤），为桂枝汤减白芍，倍甘草、大枣，加人参、麦冬、生地黄、阿胶、火麻仁而成。白芍也为滋阴佳品，为何减去不用？因白芍虽能滋阴，却能助满[4]，或认为当方证出现"胸满""间歇脉"并见时，方为仲景桂枝去芍药汤之指征[5]。阴阳两虚时当先复阳。脉结代之源是心阳气虚弱致间歇停跳。心脏间歇停跳时，患者苦于心气暂滞的胸满胀闷，有窒息欲死之感。白芍味酸性寒力润，酸敛涩，寒凝滞，润易生湿，湿性黏滞，收中加静，阴上添阴，易阻滞气机使气滞不通，故炙甘草汤不用白芍。

【用法】《伤寒论·辨太阳病脉证并治下第七》炙甘草汤煎服法："上九味，以清酒七升，水八升，先煮八味，取三升，去滓，内胶，烊消尽，温服一升，日三服。”

“上九味，以清酒七升，水八升，先煮八味，取三升”，清酒 1 400 毫升加水 1 600 毫升，共计 3 000 毫升；煮药后取 600 毫升，是已蒸发了 2 400 毫升；比例是添 5 留 1。《伤寒论》汤方是直接煎煮，煎煮前药材未进行浸泡，提示其药材含水量较大，无须浸泡就能达到充分煎煮之效；《伤寒论》汤方大多煎煮一次，亦盖缘于此。用清酒煮药相当于现代的醇提法，而不是服药时用酒送服药液。

桂本《伤寒论·辨咳嗽水饮黄汗历节病脉证并治》[2]：“上九味，以清酒七升，先煮八味，取三升”，未用“水八升”。孙思邈《千金翼方》改清酒煮为水煮。

“去滓，内胶烊消尽”，阿胶是烊化在去掉渣滓的 600 毫升药液中。

“温服一升，日三服”是每日 3 次，每次温服 200 毫升，药液总量为 600 毫升。王焘《外台秘要》服用量减为“每服七合，日三夜一”，是每日 4 次，每服 140 毫升，药液总量是 560 毫升。

【用量】因古今度量衡的变迁，对于《伤寒论》《金匮要略》药物用量，现代有多种意见。①“小其方”：刘渡舟等遵从李时珍“古一两，今用一钱可也”。②“大其制”：柯雪帆、郝万山、张家礼等认定东汉之一斤约合今之 250 克，一两约合今之 15.625 克；一升约合今之 200 毫升。③“按比例”：不传之妙在比例。《伤寒论》为众方之祖，仲景之法，重在配伍，主要体现为不同药物用量的配方比例。《伤寒论》和《金匮要略》原文反映了仲景用药法度，或用体积，或用重量，自有比例。炙甘草汤的配方比例从原文中寻找线索，内部自证，可得不传之秘；较辗转证明更可信，可避免传抄之误导致的文献失真。

药物用量“大其制”是“小其方”的 5 倍，学习应当“按比例”。古人与今人的禀赋、饮食、环境等有诸多差异，临证“大其制”还是“小其方”，应当“因时因地因人”制宜，是为得法。

【疗程与预后】因病情轻重不一，预后也不同。病情轻缓者，“行动如常，不出百日”[6]，服用炙甘草汤的疗程应在 100 天左右，治疗过程中须患者密切配合，情绪安定，方可徐徐生效。因此类疾病如暴发性心肌炎有凶险者，不可言能尽愈百病，故《伤寒论》云“此属阴”“得此脉者，必难治”，《脉经》云“结者生、代者死”，炙甘草汤方证中病重危急者预后不佳，《金匮要略》谓“危急者十一日死”[6]，《千金翼方》谓“二十一日死”[7]，要让患者及其亲属知情，高度警惕。

【炙甘草汤现代应用】炙甘草汤的临床应用[8]应是心功能不全，并符合仲景所述的结或代脉象之一的脉律失常，且属于中医“气阴两伤，阴阳俱虚”者。

炙甘草汤现代常用于由心肌炎等器质性心脏病所引起的心律失常，心电图检查提示为各种不同类型的期前收缩或传导阻滞、心肌受损等改变，自觉症状为心悸、气急、胸部作痛等。

精神情志等因素引起自主神经功能紊乱所致的心脏神经症，表现为心悸、气急、紧张、失眠或胸部作痛等症。心电图检查可正常，部分病例可有期前收缩或心动过缓。

对现代医学诊断的病毒性心肌炎及其他原因导致的“脉结代，心动悸”确有疗效。脉结代为炙甘草汤之脉候，心动悸为炙甘草汤之证候。心动悸在儿科临床上更为重要[9]。

【类方的同中辨异】

1. 伤寒寒化（寒邪伤阳耗阴、寒邪兼湿伤阳耗阴）而心动悸、脉缓结代之病证

唐代孙思邈《千金翼方》将炙甘草汤方中的麦冬、火麻仁、阿胶用量增至两倍，将桂枝改为桂心，用量减至二两，以加强原方滋阴养血的功效，“主虚劳、不足，汗出而闷，脉结，心悸”。

唐代王焘《外台秘要》将大枣增至四十枚，桂心二两，用其治疗“肺痿涎唾多，心中温温”。肺痿病晚期，气血大亏，心肺皆竭，通过滋肺阴来调和心之气血阴阳。《神农本草经》云“大枣味甘、平”，大枣不似桂枝、生姜、人参之温热，与炙甘草配伍，通过补脾胃以实中焦脾土而养营阴。桂枝与桂心的区别在于，桂枝偏于表，解表散寒、温阳化气，桂心偏于里而温补肾阳、化气行水。

宋代《圣济总录》转载本方，治疗“伤寒心悸”，但用量减少。

元代罗天益《卫生宝鉴》将本方用于伤寒误下的呃逆、昏聩之证。

清代费伯雄《医醇賸义·卷二·附虚劳门诸方》将本方中阿胶加量为三两，治虚劳不足、汗出而闷。

清代张璐《伤寒绪论·卷下·小便难》应用炙甘草汤治疗汗后，舌干微黄黑而无积胎，心烦动悸不宁，小便难。

2. 伤寒燥化（寒邪伤阳耗阴化燥）、温燥伤肺、气阴两伤之燥邪伤肺病症

清代喻嘉言《医门法律》著“秋燥论”，从秋季燥邪病因出发，辨明病证特点为燥邪伤肺，“诸气膹郁之属于肺者，属于肺之燥也”“诸痿喘呕之属于上者，亦属于肺之燥也”，而前人不识肺燥病因，“古今治气郁一方，用辛香行气，绝无一方治肺之燥者”，随后叶天士《临证指南医案》亦认为：“秋燥一症，气分先受，治肺为急。”“燥”，有外燥、内燥之分。伤于天之燥气，当用清法；内伤血燥，则宜润法。秋伤于燥，上逆为咳，肺为嫩脏，不容缓图，故曰“救”。用大队甘凉滋润之品，凉而能补，“以救肺燥变生诸证”（喻嘉言），故名“清燥救肺汤”。清燥救肺汤方（辛凉甘润法）方见清燥救肺汤类方。

3. 温病热化（热邪耗气伤阴动风、热邪兼湿耗气伤阴）而心动悸、脉虚大、结代、沉数、细促、细劲、脉气虚弱之病证

清代叶天士在《临证指南医案》中提出“顾阴液，须投复脉。乃邪少虚多之治法”，即阴液不足或阴阳并虚的同时，伴有少量病邪，病邪一般为热邪，须给予复脉汤。叶天士判断“邪少虚多，阴虚为主”的依据首重脉象，脉象以细数或虚促为主，细、虚为不足，数、促为有热邪；其次是根据临床症状，如口渴、咽燥、心悸、身材瘦弱、面色憔悴，妇人可见月经减少、延期、停经等。临证时，根据辨证灵活化裁，将炙甘草汤广泛应用于内外妇儿各科。

（1）阴伤，去生姜、桂枝，加白芍：因姜、桂辛温发散，易耗伤阴液，故叶天士在治疗阴伤类疾病时，多去除姜桂这两味药，阴伤重时加白芍，白芍味酸苦而性微寒，能滋补阴液，后吴鞠通名此为加减复脉汤，作为热邪劫阴之总司。

（2）阴伤风动，去生姜、桂枝、人参，加白芍、鸡子黄：叶天士首提内风，为身中阳气之变动，肝为风脏，若阴液精血衰耗，水不涵木，则肝阳偏亢，内风时起。若此时盲目攻风劫痰，则体内阴液劫伤更甚，故宜从本而治，滋液息风，濡养营络，补阴潜阳。复脉汤去除辛温发散的生姜、桂枝、人参，加白芍、鸡子黄，以柔缓之法，使阳和风息。阿胶与鸡子黄同为血肉有情之品，柔婉息风，是叶天士常用之药对。

（3）潜肝阳多用介质：叶天士在应用复脉汤时针对阳亢不潜的病机常选用牡蛎、鳖甲、石决明等介属潜阳之药，以滋补肾水，收敛阳气，后吴鞠通在此基础上创立一甲、二甲、三甲复脉汤。

4. 清代吴鞠通《温病条辨》复脉辈

吴鞠通认为伤寒易由外而内损伤人身之阳，故用温热之参、姜、桂、枣助阳化气，而温热之邪易由上而下，损伤人体之阴，治宜寒凉养阴为主。在《温病条辨》卷三中，在炙甘草汤的基础上加减化裁，衍化出“复脉辈”类方（加减复脉汤、救逆汤，一甲、二甲、三甲复脉汤，大定风珠，护阳和阴汤等），将益气养阴、温阳复脉变为滋阴养血复脉；阴虚易动风，故加入介类药物以镇摄潜阳息风，防治痉厥。

加减复脉汤　温邪久羁中焦，阳明阳土，未有不克少阴癸水者，或已下而阴伤，或未下而阴竭。若其人脉虚大，手足心热甚于手足背者，加减复脉汤主之。

加减复脉汤方（甘润存津法）：炙甘草六钱，干地黄六钱，生白芍六钱，麦冬（不去心）五钱，阿胶三钱，麻仁三钱。水八杯，煮取三杯，分三次服。剧者，加甘草至一两，地黄、白芍八钱，麦冬七钱。日三夜一服。

一甲复脉汤　温病后，阴血虚兼大便溏者，阴液下泄，加减复脉汤去麻仁，加牡蛎一两，变为一甲复脉汤。

一甲复脉汤方：炙甘草六钱，干地黄六钱，生白芍六钱，麦冬（不去心）五钱，阿胶三钱，牡蛎一两。

一甲复脉汤即于加减复脉汤内，去麻仁加牡蛎一两。因麻仁润滑下泄，有亡阴之虑，故去之；加牡蛎“既能存阴，又涩大便，且清在里之余热，一物而三用之。”

二甲复脉汤 热邪深入下焦，脉沉数，舌干齿黑，手指但觉蠕动，急防痉厥，二甲复脉汤主之。

二甲复脉汤方：炙甘草六钱，干地黄六钱，生白芍六钱，麦冬（不去心）五钱，阿胶三钱，麻仁三钱，生牡蛎五钱，生鳖甲八钱。

二甲复脉汤即于加减复脉汤内加生牡蛎五钱、生鳖甲八钱。“此示人痉厥之渐也。温病七八日以后，热深不解，口中津液干涸，但觉手指掣动，即当防其痉厥，不必俟其已厥而后治也。故以复脉育阴，加入介属潜阳，使阴阳交纽，庶厥不可作也。”

三甲复脉汤 下焦温病，热深厥甚，脉细促，心中憺憺大动，甚则心中痛者，三甲复脉汤主之。

三甲复脉汤方（同二甲汤法）：炙甘草六钱，干地黄六钱，生白芍六钱，麦冬（不去心）五钱，阿胶三钱，麻仁三钱，生牡蛎五钱，生鳖甲八钱，生龟板一两。

三甲复脉汤方即于二甲复脉汤内，加生龟甲一两。温病后期，下焦真阴耗竭，水不济火，“故以镇肾气、补任脉、通阴维之龟板止心痛，合入肝搜邪之二甲，相济成功也”。

大定风珠 热邪久羁，吸烁真阴，或因误表，或因妄攻，神倦瘛疭，脉气虚弱，舌绛苔少，时时欲脱者，大定风珠主之。

大定风珠方（酸甘咸法）：生白芍六钱，阿胶三钱，生龟板四钱，干地黄六钱，麻仁二钱，五味子二钱，生牡蛎四钱，麦冬（连心）六钱，炙甘草四钱，鸡子黄（生）二枚，鳖甲（生）四钱。

水八杯，煮取三杯，去滓，再入鸡子黄，搅令相得，分三次服。喘加人参，自汗者加龙骨、人参、小麦，悸者加茯神、人参、小麦。

大定风珠即于三甲复脉汤［其中炙甘草减二钱、麦冬（连心）加一钱、麻仁减一钱、生牡蛎加一钱、鳖甲（生）减四钱、生龟板减六钱］加五味子二钱、鸡子黄二枚。此时“邪虽去之八九，而真阴仅存一二”，加五味子益阴敛阳以固脱、鸡子黄滋阴养液以扶正。

救逆汤 温病误表，津液被劫，心中震震，舌强神昏，宜复脉法复其津液，舌上津回则生；若伤之太甚，阴阳有脱离之象，汗自出，中无所主者，救逆汤主之。

救逆汤方（镇摄法）：炙甘草六钱，干地黄六钱，生白芍六钱，麦冬（不去心）五钱，阿胶三钱，生龙骨四钱，生牡蛎八钱，人参二钱。

救逆汤即于加减复脉汤去火麻仁，加生龙骨四钱、生牡蛎八钱，以增强平肝潜阳、重镇安神之效。煎如复脉法。脉虚大欲散者，加人参二钱。

护阳和阴汤 热入血室，医与两清气血，邪去其半，脉数，余邪不解者，护阳和阴汤主之。

大凡体质素虚之人，驱邪及半，必兼护养元气，仍佐清邪，故以参、甘护元阳，而以白芍、麦冬、生地和阴清邪也。

护阳和阴汤方（甘凉甘温复法，偏于甘凉，即复脉汤法也）：白芍五钱，炙甘草二钱，人参二钱，麦冬（连心炒）二钱，干地黄（炒）三钱。

水五杯，煮取二杯，分二次温服。

【结语】炙甘草汤（复脉汤）是养心复脉的基础方，体现了滋心阴、补心血、益心气、通心阳的四大方法。后世诸多医家在仲景复脉汤的基础上加减化裁，将复脉汤广泛应用于内外妇儿各科（如因营气衰少、卫气不足所致之虚劳肺痿，不寐以及因脾虚、津血不足所致之燥证等）病症的治疗，体现了以炙甘草汤为主方，随证加减变化的用药法度。

主方炙甘草汤（复脉汤）与类方之间的加减衍变，有如下规律：①虚劳、不足，气阴两伤而偏于阴虚者，可适当增加麦冬、火麻仁、阿胶的用量以加强滋阴养血的功效。对虚劳肺痿等使用本方，是用其益气滋阴借以补肺，但对阴伤肺燥显著者，姜、桂、酒应慎用、少用或不用，以防止温药耗阴伤液之弊。②肺痿病晚期，气血大亏，心肺皆竭而涎唾多，心中郁郁不舒，泛泛欲吐者，大枣增至四十枚，桂枝改为桂心二两。③清燥救肺汤即麻黄杏仁甘草石膏汤去麻黄加桑叶、枇杷叶合炙甘草汤去桂、姜、酒、生地，火麻仁改胡麻仁化裁而成。④温热病后期或发热久延不退，阴津已伤，症见身热面红、手足心热、口舌干燥或神疲肢倦、舌质红、脉虚大者，宜去人参、桂枝、姜、枣、清酒等温热之品，加白芍以滋阴增液。⑤兼见大便溏者，阴气下溜，有亡阴之危，应去火麻仁，加生牡蛎，既能存阴，又涩大便，且清在里之余热。⑥温病七八日后，邪热深入下焦，出现脉象沉数，舌干齿黑，手指蠕动，此乃阴虚不能潜阳，肝风内动，将发痉厥之象，加生牡蛎、生鳖甲，增强育阴潜阳的功效。⑦温病后期，热邪深入下焦，肾阴被劫，出现脉细促，心中痛，加生牡蛎、生鳖甲、生龟甲，增加镇肾气、补任脉、通阴维、止心痛的作用。⑧阴伤风动，神倦，脉气虚少，舌绛苔少，时时欲脱者，三甲复脉汤加白芍、鸡子黄，益阴敛阳以固脱、滋阴养液以扶正。⑨温病误表，伤其津液，阴阳有脱离之象，精神萎靡，面色青灰或苍白，四肢厥冷，小便少，加减复脉汤去火麻仁，加生龙骨、生牡蛎，脉欲散者，加人参，增强平肝潜阳、重镇安神之效。

临证治疗"必伏其所主而先其所因"。应用炙甘草汤（复脉汤）类方当细辨主证，随证加减，使方证相应。

参考文献

［1］张仲景．伤寒论［M］．王叔和，撰次．钱超尘，郝万山，整理．北京：人民卫生出版社，2005：66.

［2］张仲景．桂林古本伤寒杂病论［M］．王冠一，周羚，校．北京：中国科学技术出版社，2023：84.

［3］郭丽，杨红梅，王蓉，等．论炙甘草汤中麻仁［J］．四川中医，2015，33（6）：32-34.

［4］高伯正．试析复脉汤不用白芍［J］．中医文献杂志，2015，33（2）：39.

［5］刘奇．从桂枝去芍药汤论方证相应［J］．上海中医药杂志，2017，51（1）：32.

［6］张仲景．金匮要略［M］．何任，何若平，整理．北京：人民卫生出版社，2005：24.

［7］孙思邈．千金翼方［M］．北京：人民卫生出版社，1956：177.

［8］陈曦，郑艳，宋立毅．炙甘草汤应用指征［J］．河南中医，2017，37（1）：13-14.

［9］崔文成．经方治疗儿童心肌炎体悟［J］．中医杂志，2008，49（4）：307-309.

十七、百合地黄汤类方辨证

【提要】百合地黄汤类方方证，病位、病性的共性是心肺阴虚。百合地黄汤类方辨证包括对百合病误汗、误下、误吐，百合病变发热证，肺肾阴亏、虚火上炎之证以及胃脘痛，肺经风湿热郁凝滞之鼻窒等疾病的治疗方法。百合地黄汤类方体现了以百合养阴清热为中心，随证加减变化的用药法度。

【主方】百合地黄汤，出自《金匮要略·百合狐惑阴阳毒病脉证治第三》。

【组成】百合七枚（擘），生地黄汁一升组成。

【用法】上以水洗百合，渍一宿，当白沫出，去其水，更以泉水二升，煎取一升，去滓，内地黄汁，煎取一升五合，分温再服。中病，勿更服。大便当如漆。

【方证】治百合病，心肺阴虚内热证。症见百合病，未经吐、下、发汗等误治，病形如初者。“病形如初者”，指病情尚未发生变化，证仍属心肺阴虚内热，症状表现为神志恍惚，意欲饮食复不能食，时而欲食，时而恶食；沉默寡言，欲卧不能卧，欲行不能行，如有神灵；如寒无寒，如热无热，口苦，小便赤，舌红少苔，脉微细。

【方解】百合地黄汤润养心肺，清热凉血。方中百合甘淡微寒，入心肺经，能润肺清心安神，偏重清气分邪热；生地黄甘苦寒，入心经，清养心营，偏重清血分邪热；泉水属阴，用之煎药，共奏养阴清热之功。服后初见疗效，即应守方治疗，勿更换方药。若服后大便呈漆黑色，为地黄本色，非瘀血。

【类方的同中辨异】百合知母汤、滑石代赭汤、百合鸡子汤、百合滑石散均出自《金匮要略》，均能治疗百合病。百合知母汤中百合伍以苦寒的知母，泄利解热之效较强，主治百合病误汗后、津液受伤、虚热加重、心烦口渴者；滑石代赭汤中滑石甘寒利水，赭石苦寒收敛，而以百合为主药，可扶中补虚兼以止利，主治百合病误下后伤阴、气逆呕吐、大便溏泄者；百合鸡子汤中百合伍以鸡子黄，有滋阴养胃、补中益气之功，主治百合病误吐之后，虚烦不安者；百合滑石散中百合配伍滑石，具有清热利尿、滋养心肺的功效，主治百合病变发热证。若热去当有微利，不可再服。

1. 百合固金汤

本方出自明代周之干《慎斋遗书》，由熟地黄、生地黄、当归身各三钱，白芍、甘草各一钱，桔梗、玄参各八分，贝母、麦冬、百合各半钱组成。百合配麦冬，滋肺而润燥，清虚火而止咳；生地黄、熟地黄、玄参滋肾壮水以制虚火，以当归养血补肝，引血归经，并治咳逆上气；白芍和营泄热，敛阴柔肝；贝母润肺化痰以止咳；桔梗引药入肺以化痰利咽。诸药相和，使肺肾得养，阴液渐充，虚火自降，咳止血宁。主治肺肾阴亏，虚火上炎之咳血证、咳嗽气喘、痰中带血、咽喉燥痛、手足心热、骨蒸盗汗、舌红少苔、脉细数。

2. 辛夷清肺饮

本方出自明代陈实功《外科正宗》，以百合配伍辛夷、黄芩、山栀子、石膏、知母等，具有清肺通窍之功，治疗“肺热鼻内息肉，初如榴了，日后渐大，鼻塞孔窍、气不宣通者服之”，也就是肺经风湿热郁凝滞而成之鼻室。临床上常用来治疗儿童变应性鼻炎。

3. 百合乌药汤

本方出自清代陈修园《时方歌括》，原方主治“心口痛，服诸药不效者，亦属气痛”。原方百合一两，乌药三钱，重在通气和血。加一味甘草，意在缓急和中，用量多在 10 ~ 15 克。用于胃脘痛或痞塞不和，但无吞酸者烧心者，此方平和而效捷。

【结语】百合地黄汤主方与类方之间的加减衍变，有如下规律：①百合病误汗后，津液受伤，虚热加重，心烦口渴者，配伍知母；②百合病误下后伤阴，气逆呕吐，大便溏泄者，配伍赭石；③百合病误吐之后，虚烦不安者，配伍鸡子黄；④百合病变发热证，配伍滑石；⑤肺肾阴亏，虚火上炎之证，配伍熟地黄、生地黄、当归、白芍、桔梗、玄参、贝母、麦冬等；⑥胃脘痛或痞塞不和，但无吞酸者烧心者，配伍乌药、甘草；⑦肺经风湿热郁凝滞而成之鼻窒，配伍辛夷、黄芩、山栀子、石膏、知母。

十八、肾气丸类方辨证

【提要】肾气丸类方方证，病位、病性的共性是肾阳不足。肾气丸类方辨证包括了对气不化水、水湿泛溢之腰重脚肿，精血亏损、筋骨失养之足膝软弱，痰火上浮、窍道被阻之舌强不语、足废不用，精气大亏、命门火衰之阳痿滑精，肾不纳气、痰饮上泛之气喘痰多、呼多吸少，肾气不固、膀胱失约之尿崩等的治疗方法，体现了以熟地黄、山药、附子温补肾阳为中心，随证加减变化的用药法度。

【主方】肾气丸，出自汉代张仲景《金匮要略·中风历节病脉证并治第五》。

【组成】干地黄八两，山茱萸、山药各四两，泽泻、丹皮、茯苓各三两，桂枝、附子（炮）各一两。

【方证】主治肾阳不足证。症见腰痛脚软，身半以下常有冷感，少腹拘急，小便不利，或小便反多，入夜尤甚，阳痿早泄，舌淡而胖，脉虚弱，尺部沉细或沉弱而迟，以及痰饮，水肿，消渴，脚气，转胞等。现代临床多用于治疗糖尿病、前列腺增生、慢性肾炎、老年性哮喘等。

【方解】地黄、山萸肉、山药三药可以滋养肾肝脾而益精血；桂枝、附子辛热之药可以助命门以温阳化气；泽泻、茯苓、牡丹皮三药寓泻于补，祛邪而使补药得力，又以防止阴药助湿碍邪之弊。诸药合用，助阳之弱以化水，滋阴之虚以生气，使肾阳振奋，气化复常，则诸症自除。本方组方配伍、选药用量均严谨有度，阴中求阳，寓泻于补。

【类方的同中辨异】金匮肾气丸开温补肾阳法之先河，为补肾阳之祖方，后世众多的补肾阳之剂大都由此方衍化而来[1]。

1. 无比山药丸

本方出自唐代孙思邈《备急千金要方》，原名“无比薯蓣丸”。若脾肾亏虚，头晕目眩，耳鸣腰酸，冷痹骨疼，四肢不温，遗精盗汗，尿频遗尿，带下清冷，舌质淡，脉虚软，治宜温阳益精、补肾固摄，故去牡丹皮、茯苓、桂枝、附子加肉苁蓉四两，五味子六两，菟丝子、杜仲各三两，牛膝、茯神、巴戟天、赤石脂各一两而成无比山药丸。

2. 济生肾气丸

本方出自宋代严用和《济生方》，配有车前子、牛膝等渗利泄邪之品，具有温阳利水之功，其利水消肿之力较肾气丸强，故宜于阳虚腰重脚肿者。主治肾阳不足、水湿内停所致的肾虚水肿、腰膝疲重、小便不利、痰饮咳喘等。本方是治疗肾阳虚水肿专方，明代后世医家张介宾誉之为“补而不滞，利而不伐，治虚水方，更无有出其右者”。

3. 十补丸

本方出自南宋严用和《济生方》，若肾阳不足兼精血亏损、肌肤、筋骨失养而兼见面色黧黑，肢体羸瘦，足冷足肿，耳鸣耳聋，腰脊疼痛者，当补肾阳、益津血，故去桂枝加五味子60克，酒蒸鹿茸、肉桂各30克而成十补丸。侧重于阴中求阳而补肾阳。

4. 地黄饮子

本方出自宋代《圣济总录》，配伍了肉苁蓉、巴戟天、石斛、麦冬、菖蒲、远志等药物，具有滋肾阴、补肾阳、开窍化痰之功效。主治下元虚衰，阴阳两亏，虚火上炎，痰浊上泛之喑痱证。症见舌强不能言，足废不能用，口干不欲饮，足冷面赤，脉沉细弱。

5. 右归饮

本方出自明代张介宾《景岳全书》，若肾阳不足，阳衰阴盛，腰膝酸痛，气怯神疲，大便溏薄，小便频多，手足不温，阳痿遗精，舌苔淡薄，脉象沉细者；阳虚咳嗽；产妇虚火不归元而发热者；肾虚火衰，晕坠而痛；或阴盛格阳、真寒假热之证者。治宜温肾阳，补肾精，故去泽泻、牡丹皮、茯苓、桂枝加枸杞子、杜仲各 6 克，甘草、肉桂各 3 ~ 6 克而成右归饮。

6. 右归丸

本方出自《景岳全书》，若先天禀赋不足，或年老体衰，或久病耗损而出现的气弱神疲、腰酸膝软、畏寒肢冷、阳痿遗精、小便自遗，以及由于火不生土，脾胃虚寒而致的饮食减少、大便溏薄、舌淡苔白、脉沉而迟，宜温补肾阳，填精止遗，故去泽泻、牡丹皮、茯苓、桂枝加肉桂 6 克，菟丝子、鹿角胶、枸杞子、杜仲各 12 克，当归 9 克而成右归丸。补力尤强，与右归饮相比主治肾阳虚更重者。

7. 人参桂附八味丸、温肾纳气化痰饮、缩泉治崩汤、补阳起痿汤

若在肾阳虚基础上兼见气虚欲脱之气短似喘，可采用人参桂附八味丸（清代《医宗己任编》）；若见肾不纳气，痰浊上泛之咳喘痰多，呼多吸少，可用温肾纳气化痰饮（清代《丁甘仁医案》）；若膀胱失约之尿崩，可采用缩泉治崩汤（《中医杂志》1956 年）；若精气虚衰之阳痿不举肾气不固，可用补阳起痿汤（《广东医学》1964 年）。

【结语】肾气丸主方与类方的加减衍变，有如下规律：①若肾阳不足、水湿内停所致的水肿、小便不利，配伍车前子、牛膝等药物。②若肾阳不足兼精血亏损而肌肤、筋骨失养之面色黧黑，足膝软弱，配伍五味子、鹿茸等药物。③若见下元虚衰，虚火上炎，痰浊上泛之喑痱证，配伍肉苁蓉、巴戟天、石斛、麦冬、菖蒲、远志等药物。④若肾阳虚较重，寒象更著者，配伍菟丝子、鹿角胶、枸杞子、杜仲等药物。

参考文献

［1］何伦，顿宝生．常用类方鉴别运用（三）［J］．陕西中医，1984，5（3）：43.

十九、酸枣仁汤类方辨证

【提要】酸枣仁汤类方方证，病位、病性的共性是肝血不足，阴虚内热。酸枣仁汤类方辨证包括了对心脾气血两虚证，脾不统血证，心肾两虚、虚火内扰之神志不安、心悸怔忡，心中气血虚损兼心下有痰饮之惊悸不眠，阴虚肝郁、夜半子时发病等的治疗方法。体现了以酸枣仁养血补肝、宁心安神为中心，随证加减变化的用药法度。

【主方】酸枣仁汤，出自东汉张仲景《金匮要略·血痹虚劳病脉证并治第六》。

【组成】酸枣仁二升，甘草一两，知母二两，茯苓二两，川芎二两。（《深师》有生姜二两）

【用法】上五味，以水八升，煮酸枣仁得六升，内诸药，煮取三升，分温三服。

【方证】《金匮要略·血痹虚劳病脉证并治第六》："虚劳虚烦不得眠，酸枣仁汤主之。"主治肝阴不足，心血亏虚，虚热内扰之虚烦不眠证，主要表现为虚烦失眠，心悸不安，头目眩晕，咽干口燥，舌红，脉弦细。临床多用于治疗神经衰弱、心脏神经症、更年期综合征等疾病。

【方解】方中重用酸枣仁，枣仁酸平，入心肝之经，养血补肝，宁心安神，为君药。茯苓宁心安神，知母滋阴清热，为臣药。与君药枣仁相配，以助君药安神除烦之效。佐以川芎调畅气机，疏达肝气，与君药相配，酸收辛散并用，相反相成，具有养血调肝之妙。甘草生用，和中缓急，为使药。诸药相伍，一则养肝血以宁心神；一则清内热以除虚烦。共奏养血安神，清热除烦之功。

【类方的同中辨异】

1. 归脾汤

本方出自宋代严用和《济生方》，是由主方去茯苓、知母、川芎，加白术、茯神、黄芪、龙眼肉各一两，人参、木香各半两，当归一钱，远志一钱而成。心脾同治，气血并补，具有益气补血、健脾养心之功效，是治疗思虑过度、劳伤心脾、气血两虚之良方。主治：①心脾气血两虚证。心悸怔忡，健忘失眠，盗汗，体倦食少，面色萎黄，舌淡，苔薄白，脉细弱。②脾不统血证。便血，皮下紫癜，妇女崩漏，月经超前，量多色淡，或淋漓不止，舌淡，脉细弱。本方原载于《济生方》，但无当归、远志。至明代薛己在《内科摘要》中补入此二药，沿用至今。

2. 天王补心丹

本方出自明代薛己《校注妇人良方》，若见心悸怔忡，虚烦失眠，神疲健忘，或梦遗，手足心热，口舌生疮，大便干结，舌红少苔，脉细数，治当滋阴养血、补心安神，故去知母、川芎、甘草，加柏子仁、当归、天冬、麦冬各二两，生地黄四两，人参、丹参、玄参、五味子、远志、桔梗各五钱而成天王补心丹。重用生地、天冬、麦冬、玄参滋阴清热，主治心肾两虚，阴虚血少，虚火内扰所致的神志不安之证。临床多用于治疗神经衰弱、精神分裂症、心脏病、甲状腺功能亢进等证属阴虚血少的疾病。

3. 滋水清肝饮

本方出自清代高鼓峰《医宗己任编》，由主方去知母、川芎、甘草，加熟地黄、山药、山萸肉、牡丹皮、泽泻、白芍、栀子、当归、柴胡而成。组方三补三泻，具有滋阴养血、清热疏肝之功。主治阴虚肝郁，症见胸胁胀痛，耳聋耳鸣，腰膝酸软，口干口苦，大便干结，头目眩晕，骨蒸盗汗，视物模糊，遗精梦泄，舌红苔少，脉弦细。

4. 定心汤

本方出自清代张锡纯《医学衷中参西录》，是由主方去茯苓、知母、川芎、甘草，加龙眼肉（一两）、山萸肉（五钱，去净核）、柏子仁（四钱，炒捣）、生龙骨（四钱，捣细）、生牡蛎（四钱，捣细）、生明乳香（一钱）、生明没药（一钱）而成。方中用龙骨入肝以安魂，牡蛎入肺以定魄，故能安心定神，收敛心气。主治心悸怔忡。若是心体自病，心房门户变大小窄阔之类，可用本方加减治疗。假心跳即怔忡证，其收发血脉之动力，非大于常率，故以手扪之不觉其跳。此证治以定心汤时，磨取铁锈水煎药更佳，取其镇重安神之力。

5. 安魂汤

本方出自《医学衷中参西录》，若见心中气血虚损，兼心下有痰饮，致惊悸不眠，舌质淡，苔薄腻，脉细滑者，可用安魂汤，由主方去知母、川芎、甘草，加龙眼肉六钱、生龙骨五钱、生牡蛎五钱、清半夏三钱、生赭石四钱而成。具有益气养血，安魂定魄，化痰消饮之功。方中有赭石一药，张先生谓可引心阳下行，亦可用牛膝代替。

6. 枣仁甘草汤

本方出自《孙朝宗医论集》，是由酸枣仁汤去茯苓、知母、川芎而成。主治夜半子时发病。夜半为子时，子时当为胆气输注之时，所谓胆气，亦即真气、人气、正气，胆气是否正常运行，关系到翌日的精神以及病向转归。故夜半子时发病，都属于胆虚证。治当疏补胆气，可用枣仁甘草汤。酸枣仁是肝胆家之要药，有宁胆安神、疏肝运脾之功。孙先生多用酸枣仁30克、甘草10克，嘱患者水煎1杯，夜间10时顿服。通过临床实践研究，孙先生指出枣仁甘草汤能治疗的夜半子时发病的疾病有：夜半心悸、夜半惊恐、夜半胃痛、夜半汗出、夜半哭泣、夜半抽搐、夜半少腹痛、夜半呃逆、夜半胁痛、夜半发喘、夜半气上冲不得息、夜半四肢痛以及头汗出、头痛、手痒、不得眠、鼻衄，郑声、脑鸣、饥饿、口渴等。

【结语】酸枣仁汤主方与类方之间的加减衍变，有如下规律：①若思虑过度，劳伤心脾，气血两虚，配伍白术、茯神、黄芪、人参、木香、当归、远志等药物；②若心肾两虚，阴虚血少，虚火内扰所致的神志不安，配伍柏子仁、天冬、麦冬、生地黄、人参、丹参、玄参、五味子等药物；③若心悸怔忡，配伍龙眼肉、山萸肉、龙骨、牡蛎、乳香、没药等药物；④若见心中气血虚损，兼心下有痰饮，致惊悸不眠，配伍清半夏、赭石、龙眼肉等药物；⑤若阴虚肝郁，配伍熟地黄、山药、山茱萸、牡丹皮、泽泻、白芍、栀子等药物；⑥若夜半子时发病，去茯苓、知母、川芎。

二十、瓜蒌薤白白酒汤类方辨证

【提要】瓜蒌薤白白酒汤类方方证，病位、病性的共性是胸阳不振，气滞痰阻。瓜蒌薤白白酒汤类方辨证包括了对痰浊阻滞较轻之胸痹、痰浊阻滞较重之胸痹以及气结较甚之胸痹的治疗方法，体现了以瓜蒌、薤白通阳散结、宽胸祛痰为中心，随证加减变化的用药法度。

【主方】瓜蒌薤白白酒汤，出自汉代张仲景《金匮要略·胸痹心痛短气病脉证治第九》。

【组成】瓜蒌实一枚（捣），薤白半升，白酒七升组成。

【方证】胸痹，症见胸部闷痛，甚至胸痛彻背，喘息咳唾，短气，舌苔白腻，脉沉弦或紧。现代临床主要应用于心肺疾病，如冠心病、心绞痛、慢性阻塞性肺疾病等。

【方解】方中用瓜蒌理气宽胸，涤痰散结，擅利气散结以宽胸，并可稀释软化稠痰以通胸膈痹塞，为君药。薤白温通滑利，通阳散结，行气止痛，为臣药。两药相配，一祛痰结，一通气机，为治胸痹之要药。佐以辛散温通的白酒，行气活血，助药力上行，增强薤白行气通阳之功。三药合用，共奏通阳散结、行气祛痰之效，使胸中阳气宣通，痰浊消而气机畅，则胸痹证可除。

【类方的同中辨异】

1. 瓜蒌薤白半夏汤

本方出自《金匮要略·胸痹心痛短气病脉证治第九》，若胸痹而痰浊较甚，症见胸中满痛彻背、背痛彻胸、不得安卧等，治当通阳散结、祛痰宽胸，故配伍祛痰散结之半夏而成瓜蒌薤白半夏汤。适用于痰浊蕴结型胸痹重证。现代学者研究表明，本方对慢性阻塞性肺疾病、创伤性气胸、尘肺病、冠状动脉粥样硬化性心脏病、心绞痛等疾病有较好的疗效。

2. 枳实薤白桂枝汤

本方出自《金匮要略·胸痹心痛短气病脉证治第九》，若胸痹，气结在胸，胸满而痛，甚或胸痛彻背，喘息咳唾，短气，气从胁下上抢心，舌苔白腻，脉沉弦或紧，宜通阳散结，下气祛痰，故去白酒加下气除满之枳实、厚朴及通阳降逆之桂枝而成枳实薤白桂枝汤。主治胸阳不振，痰气互结之胸痹。

【结语】瓜蒌薤白白酒汤主方与类方的加减衍变，有如下规律：①若胸痹而痰浊较轻，以胸痛、喘息、短气为主要表现，可用瓜蒌薤白白酒汤；②若胸痹而痰浊较盛，症见胸痛彻背，背痛彻胸，且不能安卧者，可配伍祛痰散结之半夏；③若胸痹而气结较甚，症见胸中痞满而痛，气从胁下上抢心等，可配伍下气除满之枳实、厚朴及通阳降逆之桂枝。

二十一、温胆汤类方辨证

【提要】温胆汤类方方证，病位、病性的共性是胆郁痰扰。温胆汤类方辨证包括：①胆郁痰扰、“气郁生涎，涎与气搏”痰浊内扰之胆寒、心虚胆怯、胆小怕事、心神不定、梦寐不祥、触事易惊证等；②湿痰为患之痰厥、中风痰迷心窍、咽部异物感、头昏沉重、肥胖、排便不畅、舌体胖大，舌边有齿痕等；③痰热内扰、胆腑不宁之失眠心悸、头痛眩晕、高血压、脂肪肝和高脂血症、阳痿，及中风、癫、狂、精神疾病如焦虑症、抑郁症、精神分裂症等；④少阳湿热证及脾胃疾病、眩晕症、不寐等病症的治疗方法，体现了以半夏、竹茹温胆助寐、化痰解郁、除烦安神为中心，随证加减变化的用药法度。

【主方】温胆汤，最早的文献记载当为南北朝名医姚僧垣所撰的《集验方》，唐代王焘《外台秘要·卷十七·病后不得眠方二首》有云“《集验方》之温胆汤，疗大病后虚烦不得眠，此胆寒故也，宜服此汤法。”宋代高保衡等曾据此校《备急千金要方》。唐代孙思邈的《备急千金要方·卷十二·胆虚寒门》："治大病后，虚烦不得眠，此胆寒故也，宜服温胆汤。"

【组成】半夏二两，枳实二枚，竹茹二两，橘皮三两，炙甘草一两，生姜四两。

南宋陈无择撰《三因极一病证方论》虚烦证治条下，减生姜用量，又加入茯苓、大枣（陈皮三两，半夏二两，茯苓一两半，炙甘草一两，竹茹二两，枳实二两，共为粗末，每服四大钱，加生姜五片，大枣一个，煎服）共八味药，亦名温胆汤。

【主治】"心胆虚怯，触事易惊，梦寐不祥，或异象感惑，遂致心惊胆摄，气郁生涎，涎与气搏，变生诸证，或短气悸乏，或复自汗，四肢浮肿，饮食无味，心虚烦闷，坐卧不安。"观其主治已从"胆寒"变为"心胆虚怯"，并明确提出其病变机制为"气郁生涎，涎与气搏"。这一改变广为后世医家所遵循，而使《三因极一病证方论》温胆汤成为后人习用之方。

【方证】胆郁痰扰证。"胆者，中精之府"，胆汁和胆内藏之相火是少阳生发之气，有帮助脾胃腐熟水谷的功能。胆是奇恒之腑，既不宜热又不宜寒，保持常温才能使少阳之气正常地生发而助脾胃消化，故宜"温胆"。一方面，胆寒（胆经、胆腑受寒）则胆虚而少阳之气升发不利，致使脾升清失司而生痰饮。另一方面，子时睡眠，对一天至关重要，睡得好胆气才能升得壮；胆气通于子时，子时（夜11时到次晨1时）胆经当令，子时是一天中最黑暗的时候，阳气开始生发。《素问·六节藏象论》："凡十一脏取决于胆。"胆气生发起来，全身气血才能随之而起。少阳之气不得升发则郁而化热，扰肝干胃致使肝胃郁热，肝热则魂不安舍，胃热不和则卧不安。还有一方面，"胆者，中正之官，决断出焉"，胆寒，非但胆经、胆腑受寒，还有胆气受扰、不得决断而致精神活动受影响，出现惊悸、胆怯、虚烦不宁、失眠、多梦等症。

【方解】温胆汤方中半夏辛温，燥湿化痰，温胆助寐，为君药。臣以竹茹，取其甘而微寒，解郁除烦、和胃化痰。半夏与竹茹相伍，一温一凉，温胆助寐、化痰解郁、除烦安神之功备；陈皮辛苦温，理气行滞，燥湿化痰；枳实辛苦微寒，降气导滞，消痰除痞。陈皮与枳实相合，亦为一温一凉，而理气化痰之力增。佐以茯苓安神，且健脾渗湿，以杜生痰之源；煎加生姜、大枣调和脾胃，且生姜兼制半夏毒性。生姜用量大小视胃寒的程度而定。以甘草为使，调和诸药。诸药相合使胆腑恢复常温而少阳之气能正常生发，而具有温胆助寐、化痰解郁、除烦安神之功，故曰温胆汤。

【类方的同中辨异】后世医家将温胆汤辨证运用于临床，并不断总结而形成了诸多温胆汤类方。

1. 二陈汤

二陈汤源于宋代《太平惠民和剂局方》，由温胆汤去掉竹茹、枳实、大枣演变而成，具有燥湿化痰、理气和中之功，主治湿痰为患，脾胃不和。症见胸脘痞闷、呕吐恶心、头痛眩晕、心悸嘈杂或咳嗽痰多者。

2. 导痰汤

导痰汤源出宋代严用和《济生方》，为治顽痰胶固、非二陈所能除者。本方在二陈汤基础上加胆南星，以助半夏除痰，故除痰之力大；枳实以助陈皮理气，则理气之功宏，且枳实泻痰有“冲墙倒壁”之谓。功用燥湿豁痰、行气开郁。主“治一切痰厥，头目旋运，或痰饮留积不散，胸膈痞塞，胁肋胀满，头痛吐逆，喘急痰嗽，涕唾稠黏，坐卧不安，饮食可思”。

3. 十味温胆汤

十味温胆汤，源于元代危亦林《世医得效方》，为温胆汤去竹茹加人参、熟地黄、五味子、酸枣仁、远志而成。酸枣仁、远志、五味子宁心安神；人参益气健脾，脾健则湿去，可绝生痰之源；熟地黄滋阴养血，心有肝养则不悸动。诸药相配，共奏化痰降浊、补益气血、养心安神之功。主治“治心胆虚怯，触事易惊，梦寐不祥，异象感惑，遂致心惊胆慑，气郁生涎，涎与气搏，变生诸证。或短气悸乏，或复自汗，四肢浮肿，饮食无味，心虚烦闷，坐卧不安”。

4. 涤痰汤

涤痰汤出于明代董宿《奇效良方》，由半夏、胆南星、橘红、枳实、茯苓、人参、石菖蒲、竹茹、生姜、甘草、大枣等药组成。功用涤痰开窍，主要用于中风痰迷心窍、舌强不能言。该方生姜、半夏、茯苓为除痰之妙品，且化留伏之饮；人参、甘草为补中健脾之要药，而杜生痰之源；胆南星苦温性烈，性善开泄，去顽痰留饮尤宜；配竹茹、石菖蒲能涤痰化浊而开窍道；得枳实、橘红可下气宽膈而消痰结。如此相伍，则脾健气顺，饮化痰消，源流并清。

5. 竹茹温胆汤

竹茹温胆汤，出自明代吴旻《扶寿精方》，由温胆汤加黄连、桔梗、柴胡、香附、麦冬、党参组成。柴胡、香附疏肝理气，黄连泻心火燥湿，桔梗化痰利咽治咳嗽痰多，麦冬、党参益气养阴安神。主治痰热内扰、胆腑不宁，症见失眠心悸、躁扰恍惚、咳嗽痰多、胸胁满闷、舌红苔白腻、脉弦滑。

6. 黄连温胆汤

黄连温胆汤，出自清代陆廷珍《六因条辨》，由黄连、半夏、陈皮、茯苓、枳实、竹茹、大枣、炙甘草等组成，具有苦降辛通、疏理气机、清热化湿、和胃利胆的功效。主治胆失清净、痰热内扰所致之头痛眩晕、心悸气短、痞满纳呆、口苦泛恶、惊悸少寐、胸脘憋闷、胸痛以及中风、癫、狂等病症。方名黄连温胆汤，寓意君药之性，实则泄痰和胃清胆。

7. 蒿芩清胆汤

蒿芩清胆汤，出自清代俞根初《重订通俗伤寒论》，由温胆汤与碧玉散合方加味而成，加入青蒿、黄芩为主药，清胆利湿、和胃化痰，治疗少阳湿热证，寒热如疟，寒轻热重，胸胁胀痛，呕恶不食，口苦，吐酸苦水或呕黄色黏涎，舌红苔白腻微黄或间有杂色，脉滑而数。

当代江苏省名中医袁士良主任中医师善用黄连温胆汤，制订了多首类方[1]，如加味温胆汤、柴芩清胆汤、温胆安神汤、温胆衍宗汤、温胆地黄汤、温胆降压汤等。

8. 加味温胆汤

加味温胆汤由黄连温胆汤加制黄精 10 克、生山楂 30 克、决明子 30 克、干荷叶 10 克降血脂，丹参 15 克、益母草 15 克活血清热而成。主要用来治疗脂肪肝和高脂血症。症见乏力，头晕，口干，口苦，舌苔黄厚腻、质红或偏暗，脉滑。

9. 柴芩清胆汤

柴芩清胆汤由小柴胡汤去人参、生姜、大枣合黄连温胆汤而成。主要用于治疗属少阳湿热证之肝胆及脾胃疾病、眩晕症等多种疾病；痰热阻于中焦，复加肝经郁火不解。症见乏力，眩晕，耳鸣，心烦不寐，口干，口苦，舌苔黄腻、质红，脉弦滑。

10. 温胆安神汤

温胆安神汤是由黄连温胆汤合酸枣仁汤，再加珍珠母 30 克、磁石 20 克重镇安神，合欢花 15 克解郁安神，紫丹参 15 克清心安神，凉血活血。主要用于治疗痰热阴虚型不寐，还可以防治痰热阻滞导致的瘀血兼夹证。

11. 温胆衍宗汤

温胆衍宗汤由黄连温胆汤合五子衍宗丸而成，该方主要用于治疗痰热壅于中上，肾阳亏于下焦的病证，也可以用于治疗阳痿属于痰热证之患者。

12. 温胆地黄汤

温胆地黄汤是由黄连温胆汤去枳实，加炒枳壳 10 克、生地黄 15 克、山萸肉 12 克、淮山药 15 克、泽泻 10 克、牡丹皮 10 克而成。主要用于治疗痰热伤阴证。症见乏力，眩晕，耳鸣，心烦不寐，午后烘火，面色潮红，口干，口苦，舌苔黄腻、质干红，有裂纹，脉弦细滑。可用于治疗不寐、肥胖等多种疾病。

13. 温胆降压汤

温胆降压汤由黄连温胆汤去枳实加炒枳壳 10 克、天麻 10 克、川牛膝 15 克、夏枯草 15 克、珍珠母 30 克而成。主要用于治疗痰热内蕴所致的高血压。

【结语】主方温胆汤主治胆郁痰扰证，其主方与类方的加减衍变，体现了以半夏、竹茹温胆助寐、化痰解郁、除烦安神为中心，生姜、大枣调和脾胃，甘草调和诸药，随证加减变化的用药法度。证有寒热虚实之演变，法随证立，药随法投，故温胆汤类方的加减衍变灵活而多样。用气化观点来看，有如下规律可循。①寒化者：a.痰涎壅盛，胸膈痞塞，或咳嗽恶心，不思饮食，常重用生姜，并加橘红、枳实、茯苓等理气化痰之品；b.痰阻心窍，中风，舌强不能言，加胆南星、石菖蒲等化痰开窍之品。②热化者：a.痰热扰心而见心悸、善惊、虚烦不寐、失眠等，安神常加人参、酸枣仁、茯神、远志、珍珠母、磁石、紫丹参等，清肝解郁常加夏枯草、合欢花等，泻火常加黄连等，痰热伤阴常加生地黄、山萸肉、淮山药、泽泻、牡丹皮等，肾阳不足常合五子衍宗丸，降血脂常加制黄精、生山楂、决明子、干荷叶等，高血压常加天麻、川牛膝、夏枯草、珍珠母等；b.少阳湿热证，见寒热如疟，寒轻热重，口苦膈闷，吐酸苦水，或呕黄涎而黏，甚则干呕呃逆，胸胁胀痛，小便黄少，舌红苔白腻，间见杂色，脉数而右滑左弦者，常加青蒿、黄芩、滑石等清热泻火之品，疏肝理气常加柴胡、香附、陈皮等。

参考文献

[1] 翟金海，花海兵，袁保.袁士良创制黄连温胆汤类方6种[J].江苏中医药，2015，47(1)：60-61.

二十二、犀角地黄汤类方辨证

【提要】犀角地黄汤类方方证，主治证候主要体现在热、瘀两个方面，病位、病性的共性是热入血分，内有蓄血。犀角地黄汤类方辨证包括温病（风温、暑温、湿温、热入营血、气血两燔、温毒发斑、烂喉痧等）、血证（鼻衄、吐血、血淋等）及部分杂病（疱疹、痘疮、心下痞、血结胸、狐惑、厥证等）的治疗方法，体现了以犀角、地黄清热解毒、凉血散瘀为中心，随证加减变化的用药法度。

【主方】犀角地黄汤首载于《小品方》（南北朝陈延之），名芍药地黄汤。犀角地黄汤方名首见于《备急千金要方》（北宋林亿校勘本），《小品方》原书已佚，《外台秘要》卷二中引《小品方》内容为“芍药地黄汤疗伤寒及温病，应发汗而不发之，内瘀有蓄血者，及鼻衄、吐血不尽，内余瘀血，面黄，大便黑者，此主消化瘀血方”。

【组成】芍药三两，生地黄半斤，牡丹皮二两，犀角一两（屑）。

【用法】上四味，切，以水九升，煮取三升，分三服。其人喜忘如狂者，加大黄二两，黄芩三两。其人脉大来迟，腹不满自言满者，为无热，但依方服，不须黄芩也。忌芜荑。一方不加大黄。

【方解】方用苦咸寒之犀角为君，直入血分，凉血清心而解热毒，使热清毒解血宁。臣以甘苦寒之生地黄，清热凉血养阴，既助君药清热凉血，又复已失之阴血。君臣相伍，以清为主，兼以补固。芍药、牡丹皮为佐，清热凉血，活血散瘀，可收化斑之功。入血就恐耗血动血，直须凉血散血，四药相配，咸苦甘寒，直入血分，清中有养，无耗血之弊，凉血散血，无留瘀之患。诸药配伍共成清热解毒、凉血散瘀之剂。

犀角功能清热凉血，定惊解毒，其性清透升散。1993 年 5 月 29 日国务院发布了《关于禁止犀牛角和虎骨贸易的通知》，重申禁止犀牛角的一切贸易活动，从古至今，犀角也有多种替代品，其中以升麻、水牛角为主。

【类方中的同中辨异】犀角地黄汤由于立法精良，疗效确实，为治疗热入血分证的祖方，故后世凡用以凉血散瘀、清热解毒的方剂多从此方衍化而来，并有所发展，从而形成了犀角地黄汤类方[1]。这里提出的犀角地黄汤类方遵从三个原则：一是大致可认为受犀角地黄汤启发和影响而形成的方剂，二是其中必须含犀角、地黄两味药物，三是体现和包含清热凉血化瘀方义。以此标准类方搜集大约 67 首，今择其要而述之。

唐代的《备急千金要方》（江户医学版本）用犀角地黄汤治疗鼻衄、吐血，用犀角一两、生地黄八两、芍药三两、牡丹皮二两。“喜妄如狂者，加大黄二两，黄芩三两。其人脉大来迟，腹不满自言满者，为无热，但依方，不须加也。”

北宋朱肱《类证活人书》中以犀角地黄汤治小儿疮疹：“治伤寒及温病，应发汗而不发汗，内有瘀血，鼻衄吐血面黄大便黑，此方主消化瘀血，兼治疮疹出得太盛，以此解之。芍药（三分）、生地黄（半斤）、牡丹皮（去心一两）、犀角（一两为屑，如无，以升麻代之）（升麻犀角，性属两途）。上锉如麻豆大，每服五钱匕，水一盏半，煎取一盏。有热如狂者，加黄芩二两，其人脉大来迟，腹不满，自言满者为无热，更不用黄芩也。”

金代刘完素的《素问病机气宜保命集》治小儿斑疹“入于皮作瘾疹。为肺主皮毛，心不害肺金，此乃君之德也。未疮而发搐。乃外感寒邪内发心热而发搐。用茶汤下解毒丸。或犀角地黄汤主之。”

元代杜思敬所辑的医学丛书《济生拔萃》中的《杂病名方》记载拔萃犀角地黄汤，以其治热郁血结上焦寸脉者。其组成为犀角、生地黄各二两，黄芩一两半，黄连一两，大黄半两。此方以犀角地黄汤去芍药、牡丹皮加大黄、黄连、黄芩，清热、泻热之力甚强。

元代危亦林《世医得效方》治血淋疮疹，“犀角地黄汤，治血淋或血瘀。乃风冷伤肾，宜煎木通汤下菟丝子丸三十丸，不可专以血得热说。”“疮疹出大盛者，以此解之。”

明代李梴《医学入门》以犀角地黄汤治疗心下痞“瘀血结成窠囊下，而心下痞者，用桃仁、红花、香附、大黄等分为末，酒调服利之，或犀角地黄汤。”明代王肯堂《证治准绳》中治疗血结胸，“手不可近，其人嗽水不欲咽。喜忘如狂，大便黑色，小便自利，宜犀角地黄汤。”明代孙志宏《简明医彀》中治疗狐惑，“久病精气乏，热积本脏为虫。虫食肛曰狐，下唇生疮；虫食脏曰惑，上唇生疮。宜桃仁汤、雄黄锐散或犀角地黄汤加黄连、桃仁。”

治疗风温，清代叶天士《眉寿堂方案选存》曰：“风温如疟烦倦，乃内热水亏。犀角地黄汤加知母、泽泻。”

治疗温毒发斑，清周扬俊《温热暑疫全书》曰：“黄连解毒犀角地黄汤；黄连（酒洗）、黄芩（酒洗）、黄柏（酒洗）、栀子各一钱半，犀角（磨水更佳，镑屑亦可），生地黄（酒浸，捣）、牡丹皮、芍药各二钱，以犀角地黄汤加栀子、黄芩、黄连、黄柏治温毒发斑，斑色紫者”。

治疗厥证，张璐《张氏医通》曰：“阳气者，大怒则形气绝，而血菀于上，使人薄厥（血积胸中不散，气道阻碍不行，故为暴逆），犀角地黄汤。”《顾松园医镜》中使用犀角地黄汤加减治疗血厥：“治恶血冲心，令人昏晕，四肢厥冷，名曰血厥。原方宜加降香（降气最效，行瘀如神）、三七、童便（行瘀不峻，止血不凝）、羚羊角（祛恶血、下逆气），甚者加花蕊石（能使瘀血化为黄水。煅研调服。一、三、五钱），此方血厥者宜之。”

治温热证，热邪入心经之络。清代医家王子接所著的《绛雪园古方选注》中记载晋三犀角地黄汤，其组成为暹罗犀角三钱，生地五钱，连翘二钱，生干草五分。此方较犀角地黄汤去芍药、牡丹皮，加连翘、甘草。其谓：“温热入络，舌绛烦热八九日不解，医反治经，寒之，散之，攻之，热势益炽，得犀角地黄汤立效者，非解阳明热邪，解心经之络热也。”

治疗温湿暑疫，高热不退，痉厥昏狂，谵语发斑。清代叶桂《医效秘传》中记载：“壮热，旬日不解，神昏，谵语，斑疹，当察其舌，绛干光圆硬，津涸液枯寒从火化，邪已入营矣，用神犀丹。”后神犀丹又为《温热经纬》王孟英所引用，以其治“温热暑疫诸病，邪不即解，耗液伤营，逆传内陷，痉厥、昏狂、谵语、发斑等症。”

治疗温病气血两燔证，清代余霖《疫疹一得》中谓清瘟败毒饮“治一切火热，表里俱盛，狂躁烦心，口干咽痛，大热干呕，错语不眠，吐血衄血，热盛发斑。不论始终，以此为主。”其组成为生石膏（大剂六两至八两，中剂二两至四两，小剂八钱至一两二钱）、小生地（大剂六钱至八钱，中剂三钱至五钱，小剂二钱至四钱）、乌犀角（大剂六钱至八钱，中剂三钱至五钱，小剂二钱至四钱）、真川连（大剂四钱至六钱，中剂二钱至四钱，小剂一钱至一钱五分）、栀子、桔梗、黄芩、知母、赤芍、玄参、连翘、甘草、丹皮、鲜竹叶。所主治的证候是因疫毒邪气内侵脏腑，外窜肌表，气血两燔，表里俱盛的火热实证。本方为综合《伤寒论》白虎汤、《外台秘要》引《小品方》之芍药地黄汤、《外台秘要》引《崔氏方》之黄连解毒汤等三方加减而成。方中重用石膏合知母、甘草以清阳明之热；黄连、黄芩、栀子三药合用能泻三焦实火；犀角、牡丹皮、生地黄、赤芍专于凉血解毒化瘀；连翘、玄参、桔梗、甘草清热透邪利咽；竹叶清心利尿，导热下行。诸药合用，既清气分之火，又凉血分之热，是治疗气血两燔的主要方剂。

治疗温病热入营分证。吴鞠通《温病条辨》中创制清营汤（方见清营汤类方）。清营汤与犀角地黄汤相比，两者均以犀角、生地黄为主，以治热入营血证，但前者是在清热凉血中伍以轻清宣透之品，用其透散营分热邪，使入营之热转从气分而解：后者于化瘀之力较强，适用于邪热深陷血分，而见耗血、动血诸证。

清代《沈菊人医案》中记载以犀角地黄汤加味治疗温病热入营分证，“温邪七日，神志或轻或浑，唇燥，齿血，目赤舌绛，苔黄口渴，脉濡数，便溏。遍体赤斑，此温邪由气入营，燎原之势，内逼膻中，势将昏闭，涸液之机已著。急宜清营中之热，以冀斑透神清。淡苓、金银花、玄参、牛蒡、石菖蒲、连翘，犀角地黄汤加上味。”

治疗温病热入血分证，清代王之政在《王九峰临证医案》中说：“邪入血分则不渴饮，舌苔变黑，神昏谵语。犀角地黄汤加味主之。犀角、地黄、天竺黄、连翘、玄参、赤芍、丹皮、竹叶、甘草。”

治烂喉痧毒气营（血）证，《丁甘仁医案》中犀角地黄汤加麦冬、石菖蒲、生地黄、川黄连、竹叶心、连翘、玄参、天竺黄、芦根以治疗湿温：“湿温二候，灼热不退，舌绛起刺，脉洪数。温邪化火，由气入营，热邪内炽，扰犯包宫，伤津劫液，化源欲竭。以致唇焦齿垢，谵语妄言，内陷重症，危笃之至。拟养阴救液，清火开窍，未识能有挽回否。犀角尖三分，粉丹皮一钱五分，带心麦冬三钱，鲜石菖蒲五分，鲜生地三钱，京赤芍一钱五分，上川连三分，鲜竹叶心三钱，带心连翘三钱，京玄参三钱，天竺黄二钱，活芦根（去节）一两，牛黄清心丸一粒（另研细末化服）。”同时书中记载清咽养营汤：由犀角地黄汤（水牛角代犀角、赤芍、生地黄、牡丹皮）加连翘、淡竹叶、黄连、玄参、石斛、山栀子、薄荷、金汁、鲜芦根、鲜茅根组成。清营凉血，解毒救阴，治烂喉痧毒气营（血）证。

【结语】犀角地黄汤的加减衍变，体现了以犀角地黄汤为主方，随证加减变化的用药法度。主方犀角地黄汤与类方之间的加减衍变，归纳起来约分四种：① 配伍芍药、牡丹皮，加强了凉血散瘀之功，如《备急千金要方》犀角地黄汤；② 不配芍药、牡丹皮，而配伍了芩、连、栀子，或银、翘、板蓝根之类，加强了清热解毒之功，如《证治准绳》犀角地黄汤、叶天士神犀丹、《温热经纬》犀角地黄汤；③ 不但用芍药、牡丹皮，而且又配伍了芩、连，或银、翘，既加强了凉血散瘀之力，又增强了清热解毒之效，如《温热暑疫全书》黄连解毒犀角地黄汤、《沈菊人医案》犀角地黄汤；④ 在配伍芍药、牡丹皮的同时又配伍了玄参、麦冬等，清营解毒为主，配以养阴生津和“透热养阴”，使入营之邪透出气分而解，如《温病条辨》清营汤、《丁甘仁医案》犀角地黄汤。以上加减配伍体现了“师其法而不泥其方”的灵活运用方法。

参考文献

［1］何伦，顿宝生．常用类方鉴别运用（十）［J］．陕西中医，1984，5（10）：40.

二十三、苇茎汤类方辨证

【提要】苇茎汤类方方证，病位、病性的共性是湿从热化成痰，痰血火邪互结肺中，久而成脓。主治证候主要体现在痰、热、瘀，苇茎汤类方体现了以苇茎清肺化痰除热为中心，随证加减变化的用药法度。

【主方】苇茎汤又名《千金》苇茎汤，主治热毒壅滞、痰瘀互结之肺痈。苇茎汤最早出处为《古今录验》，后分别被《备急千金要方》《外台秘要》所收录，前者未录方名，后者录为“苇茎汤”。

现今所存的日本嘉永影宋刻本版的《备急千金要方》未经北宋校正医书局的校勘，更为接近唐抄本《备急千金要方》的原貌，该版本中记载：“治咳有微热，烦满，胸心甲错，是为肺痈……又方苇茎切、二升，以水二斗煮取五升，去滓；薏苡仁半升；瓜瓣半升；桃仁三十枚。（上四味吹咀）纳苇汁中，煮取二升，服一升，当有所见，吐脓血。”

《外台秘要·第十卷》载：“《古今录验》疗肺痈苇茎汤方。剉苇一升，薏苡仁半升，桃仁五十枚、去尖皮两仁者，瓜瓣半升。上四味，吹咀，以水一斗，先煮苇令得五升，去滓，悉纳诸药，煮取二升，分再服，当吐如脓。”

宋代林亿校版又将《备急千金要方》载录的此方收录于《金匮要略方论·肺痿肺痈咳嗽上气病脉证治第七》附方中：“《千金》苇茎汤治咳有微热，烦满，胸中甲错，是为肺痈。苇茎二升，薏苡仁半升，桃仁五十枚，瓜瓣半升。上四味，以水一斗，先煮苇茎，得五升，去滓，内诸药，煮取二升，服一升，再服当吐如脓。”故今苇茎汤又名《千金》苇茎汤。

【方解】本方重用苇茎为君药，其性甘寒轻浮，善清肺热，其茎“中空，专于利窍，善治肺痈，吐脓血臭痰”清代张璐（《本经逢原》），为治肺痈之要药。臣以瓜瓣（冬瓜仁）清热化痰，利湿排脓，能清上彻下，肃降肺气，与君药配伍，则清肺宣壅、涤痰排脓；薏苡仁甘淡微寒，上清肺热而排脓，下利肠胃而渗湿，亦为臣药。佐以桃仁活血祛瘀以助消痈，且能润燥滑肠而通下，使痰瘀之邪从下而解。四药配伍，药性平和，清化于上，降渗于下，凉而不寒，共奏清热化痰、逐瘀排脓之效。

苇茎作为苇茎汤君药，在《备急千金要方》《金匮要略方论》所用均为“苇茎”；《外台秘要》中所用为“剉苇”，即用刀切割后的苇茎。在《本草纲目·草部第十五卷》中引《诗疏》言：“苇之初生曰葭；未秀曰芦；长成曰苇”，记载了“芦”和“苇”是处于生长不同阶段的同种植物。清代《本草问答·卷上六》中说苇茎“中空而直上”“功专于升”可知其气主升；而芦根可“利小便，治噎哕，反胃呕逆，不下食”（《本经逢原·卷二》），可知其气主降，若遇肺痈不升之反而降之，是引邪深入，不能达到“吐脓血”“吐如脓”的目的，从功效而言不可用芦根代替苇茎。张锡纯《医学衷中参西录·第二卷》：“苇与芦原系一物，其生于水边干地，小者为芦，生于水深之处，大者为苇。芦因生于干地，其色暗绿近黑，故字从芦（芦即黑色）；苇因生于水中，其形长大有伟然之意，故字从韦。”而后多芦根、苇茎混用。

【类方中的同中辨异】

1. 千金苇茎汤加滑石杏仁汤

《温病条辨·上焦篇》第四十七条：“太阴湿温喘促者，千金苇茎汤加杏仁、滑石主之。以《金匮》谓喘在上焦，其息促。太阴湿蒸为痰，喘息不宁，故以苇茎汤轻宣肺气，加杏仁、滑石利窍而逐热饮。若寒饮喘咳者，治属饮家，不在此例。”

2. 五汁饮

《温病条辨·上焦篇》第十二条：“太阴温病，口渴甚者，雪梨浆沃之；吐白沫黏滞不快者，五汁饮沃之。五汁饮方（甘寒法），梨汁、荸荠汁、鲜苇根汁、麦冬汁、藕汁（或用蔗浆），临时斟酌多少，和匀凉服，不甚喜凉者，重汤炖温服。”

3. 五叶芦根汤

方出《温热经纬》引《薛生白湿热病篇》：“湿热症数日后，湿热已解。余邪蒙蔽清阳，胃气不舒，脘中微闷，知饥不食者。伤寒温热病，阳郁外闭。”

藿香叶、佩兰叶、薄荷叶、鲜荷叶各一钱。先用去毛枇杷叶一两、鲜冬瓜皮、活水芦根各二两，煎汤代水。方中用芦根主清肃肺气，配合他药使肺胃清降，邪自不容矣。

4. 千金苇茎汤合陈氏清肺饮

本方出自《重订广温热论》，治疗小儿时痧，“……一名时痧。发于冬春者多，夏秋亦间有之。其病恒发于小儿，且易传染。其症身热烦闷，咳呛鼻塞，面目有水红光，咽痛气急，指尖时冷，所见皆肺经症。”“痦透后，痰多、气急、咳嗽，甚则声哑、喉痛者，此痦毒不能尽发，郁于气分也。宜千金苇茎汤合陈氏清肺汤，宣通肺气。”“光杏仁三钱，生苡仁四钱，瓜蒌仁四钱，川贝三钱，冬桑叶钱半，青连翘钱半，冬瓜子三钱，苇茎一钱，赖橘红八分，生甘草八分，竹衣纸一钱，桔梗八分，先用生萝卜四两，鲜枇杷叶一两（去毛抽筋），煎汤代水。”

5. 芦根清肺汤

《暑病证治要略》载：“祛暑化湿，清肺生津。治暑湿伤肺，面色淡黄，头身重痛，脘闷，身热汗出，心烦口渴，咳嗽黄痰，喘急，舌苔糙腻、脉浮弦细濡。”

“鲜芦根 60 克，鲜冬瓜皮 15 克，茯苓 9 克，通草 3 克，大豆卷 9 克，滑石 12 克，生桑皮 6 克，黄芩 3 克，瓜蒌皮 4.5 克，生米仁 12 克，上药以水煎服。”

6. 加味苇茎汤

《重订通俗伤寒论》治疗赤膈伤寒，“若二便已利，神识亦清，尚咳出浊痰腥臭，甚或吐脓，胸中犹隐隐痛，舌苔白腐满布，脉右寸滑数而实，时毒伤肺成痈者。急用加味苇茎汤［生苡仁五钱，瓜蒌仁四钱，光桃仁、川贝母、甘草节各钱半，银花、连翘各二钱，制月石八分，陈芥菜卤两瓢（冲），先用活水芦根、鲜菩提根、鲜冬瓜皮子各二两，煎汤代水］。”

【结语】苇茎汤类方是受苇茎汤启发和影响而形成的一些方剂，其中含苇茎或者芦根，体现和包含有清肺化痰除热方义。

主方苇茎汤与类方之间的加减衍变，体现了苇茎清肺化痰除热为中心，随证加减变化的用药法度：如太阴湿温喘促者，千金苇茎汤加杏仁、滑石利窍而逐热饮；太阴温病吐白沫黏滞不快者，用鲜苇根汁配合梨汁、荸荠汁、麦冬汁、藕汁（或用蔗浆）等汁饮以沃之；配合藿香叶、佩兰叶、薄荷叶、鲜荷叶、枇杷叶、鲜冬瓜皮等以清解湿热余邪；配合杏仁、生薏苡仁、瓜蒌仁、川贝母、冬桑叶、青连翘、橘红、桔梗、生萝卜等宣通肺气，治时疹毒郁气分；配合鲜冬瓜皮、茯苓、通草、大豆黄卷、滑石、生桑白皮、黄芩、瓜蒌皮、生薏苡仁等祛暑化湿，清肺生津，治暑湿伤肺；配合生薏苡仁、瓜蒌仁、光桃仁、川贝母、甘草、金银花、连翘等治疗赤膈伤寒、时毒伤肺成痈等病症，从而体现了“师其法而不泥其方”的灵活运用方法。

二十四、孔圣枕中丹类方辨证

【提要】孔圣枕中丹类方方证的共性，病位在心（脑）、病性为心肾气虚、痰浊蒙窍。孔圣枕中丹类方包括了对健忘，夜尿频多、遗尿，滑精，精神不易集中，喑痱，耳痛、耳聋，惊恐不安卧、梦中惊跳、怵惕，痫症，语迟，精神恍惚，语言错妄，忪悸烦郁，健忘少睡，忧喜惨凄，夜多异梦，寐即惊魇，或发狂眩暴，不知人，心神恍惚、每事不能记忆，抽动障碍等病症祛痰开窍、安神益智的治法，体现了以菖蒲、远志为中心随证加减变化的用药法度。

【主方】孔圣枕中丹，出自唐代孙思邈《备急千金要方》卷十四。

【组成】龟板（沙烫醋淬）、龙骨、远志（去心甘草炙）、石菖蒲各等份。

【用法】上药为末，酒服一方寸匕（3 克），日三，常服令人大聪。亦可蜜丸，每服二钱（6 克），黄酒送服。

【主治】心气不足兼夹痰浊、痰蒙清窍之健忘、失眠、心神不安等症。

【方解】思虑伤及心脾，心气不足兼夹痰浊致神明不安、脑力不济而健忘。孔圣枕中丹以龟甲、龙骨等质重沉降之品重镇安神，补肾益智，同时配伍远志养心安神，菖蒲化浊开窍，使降中有补，质重不碍胃，补而不壅滞，与黄酒同服可增强其补益心肾之功，同时可收活血行气之功。枕中丹安神益志，宁心化痰，在补益中寓宣通之意，甚妙。

【类方的同中辨异】

1. 桑螵蛸散

本方出自北宋寇宗奭《本草衍义》。

桑螵蛸（盐水炒）、远志、石菖蒲（盐炒）、煅龙骨、人参、茯苓、当归、醋炙龟板各 30 克。共为细末，每次服 6 克，临睡前，人参汤送下。

焦树德教授常用的用量：桑螵蛸 9 ~ 12 克，远志 10 克，石菖蒲 10 克，煅龙骨 15 克，党参 10 克（或白人参 3 ~ 5 克），茯苓 10 克，当归 6 克，炙龟甲（先煎）12 ~ 20 克，水煎服。

补心益肾，固精止遗。症见小便频数而短、急则尿裤，夜尿频多、遗尿，滑精，健忘，精神不易集中等症。

本方可看作是孔圣枕中丹［龟甲（沙烫醋淬）、龙骨、远志（去心甘草炙）、石菖蒲］加桑螵蛸、人参、茯苓、当归。心与小肠相表里，膀胱与肾相表里，小肠司泌别清浊，小肠虚则尿频数，小肠热则尿短。膀胱气化失职则尿不能约束。故君以桑螵蛸、龙骨固心肾之虚而补助小肠、膀胱气化，并能补肾涩精；臣以人参补心气，菖蒲开心窍，茯苓通心气于肾、远志交肾气于心并能清心；以当归、龟甲滋心肾以除热，为佐药。诸药合用，使心清而不虚，则小肠泌别正常，肾气得固膀胱气充，小便自不频数。

2. 地黄饮子

本方出自金代刘完素著《黄帝素问宣明论方》，为治疗肾虚喑痱代表方。

“熟干地黄、巴戟天（去心）、山茱萸、石斛、肉苁蓉（酒浸，焙）、附子（炮）、五味子、官桂、白茯苓、麦门冬（去心）、石菖蒲、远志（去心），各等分。

上为粗末，每服三钱，水一盏半，生姜五片，枣一枚，薄荷五七叶，同煎至八分，不计时候。”

本方用治肾气虚弱，语言謇涩，足膝痿废。

3. 息沸汤

本方出自清代陈士铎《辨证录》。

“人有耳中如针之触而生痛者，并无水生，止有声沸，皆云火邪作祟，不知乃肾水之耗也。夫肾开窍于耳，肾气不足则耳闭然耳闭之前必痛，而后闭何也？盖肾火冲之也，火冲而不得出，则火之路塞而不通，于是火不再走于耳而成聋矣。但火既上冲干耳，而火之路何以致塞？盖火邪上冲耳窍之内，如有物塞之状，故此等之病，必须速治，否则成聋而难治矣。[批]老人耳聋，多是虚火作祟。补水之法，实治聋之法也。

方用益水平火汤：熟地一两，生地一两，麦冬一两，玄参一两，菖蒲一钱。水煎服。一剂而痛止，二剂而响息，三剂而全愈，而耳不再聋也。

四味乃补水之药，又能于水中泻火，且不损伤肾气，则肾火自降。菖蒲引肾气而上通，火得路而上达，又何有阻抑之虞乎？此等之病，老人最多，老人耳聋，虽高寿之征，似可不必施治，不知已成之聋不必治，未成之聋正不可不治也。此方治聋者尚有奇功，矧治未聋之耳，有不取效者哉！

此症亦可用息沸汤：熟地二两，山茱萸一两，麦冬五钱，北五味十粒，菖蒲一钱，远志五分，丹参三钱。水煎服，十剂愈。”

4. 启窍汤

本方出自清代陈士铎《辨证录》。

“人有双耳聋闭，雷霆喧呼之声终不相闻，而耳内不痛。此大病之后，或年老人有之，乃肾火内闭而气塞也，最难取效。法当内外兼治，内治必须大补心肾，虽耳属肾，而非心气之相通，则心肾不交，反致阻塞。故必用补肾之药，使肾之液滋于心，即宜用补心之剂，使心之气降于肾，心肾之气既交，自然上升而通于耳矣。[批]补肾以治聋，人易知，补心以治聋，人难识也。按肾为耳窍之主，心为耳窍之客，主客相通，自无闭塞。

方用启窍汤：熟地二两，山茱萸一两，麦冬一两，远志三钱，五味子二钱，石菖蒲一钱，炒枣仁三钱，茯神三钱，柏子仁三钱。水煎服。一连四服，而耳中必然作响，此欲开聋之兆也，再照前方服十剂。”

5. 安神定志丸

本方出自清代程国彭《医学心悟》。

“有惊恐不安卧者，其人梦中惊跳怵惕是也，安神定志丸主之。”

“茯苓、茯神、人参、远志各一两，石菖蒲、龙齿各五钱，炼蜜为丸，如桐子大，辰砂为衣，每服二钱，开水下。”

6. 定痫丸

本方出自清代程国彭《医学心悟》。

“男、妇、小儿痫症，并皆治之。凡癫狂症，亦有服此药而愈者。

明天麻一两，川贝母一两，胆南星（九制者）五钱，半夏（姜汁炒）一两，陈皮（洗去白）七钱，茯苓（蒸）一两，茯神（去木蒸）一两，丹参（酒蒸）二两，麦冬（去心）二两，石菖蒲（石杵碎，取粉）五钱，远志（去心，甘草水泡）七钱，全蝎（去尾，甘草水洗）五钱，僵蚕（甘草水洗，去嘴炒）五钱，真琥珀（腐煮灯草研）五钱，辰砂（细研，水飞）三钱。

用竹沥一小碗，姜汁一杯，再用甘草四两熬膏，和药为丸，如弹子大，辰砂为衣，每服一丸，照五痫分引下。犬痫，杏仁五枚，煎汤化下。羊痫，薄荷三分，煎汤化下。马痫，麦冬二钱，煎汤化下。牛痫，大枣二枚，煎汤化下。猪痫，黑料豆三钱，煎汤化下。日再服。本方内加人参三钱尤佳。”

7. 菖蒲丸

本方出自清代吴谦等编的《医宗金鉴·幼科心法要诀·杂证门·五迟》。

“小儿禀来气血虚，筋骨软弱步难移，牙齿不生发疏薄，身坐不稳语言迟。加味地黄为主治，补中益气方继相医，邪乘心气菖蒲好，血虚发迟苣胜宜。”

菖蒲丸用于治疗五迟中清窍闭塞之语迟。又有惊邪乘入心气，至四五岁尚不能言语者，菖蒲丸主之。

“菖蒲丸：人参、石菖蒲、麦门冬去心、远志去心、川芎、当归酒洗、乳香、朱砂水飞各一钱。共为细末，炼白蜜为丸，如黍米大，食远用米汤送下。”

8. 菖蒲补心丸

本方出自清代杨栗山著《伤寒瘟疫条辨》。

石菖蒲、茯苓、茯神、远志、酸枣仁、柏子仁、地骨皮、熟黄精、山药、枸杞子、预知子各等分，人参、朱砂各减半，为末，炼蜜丸，如芡实子大，每嚼一丸，人参汤下。

治心气不足，精神恍惚，语言错妄，忪悸烦郁，健忘少睡，忧喜惨凄，夜多异梦，寐即惊魇，或发狂眩暴，不知人等证。

9. 加味安神丸

本方出自清代唐宗海《医学见能》。

“心神恍惚，每事不能记忆者，有火兼有痰也。宜加味安神丸。

龙骨三钱，牡蛎三钱，茯神三钱，菖蒲一钱，枣仁三钱，生地三钱，黄连一钱，朱砂一钱，远志一钱，五味一钱，当归三钱，甘草一钱，贝母二钱，麦冬三钱。

歌曰：心神恍惚性多忘，龙牡归苓枣与菖。连地朱砂同志味，草和贝母麦冬尝。”

10. 抽动障碍经验方

本方出自《国医名师儿科诊治绝技》[1]（刘玉书教授小儿抽动障碍治验）。

炙远志 15 克，石菖蒲 15 克，生龙骨 20 克，生牡蛎 20 克，天麻 10 克，钩藤 15 克，郁金 10 克，胆南星 5 克，龟甲 15 克，水蛭 2 克，蜈蚣 1 条，全蝎 2 克。

功能息风止动、健脑开窍、宁心豁痰。主治小儿抽动障碍，包括运动性抽动和发声性抽动。症见眨眼、摇头、耸肩、皱眉、四肢肌肉不自主地抽动及口中异常发声等。

以上为 6 岁孩子 1 剂药的量，每剂药水煎取汁 200 毫升，分 4 次服，每日 3 次口服，每次 50 毫升。

伴有全身抽动较为剧烈者，可加鸡血藤、狗脊、细辛温阳通脉；伴有四肢抽动者，可加木瓜、伸筋草以缓解筋脉拘挛；眨眼较为明显者，可加木贼、青葙子、密蒙花等清利头目；咽部异常发声者，可加金莲花、紫荆皮、金荞麦、赤芍等清利咽喉；腹部抽动严重者，可加白芍、甘草收敛缓急；下肢抽动剧者，加透骨草、自然铜、牛膝舒筋活络，引经下行；烦躁明显者，可加龙胆、菊花疏肝解郁；皱鼻者，可加苍耳子、辛夷、白芷通利鼻窍；心烦易怒者，加黄连、阿胶、五味子泻火宁心；病程较长、伴有身体多处抽动者，加龙齿、磁石、青礞石、珍珠母、蛇蜕平肝镇惊；脾虚症状明显者，加茯苓、白术、陈皮、山药等健脾益气，扶土抑木。

【结语】石菖蒲化浊、引肾气上通而开心窍，远志交肾气于心并能清心安神，二者相合能宁心安神，祛痰开窍。配伍人参、郁金、龟甲、龙骨、龙齿、茯苓、茯神、熟地黄、麦冬、丹参、全蝎、蜈蚣等，其宁心安神、醒脑益智、豁痰开窍之力大增。主要用于治疗窍病之湿浊痰蒙清窍证。

常见窍病如脑窍（心窍）之冠心病、梅核气、抑郁症、痰厥、神志不清、健忘、失眠，眩晕，多寐而疲惫、不寐、客忤、抽动、多动、痴呆、神昏、癫狂、惊痫、中风失语、昏迷或脑雾等神经及精神类疾病；耳窍之耳鸣、耳聋、耳痛；口窍之味觉失常、鹅口疮；鼻窍之鼻血，鼻炎、鼻窦炎引发的头重、头沉、昏蒙裹；肺窍之咳逆上气，咳嗽痰鸣；阴窍之二便不畅、遗尿；肾窍之遗尿、下血崩中、胎漏等。

孔圣枕中丹类方体现了以菖蒲、远志为中心随证加减变化的用药法度。如石菖蒲、远志配合龟甲、龙骨等治疗健忘，能安神益志，宁心化痰；配合桑螵蛸、茯苓等治疗夜尿频多、遗尿，能补心益肾，固精止遗；配合熟干地黄、山萸肉、石斛、五味子、麦冬、白茯苓、巴戟天、肉苁蓉、附子（炮）、官桂等补肾之品治疗喑痱，能开音除痱；配合熟地黄、山萸肉、麦冬、五味子、炒酸枣仁、茯神、柏子仁等治疗耳聋、耳痛，能息沸启窍；配合茯苓、茯神、人参、龙齿等治疗惊恐不安卧，能安神定志；配合天麻、全蝎、僵蚕、真琥珀等治疗癫痫，能安神定痫；配合人参、麦冬、川芎、当归、乳香等治疗语迟，能开窍发音；配合茯苓、茯神、酸枣仁、柏子仁、人参等治疗恍惚、多梦、惊魇，能安神定惊；配合龙骨、牡蛎、茯神、酸枣仁、生地黄、黄连、朱砂、五味子、当归、甘草、贝母、麦冬等治疗恍惚善忘，能清火祛痰；配合生龙骨、生牡蛎、龟甲、水蛭、蜈蚣、全蝎等治疗抽动，能息风止动。

参考文献

［1］刘玉书．刘玉书教授小儿抽动障碍治验［M］// 王孟清，孙丽平，秦艳红，等．国医名师儿科诊治绝技．北京：科学技术文献出版社，2023：226–227.

二十五、二陈汤类方辨证

【提要】二陈汤类方方证，病位、病性的共性是脾失健运，湿聚成痰。二陈汤类方辨证包括了对湿痰证、寒痰证、痰火证、痰食交阻证、风痰证以及湿聚成痰所致的咳喘、呕吐、中风、痰厥、痫证、瘰疬、月经不调、带下等部分杂证的治疗方法，体现了以半夏、橘红燥湿化痰、理气和中为中心，随证加减变化的用药法度。

【主方】二陈汤首见于《太平惠民和剂局方·卷四》："治痰饮为患，或呕吐恶心，或头眩心悸，或中脘不快，或发为寒热，或因食生冷，脾胃不和。"

【组成】半夏五两（汤洗七次），橘红五两，白茯苓三两，甘草一两半（炙）。

【用法】上药㕮咀，每服四钱，用水一盏，生姜七片，乌梅一个，同煎六分，去滓，热服，不拘时候。

【功效】燥湿化痰，理气和中。

【主治】适用于脾失健运，湿聚成痰所致之湿痰证，症见咳嗽痰多，色白易咯，呕恶，舌苔白腻，脉滑。

【历代医家应用经验】元代朱丹溪《金匮钩玄》："恶阻者，谓妇人有孕恶心，阻其饮食者是也。肥者有痰，瘦者有热，多用二陈汤。"可用于治疗妊娠恶阻。

明代张介宾《景岳全书》："凡湿痰湿热，或死血流注关节，非辛温之剂，开发腠理，流通隧道，使气行血和，焉能得愈。"二陈汤可用广泛应用于外科疾病。

明代张介宾《景岳全书》："若多痰饮，或兼呕恶而嘈杂者，宜二陈汤。""二陈汤，一身之痰都治管。如要下行，加引下药，在上加引上药。"这说明本方是治疗脾失健运，湿聚成痰所致湿痰证之主方。

清代程国彭《医学心悟》："有湿痰壅遏神不安者，其证呕恶气闷，胸膈不利，用二陈汤导去其痰，其卧立至。"可用于治疗痰迷心窍者。

【类方的同中辨异】自《太平惠民和剂局方》载二陈汤以来，经后世医家长期临床实践的摸索，以本方为基础，创立了很多新方，形成了二陈汤类方[1]。

1. 痰湿内盛，上壅于肺，肺失清肃

同为痰湿内盛，上壅于肺，肺失清肃。①若寒痰咳嗽者，当温肺化饮、补益肺气，以二陈汤加干姜、桂枝、细辛、五味子、人参、白术，成桂心汤（《普济方》）。②若痰热咳喘者，当清肺化痰、止咳平喘，以二陈汤配伍桔梗、杏仁、桑白皮、瓜蒌仁，成加味二陈汤（《济阳纲目》）。③若木火刑金、呛咳胁痛者，当疏肝泻热、利肺化痰，以二陈汤配伍香附、青皮、青黛、南星，成加味二陈汤（《痰火点雪》）。④若痰嗽日久、阴血不足者，当补益阴血，以二陈汤配伍当归、熟地黄，则成金水六君煎（《景岳全书》）。

2. 脾失健运，痰湿中阻，胃气上逆

同为脾失健运，痰湿中阻，胃气上逆。①若停痰结气而呕，宜增强化痰止呕作用，以二陈汤配砂仁、丁香行气降逆、醒脾和胃，成加味二陈汤（《丹溪心法》）。②若痰气上逆而兼有胃热，以二陈汤配黄连、栀子清热祛湿，成丹溪二陈加栀连生姜汤（《丹溪心法》），善治"胃中有热，膈上有痰者"。③若肝火犯胃、恶心反酸，宜增强清肝和胃、制酸止呕之力，以二陈汤合左金丸，成加味二陈汤（《广嗣纪要》），用治"吐酸水同食物出者"。④若兼有胃寒，宜增强暖胃行气作用，以二陈汤配伍干姜、砂仁，成和胃二陈煎（张介宾《景岳全书》），用治"胃寒生痰，恶心呕吐，胸隔满闷嗳气"者。⑤若食郁嘈杂，宜加黄连、栀子清解中焦湿热，成二陈加黄连栀子汤（《医方考》），用治"食郁有热之嘈杂"。⑥若兼水饮呕吐痰涎，取二陈汤配伍苍术、厚朴以温燥祛湿、行气导滞，成推广苍朴二陈汤（《症因脉治》），善治"胃家有水饮，胸满呕吐水渴者"；⑦若痰湿妊娠恶阻、呕吐涎沫，以二陈汤加茅苍术、枳壳以燥湿化痰、理气止呕，成加味二陈汤（《中医妇科治疗学》）。

3. 痰湿内生，兼感外邪

痰湿内生，兼感外邪，当表里同治，由理中汤衍化之方，随之兼具疏散表邪之功，用于痰湿外感证。①若气虚外感、内有痰滞，当益气解表、理气化痰，可选用以二陈汤配紫苏、葛根、前胡、桔梗、枳壳、木香、人参，成参苏饮（《太平惠民和剂局方》）。②若外感风寒、内有痰湿之咳嗽，以二陈汤配麻黄辛温发散、解表散寒，桔梗、杏仁宣肺化痰、下气止咳，成二陈汤加麻黄杏仁汤（《丹溪心法》）。③咳嗽发热、痞满多痰而呕者，以二陈汤配伍柴胡化痰兼以疏表清热，成柴陈煎（《景岳全书》）。④若痰湿内蕴、复感疟邪者，应和解少阳、祛痰解疟，以二陈汤加白术、苍术、柴胡、葛根、川芎、黄芩，成柴葛二陈汤（《景岳全书》）。⑤若风寒引发伏痰，当祛风解表，二陈汤配防风、葛根，成防葛二陈汤（《症因脉治》）。⑥若内外合邪、痰饮阻肺者，以二陈汤配桔梗、紫苏叶、枳壳、杏仁、金沸草、桑白皮，既解表宣肺化痰，又下气止咳平喘，成苏杏二陈汤（《医学传灯》）。

4. 阳虚寒盛，痰湿不化

痰为阴邪，易伤阳气，阳虚寒盛，痰湿不化，由理中汤衍化之方，随之兼具温阳散寒之功，用于寒痰证。①若寒凝气滞、痰饮滞留中焦者，以二陈汤加干姜、草果、丁香、木香、神曲，成新法半夏汤（《太平惠民和剂局方》）。②若寒饮下注、水肿腹泻者，当温阳化饮、健脾祛湿，以二陈汤配桂心、干姜、白术、泽泻，成桂苓白术丸（《黄帝素问宣明论方》）。③若胸膈留饮、腹中虚满、气逆不下饮食者，以二陈汤加白术、桂心、附子、丁香、前胡，成白术散（《普济方》）。④若寒饮内盛、阳气虚衰者，当温阳救逆、散寒化饮，以二陈汤合附子理中汤加肉桂、五味子，成回阳救急汤（《伤寒六书》）。⑤若寒痰阻络、发为阴疽者，当燥湿化痰、散寒通滞，以二陈汤配炮姜、肉桂、麻黄、白芥子，成阳和二陈汤（《外科医镜》）。

5. 痰郁化火、痰热相兼

"有因热而生痰者，有因痰而生热者"，痰之与火每相兼为患，为痰郁化火、痰热相兼，由理中汤衍化之方，随之兼具清热泻火解毒之功，用于痰热证。①病痰火者，当清化，以二陈汤配伍胆南星、黄芩、瓜蒌、杏仁、枳实，成清气化痰丸（《医方考》）。②若痰火凝聚之马刀者，当清化痰热而散结，二陈汤配黄连、黄芩、桔梗、牵牛子、天花粉、连翘、夏枯草清热散结，木香行气破滞，成芩连二陈汤（《外科正宗》）。③若痰热扰心、痰厥昏闷者，当清热化痰、泻火除烦，二陈汤加黄芩、黄连、南星、瓜蒌仁、枳实、桔梗、白术、人参，成清热导痰汤（《寿世保元》）。④若痰火上攻于耳窍者，当化痰降火、清热利湿、引热下行，二陈汤配伍木通、萹蓄、瞿麦、黄柏，成复聪汤（《丹溪心法附余》）。⑤若痰热津亏之燥痰证，宜祛痰而不伤阴，以二陈配知母、贝母，成二母二陈汤（《症因脉治》）。⑥若痰火内盛、肺失宣降之火喘，当清热泻火、燥湿化痰、理气宽胸，二陈汤配黄连、黄芩、焦栀子、桔梗、枳壳，成桔梗二陈汤（《杂病源流犀烛》）。

6. 痰浊内阻、气机郁滞

痰浊内阻、气机郁滞，由理中汤衍化之方，随之兼具理气散结之功，用于痰阻气滞证。①若痰气互结者，当燥湿化痰、疏肝解郁，以二陈汤合四七汤，成二陈四七汤（《症因脉治》）。②若痰气交阻、肝经郁热之疮气疼痛者，当清肝泻热、理气止痛，以二陈配伍枳实、橘核、山楂、栀子，成加减二陈汤（《济阳纲目》）。③若凝痰流注经脉之痈核，当理气散结、祛痰通经，以二陈配伍白芥子，成加味二陈汤（《经验广集》）。④若痰癖互结、瘿瘤肿块者，当化痰散结、活血消积，以二陈加玄明粉、当归、赤芍、杏仁、枳实、石菖蒲，成消积二陈汤（《医学传灯》）。

7. 脾胃郁滞，运化失常，痰食结聚

脾胃郁滞，运化失常，痰食结聚，由理中汤衍化之方，随之兼具消食导滞之功，用于痰食交阻证。①若痰食内阻、复感疟邪之痰疟、食疟，以二陈汤配伍人参、白术、草果、大枣，成四兽饮（《三因极一病证方论》），共奏健脾和中、祛痰截疟之功。②若痰食中阻、胀满呕逆者，当燥湿运脾、消积宽中，以二陈汤合平胃散，成二陈平胃散（《症因脉治》）。③若属胃虚停食者，当化痰消积、健脾燥湿，以二陈汤配白术、苍术、山栀子、川芎，成加味二陈汤（《仁术便览》）。④若食积痞闷者，当化痰消食、清热散结，以二陈加山楂、莱菔子、连翘，成佐脾丸（《医部全录》）。

8. 痰饮内盛，风痰内扰

痰饮内盛，风痰内扰，由理中汤衍化之方，随之兼具祛风化痰、息风定惊之功，用于风痰证。①若风痰上逆所致之痰厥，以二陈汤配伍南星、枳实，兼具祛风降逆之功，成导痰汤（《济生方》）；导痰汤加菖蒲、竹茹、人参、大枣，兼具开窍之功，成涤痰汤（《济生方》），主治中风痰迷心窍，舌强不能言等证；导痰汤以枳壳易枳实，另加配川芎、细辛，成芎辛导痰汤（《证治准绳》），对于痰厥而头痛较著者，用之较佳。②若风痰上扰清窍、头目昏眩之证，以二陈配天麻、白术，具补脾燥湿、息风化痰之功，成半夏白术天麻汤（《医学心悟》）。③若痰饮蓄于心胃、怔忡不已者，当降气化痰、养心安神，二陈汤配伍沉香、槟榔、茯神、麦冬，成茯苓饮子（《医方类聚》）。④若痰热扰心、神志不宁者，当化痰除烦、理气开郁，二陈汤加竹茹、枳实，成温胆汤（《三因极一病证方论》）。⑤若痰蒙心神、其人如痴者，当化痰开窍、养心益智，二陈汤加人参、益智仁、香附，成加味茯苓汤（《世医得效方》）。⑥若痰阻狂乱者，当清热豁痰、息风定惊，二陈汤配竹沥、胆南星，成二陈竹沥胆星汤（《伤寒大白》）；⑦若痰瘀扰神、失眠不寐者，当化痰消瘀、安神定志，二陈汤加桃仁、红花、枳实、制南星，成桃红导痰汤（《痰证论》）。

9. 痰浊内阻，久病体虚

痰浊内阻，久病体虚，由理中汤衍化之方，随之兼具扶正补虚之功，用于正虚痰盛证。①若痰证兼阳虚者，当温肺散寒化饮，以二陈配干姜、肉桂、细辛、五味子、白芍，成温肺汤（《太平惠民和剂局方》），用治肺虚寒饮、咳喘不得平卧。②若痰证兼阴虚者，当滋阴清热，以二陈汤配伍四物汤、知母、黄柏，成滋阴化痰汤（《寿世保元》）。③若痰证兼气血两虚者，当益气养血，以二陈汤合四君、四物，成八物二陈汤（《医学入门》）。④若痰证兼气虚者，当益气化痰，以二陈与四君合方、青皮、川芎、神曲，成九味二陈汤（《不居集》），共收消补兼施、寓补于行之效。

10. 其余类方

其余类方亦是以燥湿化痰、理气和中为中心，辨证施治。①若痰湿阻滞、经水不调或不能孕育者，当理气行郁、利湿化痰、补血调血，以二陈汤合香附、枳壳、滑石、当归、川芎，成芎归二陈汤（《万氏女科》）。②若脾虚痰阻、转胞淋闭者，应升举清阳、益气和血，以二陈汤配伍柴胡、升麻、人参、白术、当归、川芎、生地黄，成二陈升提饮（《嵩崖尊生全书》）。

【结语】二陈汤类方的加减衍变，体现了以二陈汤为主方、随证加减变化的用药法度，包括了对湿痰证、寒痰证、痰火证、痰食交阻证、风痰证，以及湿聚成痰所致的咳喘、呕吐、中风、痰厥、痫证、瘰疬、月经不调、带下等部分杂证的治疗方法。

主方二陈汤与类方之间的加减衍变，有如下规律：①肺失清肃者，多配伍桂枝、桔梗、杏仁、青皮等，增强宣肺平喘作用，如桂心汤、加味二陈汤、金水六君煎；②胃气上逆者，多配伍木香、丁香、砂仁、旋覆花等，增强理气止呕功效，如加味二陈汤、二陈加栀连生姜汤、加味二陈汤、和胃二陈煎、二陈加黄连栀子汤、推广苍朴二陈汤；③痰湿外感者，多配伍紫苏叶、防风、葛根等，功兼疏散表邪，如参苏饮、柴陈煎、柴葛二陈汤、防葛二陈汤、苏杏二陈汤；④寒痰者，多配伍炮姜、桂枝、白芥子等，兼可温阳散寒，如新法半夏汤、桂苓白术丸、白术散、回阳救急汤、阳和二陈汤；⑤痰热者，多配伍黄芩、黄连、栀子、大黄、生石膏、胆南星等，兼可清热泻火解毒，如清气化痰丸、芩连二陈汤、清热导痰汤、复聪汤、二母二陈汤、桔梗二陈汤；⑥痰食交阻者，多配伍神曲、麦芽、山楂等，兼可消食导滞，如四兽饮、二陈平胃散、加味二陈汤、佐脾丸；⑦风痰者，多配伍天麻、胆南星、竹茹等，兼可祛风化痰、息风定惊，如导痰汤、涤痰汤、芎辛导痰汤、半夏白术天麻汤、茯苓饮子、温胆汤、加味茯苓汤、二陈竹沥胆星汤、桃红导痰汤；⑧若痰阻气滞者，多配伍枳实、厚朴、砂仁、丁香等，兼可理气散结，如二陈四七汤、加减二陈汤、加味二陈汤、消积二陈汤；⑨正虚痰盛者，多配伍白术、熟地黄、当归、益智仁等，兼可扶正补虚，如温肺汤、滋阴化痰汤、八物二陈汤、九味二陈汤。

二陈汤类方组成配伍不同，功效、主治亦随之而异，且有发展。功效由原来的燥湿化痰、理气和中发展到兼具解表、祛寒、清热、理气、消食、治风、扶正等。主治也由原来的湿痰证，扩大到痰湿外感、寒痰、热痰、痰阻气道、痰食交阻、风痰上扰、痰迷心窍、正虚痰盛以及月经不调、带下病等。

二陈汤类方发展变化虽多，然总不离原方的燥湿化痰、理气和中之制方大法。正如费伯雄在《医方论》中所言："二陈汤为治痰之主药，以其有化痰理气、运脾和胃之功也。学者随症加减，因病而施，则用之不穷矣。"

参考文献

[1] 何伦，顿宝生.二陈汤类方鉴别运用[J].陕西中医，1985，6(8)：376-377.

二十六、平胃散类方辨证

【提要】平胃散类方方证的共性：病位在脾胃，病性属寒湿，病机是寒湿中阻。平胃散类方运用要点是：脘腹胀满，肢倦困重，口淡纳呆，舌苔白腻或厚腻滑润，脉濡滑或沉滑。用于痰湿留滞，困遏脾胃，或感受山岚瘴气，或水土不服所致湿滞脾胃证，体现了燥湿运脾、行气和胃的治法和以苍术、厚朴为中心，随证加减变化的用药法度。

【主方】平胃散最早记载于宋代周应《简要济众方》。

【组成】苍术（去黑皮，捣为粗末，炒黄色）四两，陈橘皮（洗令净，焙干）二两，厚朴（去粗皮，涂生姜汁，炙令香熟）三两，炙甘草（炙黄）一两。

【用法】上药四味，捣罗为散，每服二钱，水中一盏，入生姜两片，大枣二枚，同煎至六分，去滓，食前温服。

【治法】燥湿运脾，行气和胃。

【主治】湿滞脾胃所致的腹胀、腹痛、食积等症。临床主要表现为脘腹胀满，不思饮食，口淡无味，口干不欲饮，恶心呕吐，头身困重，倦怠嗜睡，便溏腹泻，舌苔厚腻，脉缓等。

【方解】《太平惠民和剂局方》谓平胃散为平土气敦阜之象（湿土太过）而设，"性味从辛、从燥、从苦组成，能消（食），能散（痰、湿）"，是治疗湿滞脾胃的主方。苍术在《神农本草经》与白术通称为"术"，列为上品，"味苦，温。主风寒湿痹、死肌、痉、疸。止汗，除热，消食，作煎饵。久服，轻身、延年、不饥”。以苍术为君，最善燥湿，兼以健脾，能使湿去而脾运有权，脾健则湿邪得化。臣以厚朴，辛苦性温，善能行气消满，且有芳香苦燥之性，行气而兼祛湿，与苍术相伍，燥湿以健脾，行气以化湿，湿化气行则脾得运化。佐以陈皮理气和胃，芳香醒脾，以助苍术、厚朴之力。使以甘草甘缓和中，调和诸药。煎加姜枣，其调和脾胃之功益佳。全方重在燥湿运脾，兼能行气除满，使湿浊得化，气机调畅，脾气健运，胃得和降，则诸症自除。

【类方的同中辨异】自宋《太平惠民和剂局方》载平胃散以来，后世医家治疗湿困脾胃证的方剂多从平胃散加减化裁而来，也可以说是历代都有发展，从而形成了平胃散类方[1]。

1. 神术散

平胃散加藿香、砂仁。内湿兼夹外湿，对外感时邪不正之气，伤及脾胃，湿邪困阻所致的发热、头痛、腹痛吐泻等证候。

2. 对金引子

与平胃散组成相同，但药量不同。《太平惠民和剂局方》中的对金饮子由厚朴、苍术、甘草各二两，陈皮半斤组成，“治诸疾，无不愈者。常服固元阳益气，健脾进食，和胃祛痰，自然荣卫调畅，寒暑不侵，此药疗四时伤寒”。

3. 和解散

厚朴、苍术、陈皮、甘草、姜枣、藁本、桔梗，“治男子妇人四时伤寒头痛，憎寒壮热，烦躁自汗，咳嗽吐痢”。

4. 柴平汤

小柴胡汤合平胃散。《内经拾遗方论》卷中用柴平汤治疟。

5. 加味平胃散

平胃散加神曲、麦芽而成。《丹溪心法》治“夏秋之间，脾胃伤冷，水谷不分，泄泻不止”。

6. 葛花平胃散

平胃散加葛花而成。“治吞酸或宿食不化，半身不遂；因浩饮所伤，酒湿成瘫，而致半身不遂，脉沉数者。应戒酒。”

7. 栀连平胃散

平胃散加山栀子、黄连而成。治因膏粱酒湿，湿热不攘，脾火不运而致筋脉软短，肌肉不仁，变生口眼㖞斜之症，右关脉弦数者。

8. 平胃保和汤

治因食滞中焦，上冲头角而痛者。

9. 神术平胃散

平胃散加防风、知母、石膏而成。内有积热，外遇湿热，两热相蒸酿，热壅胃口，胃脘作痛，脉浮数或沉数者，先以神术平胃散清外热，后用清中汤以清内热。

10. 二陈平胃散

平胃散加法半夏、白茯苓而成。治疗：①因胃强脾弱，饮停中脘，睡则气逆，所谓“胃不和则卧不安”者。右关滑大不数，加石菖蒲、浮海石；滑大数实，加栀子、黄连。②因食滞中焦，不能运化，成饮成痰，每至五更嗽发；或吐痰胃甜，胸前饱闷，脉沉滑之食积咳嗽者。③痰饮因于饮食不节，水浆不忌，胃虽能纳，脾不能运，肺不通调，停积于胃，由胃下流，水走肠间，沥沥有声，心下胸胁支满者。④外感湿痰因坐卧湿地，或冲风冒雨，湿气袭人，内与身中之水液交凝积聚，脉浮大或浮滑、浮涩者。⑤内伤湿痰，因中气不足，胃阳不能消化，脾阳不能施布，致水谷停留，为痰为饮，脉沉滑者。

11. 枳桔平胃散

平胃散加枳实、桔梗而成。治内伤呃逆因胃气损伤水谷入胃，难以运化，而食滞胃脘者。

12. 防葛平胃散

平胃散加防风、葛根而成。治因当风取凉，风冷入胃，偶遇风冷，即发呕吐，头额疼痛，面赤面热脉浮者，防葛平胃散主之；呕吐酸水因风寒所束，气郁成积，呕而微有酸味，脉弦数者。

13. 香苏平胃散

平胃散加藿香、紫苏而成。治长夏之时，坐卧湿地，湿袭脾胃，胃气不降而致呕吐、胸满闷、头重身痛、面目水肿、口不渴、吐多痰涎、脉多濡软，为湿气呕吐，其兼表证者。

14. 平胃五苓散

平胃散合五苓散而成。主应分利小便者。

15. 干葛平胃散

平胃散加干葛而成。治呕吐苦水，因饮食太饱，少阳开发之气不舒者。

16. 防风平胃散

平胃散加防风而成。主腹胀因外感风湿而致脾胃受伤，胸前饱闷者。

17. 茵陈平胃散

平胃散去甘草，加茵陈、山栀子、淡豆豉而成。治因脾胃有伤，不能运化水谷，谷气不消，湿热内盛而身体发黄者。

18. 香砂平胃散

平胃散加白术、半夏、砂仁、香附、神曲。明代龚廷贤《寿世保元》治食积导致的"腹痛甚而泄泻，泻后痛减"。

19. 加味平胃散

平胃散加香附、木香、半夏、神曲、枳实、山柰、山楂、干姜，治"食积腹痛"。

20. 调气平胃散

平胃散加乌药、砂仁、白豆蔻、檀香、木香、藿香，王肯堂《证治准绳》治疗中恶。

21. 芩连平胃汤

平胃散加黄连、黄芩。清代吴谦《医宗金鉴·外科心法要诀》治由脾胃湿热导致的"燕窝疮在下颏生，如攒粟豆痒热疼，形类黄水疮破烂"。

22. 醉乡玉屑方

由平胃散加煨草果仁、鸡内金、丁香、砂仁而成。明代徐春甫《古今医统大全》治瓜果积（寒湿留中）证。

【结语】平胃散类方总离不开平胃散的基本药物（苍术、厚朴、陈皮、炙甘草）、制方大法（燥湿健脾、行气和胃）和主因主证（饮食不调，或恣食生冷、油腻，脾失健运，湿滞于中所致的湿困脾胃、气滞于中）三个基本因素，加减化裁的总是一些辅助药物，涉及病证也总是伴随湿阻中焦[1]。运用要随证治之，"师其法而不泥其方"。

参考文献

［1］何伦，顿宝生．平胃散类方鉴别运用［J］．陕西中医，1985，6（6）：280–281.

二十七、藿香正气散类方辨证

【提要】藿香正气散类方方证，病位、病性的共性是以脾胃为主、以湿邪为要。藿香正气散类方辨证包括了对感寒伤湿、霍乱吐泻、湿温病、脾虚湿盛等疾病的治疗方法，体现了以藿香解表祛湿、辟秽化浊、理气和中为中心，随证加减变化的用药法度。

【主方】藿香正气散，出自宋代《太平惠民和剂局方》卷二："治伤寒头痛，憎寒壮热，上喘咳嗽，五劳七伤，八般风痰，五般膈气，心腹冷痛，反胃呕恶，气泄霍乱，脏腑虚鸣，山岚瘴疟，遍身虚肿，妇人产前、产后、血气刺痛，小儿疳伤，并宜治之。"

【组成】藿香（去土）三两，大腹皮、白芷、紫苏、茯苓（去皮）各一两，半夏曲、白术、陈皮（去白）、厚朴（去粗皮，姜汁炙）、苦桔梗各二两，甘草炙二两半。

【用法】上为细末，每服二钱，水一盏，姜三片，枣一枚，同煎至七分。

本方解表之力较弱，故"如欲出汗"，宜"热服"，且"衣被盖"。

霍乱吐泻属湿热证者禁服本方。

【方证】由风寒在表，湿滞脾胃所致，尤以夏月常见。以恶寒发热，上吐下泻，舌苔白腻为辨证要点。

风寒犯表，正邪相争，则恶寒发热、头痛；内伤湿滞，湿浊中阻，脾胃不和，升降失常，则恶心呕吐、肠鸣泄泻；湿阻气滞，则胸膈满闷、脘腹疼痛；舌苔白腻，脉浮或濡缓乃外感风寒、内伤湿滞之症。

作为治疗外感风寒，内伤湿浊所致病证的典范，其后以藿香正气（散、汤、丸）为名的诸多方剂，均由原方改变组成或剂型而来。例如，明代薛己《内科摘要》卷下藿香正气散，即原方去白芷、白术、陈皮、半夏，主治外感风寒、内停饮食、头痛寒热，或霍乱泄泻，或作痢疾等。明代陶华《伤寒全生集》卷二名加减藿香正气散，组成为藿香、厚朴、陈皮、甘草、半夏、白术、茯苓、紫苏叶、干姜，主治中寒呕吐、胸腹满闷，或鼻塞头痛、发热憎寒者。清代江涵暾《笔花医镜》卷一藿香正气散，以原方去大腹皮、生姜和大枣，加用砂仁，主治憎寒壮热、胸膈满闷、口吐黄涎等证。日人下津寿泉《幼科证治大全》中主治小儿伤寒头痛、憎寒壮热、痰喘咳嗽、心腹疼痛、吐泻虚肿、疳伤等证所用之藿香正气散，即为原方去紫苏叶、茯苓、半夏而成。

清代吴谦在《医宗金鉴》卷五十三将藿香正气散改为“藿香正气汤”，治外受四时不正之气，内停饮食，头痛寒热，或霍乱吐泄，或作疟疾。

清代顾世澄在《疡医大全》卷九载藿香正气汤，即原方去大腹皮和大枣，加用砂仁，具有散风寒、消饮食、止呕吐、定泻痢的作用。

清代程国彭《医门八法》卷二藿香正气汤，方用苍术易白术，并加用乌梅，主治霍乱吐泻之重者。

清代凌奂《饲鹤亭集方》将藿香正气散改为丸剂，其运用更为方便。

【方解】方中藿香为君，既以其辛温之性而解在表之风寒，又取其芳香之气而化在里之湿浊，且可辟秽和中而止呕，为治霍乱吐泻之要药。半夏曲、陈皮理气燥湿，和胃降逆以止呕；白术、茯苓健脾运湿以止泻，共助藿香内化湿浊而止吐泻，俱为臣药。湿浊中阻，气机不畅，故佐以大腹皮、厚朴行气化湿，畅中行滞，且寓气行则湿化之义；紫苏、白芷辛温发散，助藿香外散风寒，紫苏尚可醒脾宽中，行气止呕，白芷兼能燥湿化浊；桔梗宣肺利膈，既益解表，又助化湿；煎用生姜、大枣，内调脾胃，外和营卫。使以甘草调和药性，并协姜、枣以和中。全方共奏解表化湿、理气和中之效。

【类方的同中辨异】后世医家将藿香正气散辨证运用并不断总结而形成了诸多藿香正气散类方，用于治疗湿疫、湿淫、脾虚湿盛之证，如胃肠型感冒、急性肠胃炎、腹泻、痢疾、功能性消化不良、肠易激综合征、妇科外阴道炎、阴道炎，以及防治新型冠状病毒感染等。

1. 六和汤

六和汤源于宋代《太平惠民和剂局方》卷二，与藿香正气散的组成中均有藿、苓、夏、朴、草，皆具化湿和中之功，六和汤伍香薷、人参、扁豆、杏仁、砂仁、木瓜等药，兼具祛暑补脾之效，理气之功逊之，尤宜于素体脾虚，复于夏月感寒伤湿之证。

2. 藿苓汤

藿苓汤出自宋代骆龙吉《增补内经拾遗方论》卷三和明代陶华《伤寒全生集》卷二，均由藿香正气散合五苓散加减而成，前者较本方少白芷、紫苏叶、大腹皮，增猪苓、泽泻、苍术、肉桂，解表之力减弱而祛寒除湿之功较强，主治霍乱，内外两伤，吐泻交作之证，并注明“口渴者，去桂”。后者以本方去大枣，加用泽泻、猪苓、官桂，既保存了原方解表散寒的作用，又加强了化气利水的功能，主治“伤寒作泻口渴，小水不利”等症。

3. 藿香安胃散

藿香安胃散出自元代许国祯《御药院方》卷四，由藿香正气散合平胃散加减而成，即本方去大腹皮、白芷、紫苏叶、桔梗、茯苓，易半夏曲为半夏、换白术为苍术，主治小儿感寒吐泻。

4. 藿薷汤

藿薷汤源于明代王肯堂《证治准绳·类方》卷一，由藿香正气散合黄连香薷散（即本方加香薷、扁豆、黄连）而成，其主治与藿香正气散的主治功用相似，唯加脚转筋。此证外感寒湿且有湿热交错于中，即“伏暑吐泻”证，故在方中加香薷祛暑解表化湿，并加一味黄连清热，以治挟热之证。

5. 藿香养胃汤

藿香养胃汤源于宋代陈言《三因极一病证方论》卷二，由藿香正气散去白芷、紫苏叶、桔梗、茯苓、大腹皮，加一味苍术，用治胃气不和作呕，及冬月胃受寒冷，呕吐不止，并说明“元气虚者，加用人参、干姜。”

6. 半夏藿香汤

半夏藿香汤出自于明代吴又可《温疫论》，以半夏、藿香、炒干姜、白茯苓、广陈皮、炒白术、甘草，用治疫邪留于心胸、胃热反呕者。

7. 加减正气散

清代温病学家在运用本方加减治疗湿温病方面积累了丰富经验。例如《温病条辨》卷二的五个加减正气散，可谓加减运用藿香正气散的典范。

一加减正气散以原方去紫苏、白芷、生姜、半夏、桔梗、白术、甘草、大枣，加杏仁、麦芽、神曲、茵陈，治疗湿热病邪壅阻中焦见脘腹胀满，大便不爽者。

二加减正气散以原方中藿香、桔梗、陈皮、厚朴加防己、薏苡仁、大豆黄卷、通草而成，治疗湿热郁于中焦见胸脘满闷、便溏身痛等症。

三加减正气散由藿香、茯苓皮、厚朴、陈皮、杏仁、滑石组成，亦治湿热郁滞中焦，病证同上，但湿已从热化，而见苔黄脘闷、大便不爽者。

四加减正气散用藿香、厚朴、陈皮、茯苓，另加草果、山楂、神曲，用治湿浊偏重、阻滞脾阳见胸脘痞闷，舌苔白滑者。

五加减正气散用藿香、陈皮、厚朴、茯苓，再加大腹皮、苍术、谷芽，治巧“秽湿着里，脘闷便泄”者。

上五方均由藿香正气散加减化裁而成，但藿香正气散为解表散寒、和里化湿之剂，所治之湿是为寒湿，而五个加减正气散则偏重治里，以脾胃为病变重点，一、二、三加减正气散均为治湿重于热的方剂，四、五加减正气散之治证则为寒湿为患。

8. 悦脾汤

悦脾汤由原北京中医院儿科主任宋祚民所创。临床见纳呆、厌食的病人，多有面黄消瘦、倦怠乏力之象，乃是诸多病因损伤脾胃，运化失司，枢机不利，百疾顿生，治疗应“贵在运，而不在补”，调理中焦，协调升降，使阴阳平和，脾胃功能达到平衡。基本方为：藿香 10 克，紫苏梗 10 克，竹茹 10 克，佛手 10 克，天花粉 10 克，乌梅 6 克，焦三仙（焦山楂、焦神曲、焦麦芽）10 ~ 30 克，砂仁 3 ~ 6 克。

【结语】藿香正气散证病位重心在脾胃，湿邪为主要致病因素，诸药合用，表里同治、脾胃同调，清升浊降，和中悦脾而治之，为治疗夏月感寒伤湿，脾胃失和证之常用方。主方与类方的加减衍变，体现了藿香既以其辛温之性而解表，又取其芳香之气而化里。

证有寒热虚实之演变，法随证立，药随法投，藿香正气散类方在治疗湿疫病、湿淫病、脾虚湿盛病证中不论寒热均有加减变化。用气化观点来看，有如下规律可循。①寒化者：a.霍乱，内外两伤，吐泻交作之证，增猪苓、泽泻、苍术、肉桂；b.冬月胃受寒冷，呕吐不止，加苍术；c.元气虚者，加用人参、干姜。②热化者：a.湿热交错于中，即“伏暑吐泻”证，加香薷、黄连；b.湿热病邪壅阻中焦见脘腹胀满，大便不爽，加防己、薏苡仁、大豆黄卷、通草、滑石、茵陈；c.湿热郁滞中焦，而见苔黄脘闷、大便不爽者，予茯苓皮、滑石。

二十八、香薷散类方辨证

【提要】香薷散类方方证的共同点：病因主要是乘凉饮冷、外感风寒湿邪而又中气虚弱，病性是阴暑、病机是闭暑（外风寒湿、暑邪内闭），病位主要是外在肺表与内在脾胃、涉及肝心（脑）。香薷散类方辨证包括了历史上对闭暑、伤暑、中暍、中暑、阴阳拂乱、妄言见鬼、虚暑、夹食、暑风、暑温初起无汗等病症的治法，体现了以香薷辛温芳香、发汗解肌、宣化湿邪为中心，散外邪以解表、化湿滞而和肠胃，随证加减变化的用药法度。

【主方】香薷散，出自宋代《太平惠民和剂局方》卷二。

【组成】香薷（去土）一斤，白扁豆（微炒）半斤，厚朴（去粗皮，姜汁炙熟）半斤。

【用法】上为粗末，每三钱，水一盏，入酒一分，煎七分，去滓，水中沉冷，连吃二服（随病不拘时候），立有神效。

【功效】解表祛暑，化湿和中。

【主治】夏月乘凉、饮冷，外感于寒，内伤于湿，致恶寒发热，无汗头痛，头重身倦，胸闷泛恶，或腹痛吐泻，舌苔白腻，脉浮者。

【方解】香薷散属于祛暑剂中治疗阴暑的代表方。药仅三味，表里兼顾，是治暑天感受寒湿、表里同病之常用效方。原书主治"脏腑冷热不调，饮食不节，或食腥鲙生冷过度……或露卧湿地，或当风取冷，而风冷之气，归于三焦，传于脾胃……致令真邪相干，肠胃虚弱"之"心腹疼痛，霍乱气逆，发热头痛，体痛而复吐利虚烦者"。

所治证候乃夏秋季节乘凉（外感风寒）、饮冷（内伤于湿）导致风寒客于表，暑湿阻于里，证属表寒里湿之阴暑。夏秋感寒，邪滞肌表，故见恶寒、发热、头痛、身痛、无汗、脉浮等风寒表实证；乘凉露卧，饮食生冷，则湿伤脾胃，气机不畅，故见四肢倦怠、胸闷、泛恶，甚则腹痛吐泻、舌苔白腻等寒湿中阻之候。

方中香薷芳香质轻，辛温发散，能发越阳气，有较强的发汗解表作用，同时兼能利湿、祛暑，有彻上彻下、解表利尿之功，重用为君药。厚朴为苦辛性温之品，行气散满，燥湿化滞，为臣药。扁豆甘淡平，健脾和中，渗湿消暑，降浊而升清，为佐药。入酒少许同煎，意在温通经脉，活血通阳，使药力通达全身。诸药合用，祛暑解表，化湿和中，有表里双解之功。

香薷多于其余二药一倍，3～9克。

【历代医家应用经验】香薷如果配上了辛散药，即使是辛凉发散药，发汗之力也会比麻黄还强，所以要特别注意。王绵之《方剂学讲稿》言："关键的一点是，没有恶寒、发热无汗的症状，绝不能用香薷。"原书上介绍香薷散，形容恶寒为凛凛恶寒，有时书上用憎寒壮热来描述，都是指恶寒得很厉害。凛凛恶寒时，必然有高热，因为毛窍闭塞了，阳气与外邪郁结不能发散而化热，所以在憎寒的同时必然壮热。憎寒壮热、无汗，就比一般所讲的恶寒、发热程度重多了。

明代李时珍所撰《本草纲目》："世医治暑病，以香薷饮为首药，然暑有乘凉饮冷，致阳气为阴邪所遏，遂病头痛发热恶寒，烦躁口渴，或吐或泻，或霍乱者，宜用此药，以发越阳气，散水和脾。若饮食不节，劳役作丧之人伤暑，大热大渴，汗泄如雨，烦躁喘促，或泻或吐者，乃劳倦内伤之证，必用东垣清暑益气汤、人参白虎汤之类，以泻火益元可也；若用香薷之药，是重虚其表而济之以热矣。"

清代叶天士《幼科要略》："参《本草》香薷辛温发散，能泄宿水，夏热气闭无汗，渴饮停水，香薷必佐杏仁，以杏仁苦降泄气。又曰，香薷辛温气升，热服易吐，佐苦降如杏仁、黄连、黄芩则不吐。"

【类方的同中辨异】暑邪伤人传变较速，多径入阳明气分，即使有肺卫见证，亦为时短暂，故暑病鲜用解表之法。然夏月炎热，纳凉露宿，则易外感寒湿，俾暑邪内闭，而成闭暑之证。程国彭《医学心悟》言："闭暑者，内伏暑气，而外为风寒闭之也。其头痛、身痛、发热恶寒者，风寒也；口渴心烦者，暑也。"喻昌言《医门法律》载："凡治中暑病，遇无汗者，必以得汗为正。"

对夏季外感疾病，若属外感风寒、暑气内伏之阴暑证，宜首选解表而兼祛暑化湿作用的香薷、藿香、紫苏、薄荷等以收外解表寒、内清暑热之功。"世医治暑病，以香薷饮为首药。"(《本草纲目·卷四》)历代治阴暑用香薷散加减变化的方剂众多，形成了香薷散类方[1]。

1. 五物香薷饮

五物香薷饮，亦名香薷汤，源于宋代《太平惠民和剂局方》。由香薷、厚朴、扁豆、茯苓、甘草组成（即香薷散加茯苓、甘草）。主治夏月外感于寒，内伤于湿。症见恶寒无汗、胸闷、恶心呕吐以及泄泻者。因湿盛便泄，故加茯苓、甘草以利湿和中。

2. 黄连香薷散

黄连香薷散，亦名活人香薷散，源于宋代《类证活人书》。由厚朴、香薷、黄连组成（即香薷散去扁豆，加黄连用以清心脾而除烦热），可使外暑内热，一齐汗解。主治夏月伤暑，外有表寒，里湿化热。症见发热恶寒，无汗，或有吐泻、舌苔黄腻者。

3. 四味香薷饮

四味香薷饮源于宋代《类证活人书》。由厚朴、香薷、黄连、白扁豆组成（即香薷散加黄连，因热盛心烦口渴）。主治同黄连香薷散。

4. 十味香薷饮

十味香薷饮，源于《百一选方》。由香薷散加茯苓、甘草、木瓜、黄芪、人参、白术、陈皮组成，以益气健脾燥湿。水煎服。功能祛暑解表，补脾除湿。主治暑湿内伤（中气虚弱，感受暑湿）。症见寒热、胸闷、头重吐利，身体疲倦，神志昏沉等。

5. 藿薷汤

三物香薷饮和藿香正气散合并，名叫"藿薷汤"（王肯堂《证治准绳·类方·卷一》）。加生姜三片，大枣一个，水煎，热服，每服三钱。功能祛暑解表，理气和中。主治伤寒头痛，憎寒壮热，或感湿气霍乱吐泻。常服除山岚瘴气，伏暑吐泻，脚转筋。

《成方切用》："藿香辛温，理气和中，辟恶止呕，兼治表里为君；苏、芷、桔梗，散寒利膈，佐之以发表邪；厚朴、大腹，行水消湿；橘皮、半夏，散逆除痰，佐之以疏里滞；苍术、甘草，益脾去湿，以转正气为臣、使也，正气通畅，则邪逆自除矣。"

6. 香薷葛根汤

香薷葛根汤源于清代《医方集解》。本方系三物香薷饮加葛根而成。加葛根在于解除项背肌肉拘急。水煎服。功能祛暑解表，化湿舒筋。主治暑月伤风见项背拘急及伤暑泄泻。

7. 六味香薷饮

六味香薷饮源于清代《医方集解》。由五物香薷饮加木瓜而成。加木瓜在于祛湿舒筋。主治中暑湿邪太盛，兼见暑热泄泻，两腿转筋者。

8. 二香散

二香散源于清代程国彭《医学心悟》卷五。系三物香薷饮合"香苏饮"

（香附、紫苏叶、陈皮、甘草），再加木瓜、苍术而成。水煎服。功能祛暑解表，理气除湿。主治夏月外感风寒，内伤湿滞。症见身热恶寒，不思饮食，脘腹胀满等。

9. 救暍丹

本方出自清代陈士铎《辨证录·暑症》。

“行役负贩，驰驱于烈日，感暑猝倒，人谓中暑，谁知中暍乎。暍与暑何分？盖暑热由外入，暍热由内出。

行役负贩，驰驱劳苦，内热欲出，外暑遏抑，故猝倒，是暑在外，热闭也。倘暑不宣扬内热，则气闭热反不散。宜散内热，佐消暑。

用救暍丹：青蒿五钱，茯苓、白术三钱，香薷、知母、干葛一钱，甘草五分。二剂热散，不必三剂。

方用青蒿平胃火，又解暑热为君。香薷解暑，干葛解热为佐。又虑内热极，但散而不寒，恐火炎上，故加知母凉之，更妙在白术、茯苓利腰脐，通膀胱，使火热下趋小肠尽出，火下行，自不逆冲，外暑内热各化乌有。”

10. 散暑回阳汤

本方出自清代陈士铎《辨证录·暑症》。

“膏粱子弟，多食瓜果寒胃，忽感暑猝倒，人谓中热，谁知中暑乎。盖膏粱人，天禀弱，又多欲，未有不内寒者，复加瓜果增寒凉，宜暑难中，然内寒极，外热反易入，暑气弥漫两间，无阴可依，遇阴虚人即乘而入。

法不可先祛暑，必须补气。然既因阴虚以致阳邪，似宜补阴，何反补阳气？不知补阴则阴虽旺，转为阳邪所喜，阳正恐阴弱不能相配，若助阴，毋论阴难祛阳，阳邪且久居不去，必深根蒂固而生变。

惟补其阳则阳气旺，正阳与邪阳攻击，又益散暑药，则邪阳自不战而走。

用散暑回阳汤：人参、茯神、白术五钱，香薷、扁豆二钱，陈皮五分，甘草一钱。

方中参、术、茯、豆健脾补气，用以回阳。香薷散暑，何多少悬殊？不知阴虚，脾虚也，脾虽属阴，非补阳药不效。况阳邪盛，非多用何以相敌。倘少用，恐致败衄。即取胜，暑退元气未能遽复，与其暑退补阳，何若于邪旺时多用。正无亏，邪又速去。”

11. 和合阴阳汤

本方出自清代《辨证录·暑症》。

“中暑气不升降，霍乱吐泻，角弓反张，寒热交作，心胸烦闷。人谓暑气内热，谁知阴阳拂乱乎。阴阳和则邪不能干，苟阴不交阳，阳不交阴，邪即乘之而入。邪扶强不扶弱，阴强助阴，阳强助阳。

夏人多阴虚阳旺，邪即乘阴虚而入，欺阴弱也。然阳旺又助阳不助阴，阴见邪助阳，又妒阳旺而相战，阳又嫌与邪党，欲嫁邪于阴，阴不受，于是阴阳乱，邪往来作祟。

此阴阳所以不通，上不升，下不降，霍乱吐泄，角弓反张，阴不交阳作寒，阳不交阴作热，心胸竟成战场，安得不烦闷。宜和阴阳，佐祛暑，缓调，不可遽折。

用和合阴阳汤：人参、香薷、藿香、苏叶、花粉一钱，白术二钱，茯苓五钱，厚朴五分，陈皮、枳壳三分，砂仁一粒。水煎，探冷徐服。二剂愈，不必三剂。

此分阴阳清浊，通上下浮沉，调和拂乱，实有奇功，助正不增火，祛邪不伤气，殆此方欤。”

12. 护金汤

本方出自清代《辨证录·暑症》。

“中暑热极，妄见妄言，见鬼，然人不烦躁，口不甚渴。人谓热极发狂，谁知寒极相战，寒引神出，似狂非狂乎！中暑热证，何变寒，寒更变似狂？盖阴气素虚，阳又不旺，暑热乘阴阳两衰，由肺入心，心气不足，神即越出逃肾，肾中阴寒之气上升，则暑邪自出心外，流连肺内。暑邪既出，心宜重归本宫，然心尚恐暑侵，仍依肝子以安神。

肝藏魂，神入于肝则肝魂不宁，出于躯壳，妄见妄言见鬼。魂外游，神居魂室，反享宁静，况无肝火，肾中阴寒相逼，心君藉以杜暑，恃此无恐，有何烦躁乎？

惟肺独受暑邪，火刑金作渴。然肾见肺被刑，肾中阴寒直冲救肺，故口虽渴不甚。宜散肺中暑邪，补脾胃。土旺肺亦旺矣。肺旺又得散邪药，暑自难留，暑散魂归神返。

用护金汤：麦冬一两，人参、茯苓三钱，百合五钱，紫菀、香薷、甘草一钱。二剂愈。

妙在补肺脾胃气，不救心以益寒，不助肾以泄火，不补肝逐神。魂自归肝，神自返心者，以邪有制，不必逐之太过，正不大虚，不必补之太多。不可因邪居上而下治，正轻于下而重治。”

13. 香薷饮加减

本方出自清代《辨证录·暑症》。

“冬令偶开笥箱取绵衣，箱内热气冲鼻，须臾烦渴，呕吐，洒洒恶寒，翕翕发热，恶食喜水，大便欲出不出。人谓中恶，谁知伤暑乎！

夫冬月伤暑，言本不经。不知气虚人，遇邪即感，不必酷热烈日奔走，暑始伤。或高堂静室避暑，反得暑。是暑伤人每不在热、而在寒。

暑天晒衣裳被褥，夹热收藏笥中，暑气未发，一旦开泄，体虚感触，正易中伤，及中伤，暑气必发。况冬时外寒内热，以热投热，病发必速，故闻气即病。不可作伤寒治，当舍时治暑，症自愈。

用香薷饮加减。人参、白术三钱，茯苓、香薷、扁豆二钱，黄连、陈皮、厚朴五分，甘草二分。不必二剂。

若执冬月无伤暑症，置香薷不用，儿固哉，甚矣！医宜通变，贵审问。”

14. 二香饮

本方出自清代《医宗金鉴·幼科杂病心法要诀·暑证门》。

伤暑受暑感寒风，无汗热渴面赤红，干哕恶心腹绞痛，嗜卧懒食肢重疼。清散二香饮极效，气虚六合汤奏功，夹食恶食多吐泻，加味香薷法最灵。

小儿伤暑的致病原因是，一方面感受了暑热；另一方面又因起居不慎，或夏热贪凉，遭受风凉。所以它的发病机制是内蕴暑热之邪，外为风冷所束，属于表里俱病的证候。症状表现，是发热无汗，口渴饮水，面色红赤，胸脘不畅，干呕恶心，有的腹中疼痛如绞，只想睡眠，不想饮食。治疗时应内清暑邪，外散表寒，可用二香饮。

二香饮：苏叶、藿香、白茯苓、陈皮、扁豆（炒）、厚朴（姜制）、半夏（姜制）、大腹皮、甘草生、白芷、桔梗、川黄连、香薷。引用生姜、灯心，水煎服。

15. 六合汤

本文出自清代《医宗金鉴·幼科杂病心法要诀·暑证门》。若见到正气虚弱的，当用补正除邪的六合汤。

六合汤：人参、香薷、半夏（姜制）、甘草生、砂仁、木瓜、赤茯苓、藿香、杏仁（炒去皮尖）、扁豆（炒）、厚朴（姜炒）。引用姜、枣，水煎服。

16. 夹食加味香薷饮

本方出自清代《医宗金鉴·幼科杂病心法要诀·暑证门》。如因兼有内停食积，中焦被浊邪凝阻，以致升清浊降失职，而见有大吐大泻症状的，又宜用加味香薷饮来治疗。

加味香薷饮：香薷、厚朴（姜炒）、陈皮、扁豆（炒）、山楂肉、猪苓、甘草生、枳实（麸炒）。水煎服。

17. 暑风加味香薷饮

本方出自清代《医宗金鉴·幼科杂病心法要诀·暑证门》。

暑风者，手足搐搦，状似惊风者也。由暑热攻肝，内生风病。其证烦渴，身热有汗，二便黄赤。先宜加味香薷饮，疏其风；继以玉露散，清其热。暑热一解，而搐自止矣。切不可当惊痫治之。

加味香薷饮：香薷、黄连、扁豆（炒）、厚朴（姜炒）、羌活。引用灯心，水煎服。

18. 新加香薷饮

本方出自《温病条辨·上焦篇·暑温》新加香薷饮方（辛温复辛凉法）：香薷二钱，银花三钱，鲜扁豆花三钱，厚朴二钱，连翘二钱。水五杯，煮取二杯。先服一杯，得汗、止后服；不汗再服；服尽不汗，再作服。

香薷饮去扁豆，加鲜扁豆花（或扁豆衣）、金银花、连翘，名新加香薷饮。功能祛暑清热，化湿和中，以治暑病初起。症见发热、微恶寒、无汗、头痛、心烦面赤、口渴、舌质红、舌苔薄白、脉浮洪。香薷既发汗解表，又祛暑化湿，配伍鲜扁豆花、金银花、连翘清解暑热，厚朴化湿除满。

“服香薷饮，微得汗，不可再服香薷饮重伤其表！暑必伤气，最令表虚，虽有余证，知在何经，以法治之。”

【结语】应用香薷散类方要根据临床症状抓主证主因辨证分析加减应用，不可守一方不变，才能在临床应对灵活自如。

清代王孟英《温热经纬·薛生白湿热病篇》言：“其用香薷之辛温，以散阴邪，而发越阳气，厚朴之苦温，除湿邪而通行滞气，扁豆甘淡行水和中。倘无恶寒头痛之表证，即无取香薷之辛散走窜矣，无腹痛吐利之里证，亦无取厚朴、扁豆之疏滞和中矣。故热渴甚者，加黄连以清暑，名四味香薷饮，减去扁豆名黄连香薷饮；湿盛于里，腹膨泄泻者，去黄连加茯苓甘草，名五物香薷饮，若中虚气怯汗出多者，加人参、黄芪、白术、橘皮、木瓜，名十味香薷饮。然香薷之用，总为寒湿外袭而设，不可用以治不挟寒湿之暑热也。”

焦树德《方剂心得十讲》：“治暑病须注意：伤暑，阳为阴遏，有表证无汗即阴暑，治用香薷饮。如暑热伤气，汗多烦渴，体倦少气，脉虚数者，则用清暑益气汤（《温热经纬》方：西洋参、石斛、麦冬、黄连、竹叶、荷梗、知母、粳米、西瓜翠衣、甘草）。如为阳暑，发热汗出、口渴、脉虚大者，则用白虎加人参汤，或生脉饮加石膏、知母。如劳倦内伤，平素气虚，感受暑湿，脾湿不化，身热头痛，口渴自汗，四肢困倦，苔腻脉虚者，则用《脾胃论》清暑益气汤。”

参考文献

［1］何伦，顿宝生．香薷散类方鉴别运用［J］．陕西中医，1985，6（10）：8.

二十九、八正散类方辨证

【提要】八正散类方方证的病位、病性共性为湿热下注。八正散类方辨证包括了因膀胱有热致热淋、石淋、血淋、气淋等的治疗方法，体现了以滑石清利湿热、利尿通淋为中心，随证加减变化的用药法度。

【主方】八正散，出自《太平惠民和剂局方》。

【组成】车前子、瞿麦、萹蓄（亦名地竹）、滑石、山栀子仁、甘草（炙）、木通、大黄（面裹、煨、去面、切、焙），各一斤。

【用法】上为散。每服二钱，水一盏，入灯心，煎至七分，去滓，温服，食后，临卧。小儿量力少少与之。

【功效】清热泻火，利水通淋。

【主治】适用于湿热淋证，主要证候为尿频尿急，溺时涩痛，淋漓不畅，尿色浑赤，甚则癃闭不通，小腹急满，口燥咽干，舌苔黄腻，脉滑数。

《太平惠民和剂局方》卷六："治大人、小儿心经邪热，一切蕴毒，咽干口燥，大渴引饮，心忪面热，烦躁不宁，目赤睛疼，唇焦鼻衄，口舌生疮，咽喉肿痛。又治小便赤涩，或癃闭不通，及热淋、血淋，并宜服之。"

【方解】本方为治疗热淋的常用方，方证由湿热下注、蕴于膀胱所致。膀胱湿热，气化不利，则尿频尿急、排尿涩痛、淋漓不畅，甚则癃闭不通、少腹急满；湿热蕴蒸，则尿色浑赤；津液不布，则口燥咽干；湿热内蕴，则舌苔黄腻、脉来滑数。

方中滑石清热利湿，利水通淋；木通上清心火，下利湿热，使湿热之邪从小便而去，共为君药。萹蓄、瞿麦、车前子均为清热利水通淋要药，合滑石、木通则利尿通淋之效尤彰，同为臣药。山栀子仁清热泻火，清利三焦湿热；大黄荡涤邪热，通利肠腑，亦治"小便淋沥"(《本草纲目》)，合诸药可令湿热由二便分消，俱为佐药。甘草调和诸药，兼以清热缓急，煎加灯心草则更增利水通淋之力，有使之功。方中木通、山栀子仁、大黄、车前子、灯心草等药，皆入心经以清热，并可泻火解毒；又合滑石、萹蓄、瞿麦诸清热利湿之品，通利小肠以导心热下行。集寒凉降泄之品，纳通腑于清利之中。诸药合用，既可直入膀胱清利而除邪，又兼通利大肠导浊以分消，务使湿热之邪尽从二便而去，共成清热泻火、利水通淋之剂。

本方苦寒通利，凡淋证属湿热下注者均可加减用之。以尿频尿急，溺时涩痛，舌苔黄腻，脉滑数为辨证要点。

若大便秘结、腹胀者，原方煨大黄改用生大黄，加枳实以通腑泄热；若伴寒热往来、口苦、呕恶者，与小柴胡汤合用以和解少阳；若湿热伤阴。口渴、舌红苔少者，去大黄，加生地黄、知母以养阴清热。若属血淋者，加生地黄、小蓟、白茅根以凉血止血；若为石淋，加金钱草、海金沙、石韦等以化石通淋；若属膏淋，加萆薢、菖蒲以分清化浊。

【类方的同中辨异】自《太平惠民和剂局方》首载八正散以来，经后世医家的医疗实践，积累了新的经验，以本方为基础，随证加减出许多行之有效的新方，在组成、主治、功效诸方面都有了新的发展，形成了八正散类方[1]。

1. 热淋者，着重清热解毒通淋

瞿麦汤 出自《外台秘要》卷十一引《近效方》。“疗消渴，欲成水气，面目并足胫浮肿，小便不利方。瞿麦穗、泽泻、滑石各两半，防己三分，黄芩、大黄各一分，桑螵蛸（炒）十四枚。上七味切，每服三钱匕。水三升，煮一升，去滓，空心温服。良久再服。”清上导下，利水通淋。主治心经蕴热，移于下焦之口舌生疮，心烦，尿赤，淋病。

瞿麦汤与八正散组方都有瞿麦、滑石、大黄。瞿麦汤配泽泻、防己、黄芩、桑螵蛸，通利二便而固肾护阴，治虚实夹杂、心热肾虚之小便不利；八正散配车前子、萹蓄、山栀子仁、甘草（炙）、木通，通利二便，治实火下注小肠、膀胱之热淋。

银蒲八正汤 金银花 15 克，蒲公英 10 克，车前子 15 克，萹蓄 12 克，瞿麦 10 克，滑石 15 克，黄柏 15 克，木通 15 克，土茯苓 15 克，鱼腥草 20 克，甘草 6 克。清热解毒，利湿通淋。主要针对泌尿系感染，其症可见突然尿频尿急，腰痛，形寒发热，尿黄赤，灼热刺痛，舌质红、苔黄腻，脉滑数。

银蒲八正汤以八正散加味而成。金银花、蒲公英、鱼腥草、土茯苓清热解毒，泻热通淋；木通不仅清上焦心火，还兼下利湿热，使湿热之邪从小便而去；滑石、黄柏善渗湿清热，利水通淋，滑利窍道；瞿麦、萹蓄、车前子均能清热利水通淋为臣药；甘草调和诸药，兼能清热、缓急止痛。

莲钱八正汤　木通二钱，车前子三钱，萹蓄三钱，黄柏二钱，滑石六钱，瞿麦三钱，山栀子二钱，半枝莲五钱，金钱草五钱，淮牛膝四钱，石韦三钱，灯心五分，甘草梢三钱。清下焦湿热，解肾经热毒，利膀胱水府，调三焦水道。主治急性肾盂肾炎，急性期的肾盂感染。常有畏寒，发热，头痛，全身不适症状，尤以尿频、尿急、尿痛的泌尿系感染特征为突出，偶有血尿。

溲黄赤尿涩痛，责之下焦湿热，但与心肾两脏、膀胱、小肠两腑有密切关联，小肠与心相表里，膀胱与肾相表里。当人抵抗力降低时，湿热之邪乘虚袭入下焦，肾与膀胱受湿热郁遏，不能宣行水道，故出现腰痛、尿频尿急尿痛之证。又肾经火炽，耗伤肾阴，阴亏水不济火，心热遗于小肠，并可出现赤尿淋痛之象。

莲钱八正汤即八正散去大黄，加半枝莲、金钱草、石韦、怀牛膝。取黄柏、山栀子、萹蓄、瞿麦清下焦而利湿热，半枝莲、金钱草、解毒、利尿而消肿，石韦、木通、车前子通水府而调水道，滑石利六腑而通涩结，益以牛膝补肝肾、强腰膝，使以灯心草、甘草梢引火导赤入下焦而通淋。

银地十味汤　金银花 20 克，生地黄 15 克，萹蓄 15 克，瞿麦 15 克，车前仁 15 克，滑石 20 克，黄柏 10 克，木通 10 克，泽泻 15 克，甘草 6 克。清热解毒，利湿通淋。主治热淋湿热下注证、尿路感染而热毒较甚者，其症可见腰痛，小便频数，尿道灼热，小腹急痛，或伴有发热、恶寒，舌苔厚腻，脉弦数。

银地十味汤即八正散减大黄、栀子，加金银花、黄柏、生地黄、泽泻，清热解毒之力更强。

2. 石淋者，着重清热利尿，排石通淋

石韦散 出自《外台秘要》卷二十七引《集验方》。石韦、葵子各二两，瞿麦一两，滑石五两，车前子三两，上药为细末。上五味，捣筛为散。每服一钱，日三服。清热利水，活血通淋。主治热淋，沙淋，小便不利，赤涩疼痛。

《医方考》："沙淋者，溺出沙石也，此以火的膀胱，浊阴凝结，乃煮海为盐之象也。通可以去滞，故用石韦、瞿麦；滑可以去着，故用滑石、车前、冬葵。"《医略六书》："湿热蕴蓄膀胱，其气不得施化而结成沙石，故小便涩痛，淋沥不止焉。石韦通淋、涤小肠之结热；葵子滑窍，利膀胱之壅塞；瞿麦清心通淋闭；滑石通窍化沙石；车前子清热利水以快小便也。为散，白汤调下，使热结顿化，则沙石自消而小便如其常度，安有涩痛胀闷、淋沥不止之患乎？此滑窍通淋之剂，为沙淋胀闷涩痛之专方。"

治膀胱有热，致患石淋、劳淋、热淋，小便淋沥频数，胞中满急，脐腹疼痛。石淋、劳淋、热淋，小便不利，胞中满急痛；肾气不足，膀胱有热，水道不通，淋沥不宣，出少起数，脐腹急痛，蓄作有时，劳倦即发，或尿如豆汁，或便出沙石。

利湿排石汤 出自《中西医结合治疗急腹症》。金钱草 30 克，萆薢、海金沙各 15 克，琥珀（冲服）1.5 克，石苇、冬葵子、萹蓄、瞿麦、车前子、滑石各 9 克，甘草 6 克。水煎服。清热利湿，通淋化石。主治输尿管结石。若腹痛重，加香附 12 克，乌药、延胡索各 9 克，川楝子 6 克；血尿重，加仙鹤草 12 克，牡丹皮、炒蒲黄、旱莲草各 9 克；便秘腹实，加大黄（后下）、芒硝（冲）各 9 克；气虚脾弱，加党参、白术、黄芪各 15 克；腰痛重，加续断 12 克，杜仲 9 克。

金琥八正散 出自《湖南科技情报医药卫生》。车前子（包煎）8 克，瞿麦 5 克，萹蓄 5 克，滑石 10 克，生栀子 5 克，生大黄（后下）3 克，木通 3 克，生甘草 3 克，灯心草 3 克，海金沙（包煎）5 克，琥珀（冲服）2 克；水煎服，每日 1 剂。清热利湿，活血散瘀，通淋排石，定惊安神。主治小儿膀胱尿道结石。

病因为涩热蕴结下焦，煎熬尿液，结为砂石。砂石已成，瘀阻络伤，多表现为湿热实证，用加味八正散以清热利湿、活血散瘀，通淋排石。方中琥珀、海金沙可增加原方利水通淋之功。琥珀定惊安神，活血散瘀，利水通淋，有保护性镇静作用，可使疼痛缓解，缓解尿道平滑肌紧张度，减轻局部梗阻的充血水肿，有利于结石排出。

二金排石汤 出自《浙江中医杂志》。以八正散中的瞿麦、车前、木通、滑石、甘草加配金钱草而成，二金排石汤尚配有海金沙、川牛膝，排石之力略强，清热不及金琥八正散，宜于湿热蕴结下焦之输尿管结石。

3. 血淋者，侧重于凉血通淋止痛

五淋散 出自《太平惠民和剂局方》。木通（去节）、滑石、甘草（炙）各180克，山栀子仁（炒）420克，赤芍、茯苓（去皮）各250克，淡竹叶120克，山茵陈（去根，日干）60克。上药捣罗为末。每服9克，水150毫升，煎至120毫升，空腹时服。清热利湿，通淋化浊。主治膀胱有热，水道不通，尿少次频，脐腹急痛，作止有时，劳倦即发，或尿如豆汁，或尿有砂石，或尿淋如膏，或热淋尿血。

方中赤芍凉血止血止痛，此方既清利通淋、也止痛，适用于膀胱湿热内蕴，小便赤涩疼痛。

琥珀散 出自《医方集解》。滑石二钱，琥珀、木通、萹蓄、木香、当归、郁金（炒）各一钱。上为末服。若为膀胱湿热，灼伤血络，迫血妄行，血随尿出，以至小便涩痛有血，乃成血淋者，琥珀散主之。

方中木香行气止痛，当归、郁金活血止痛，三药合用止痛力强。《医方集解·利湿之剂》言："此手足少阴太阳药也。滑石滑可去着，利窍行水；萹蓄苦能下降，利便通淋；琥珀能降肺气，通于膀胱；木通能泻心火，入于小肠。""小肠为心之腑，主热者也。诸热应于心者，其水必自小肠渗入膀胱，经所谓胞移热于膀胱，则癃溺血是也。"

4. 气淋者，侧重扶正通淋

分清五淋丸 出自《全国中药成药处方集》。由木通、车前子（盐炒）、黄芩、茯苓、猪苓、黄柏、大黄、黄芪、萹蓄、瞿麦、知母、泽泻、栀子、甘草、滑石组成。扶正通淋。主治湿热下注、正气不足、清浊不分的淋证，症见小便黄赤、尿频尿急、尿道灼热涩痛。

方中黄芪大补正气以助分清化浊，木通、车前子、萹蓄、瞿麦利湿通淋，清利湿热；栀子、黄芩、黄柏泻热降火，清泻三焦湿热；茯苓、泽泻、滑石淡渗利湿，利湿通淋；知母清热滋阴，以防伤阴；甘草调和诸药。全方共奏分清止淋，清热解毒之功。

【结语】八正散类方皆可清利通淋，治疗湿热下注之证。以滑石清热利湿通淋为中心，组方同中有异，治法各有侧重。因配伍药物不同，临床运用有别：或配以瞿麦、木通、山栀子仁、大黄、车前子、灯心草等侧重于清热解毒通淋，主治热毒较甚之热淋；或配以石韦、金钱草、萆薢、海金沙、琥珀、冬葵子、萹蓄等，着重清热利尿，排石通淋，主治湿热蕴结下焦所致之石淋；或配以赤芍、木香、当归、郁金等活血止痛，侧重于通淋止痛，主治血淋；或配以黄芪等大补正气助分清化浊，侧重扶正通淋，主治气淋。

参考文献

［1］何伦，顿宝生．八正散类鉴别运用［J］．陕西中医，1985，6（11）：520-521.

三十、逍遥散类方辨证

【提要】逍遥散类方方证的共性为肝郁、血虚、脾虚，三者互相影响。逍遥散类方辨证包括了对妇人诸疾、肝郁血虚，头重目昏，五心烦热，月水不调；肝郁胁痛，头痛，痛经，经闭；肝郁化热，月经不调，崩漏，头痛目赤，骨蒸盗汗，心烦失眠；肝郁血瘀，胁痛有块，肝硬化，肝脾大；肝经湿热，带下，黄疸；肝郁络滞，乳房胀痛，结肿有块等的治法。体现了疏肝健脾和营的大法和以柴胡、当归、白芍、甘草为中心，随证加减变化的用药法度。

【主方】逍遥散，出自《太平惠民和剂局方》。

【组成】炙甘草（微炙赤）半两，当归（去苗，锉，微炒）、茯苓（去皮、白者）、白芍、白术、柴胡（去苗）各一两。

【用法】上为粗末。每服二钱，水一大盏，烧生姜一块、切破，薄荷少许，同煎至七分，去滓热服，不拘时候。

【功用】疏肝解郁，健脾和营。

【主治】《太平惠民和剂局方·卷之九·治妇人诸疾》："妇人血虚劳倦，五心烦热，肢体疼痛，头目昏重，心忪颊赤，口燥咽干，发热盗汗，减食嗜卧，及血热相搏，月水不调，脐腹胀痛，寒热如疟。及室女血弱阴虚，荣冲不和，痰嗽潮热，肌体羸瘦，渐成骨蒸。"

【方解】逍遥散方证的病机包括肝郁、血虚、脾虚三个方面，三者互相影响。在《太平惠民和剂局方》逍遥散的主治证是血虚劳倦所伤。劳倦伤形、伤气，症状见五心烦热、肢体疼痛、头目昏重。一般讲颧红，但颧红与这个有所区别。逍遥散的往来寒热，是自觉一阵发热，热是在胸以上，甚至在脖子以上，脸是红的，耳朵是热的。少阳经入耳前出耳后，热象好像很明显，但下面是凉的。心忪就是怔忡心悸，比心悸更形象、更严重一点，据患者自己描述，心在胸中荡得慌、不稳。患者所言心跳实际就是心悸。心不稳也是心悸，不仅是跳得不匀，而且在胸中摆得不稳。此外口渴咽干，发热盗汗，饮食减少，嗜卧，还夹杂着妇女月经的问题，血热相搏，月水不调。一是血虚劳倦，另一个是血热相搏，因此引起月水不调，脐腹胀痛，寒热如疟。肚子胀痛是因为月水不通造成的，寒热如疟，而不是疟疾。本方还治疗室女血热阴虚，营卫不和，痰嗽潮热。潮热有虚有实，大承气汤证的潮热是实证，虚证也有潮热，渐成骨蒸，虚损羸瘦，这是《太平惠民和剂局方》中的原主治证：血虚有热，有脾虚，也有肝郁。[1]

逍遥散可视为汉代张仲景《金匮要略》当归芍药散（去川芎、泽泻）合《伤寒论》四逆散（去枳实）加薄荷、煨姜而成。

方中君以当归、白芍养血柔肝，补肝体而和肝用。臣以白术、茯苓健脾益气，脾强则不受肝侮，且有培土扶木之义；炙甘草缓肝急以止痛。佐以柴胡疏肝解郁，以顺其条达之性。用法中加入薄荷少许，疏散郁遏之气，透达肝经郁热。使以烧生姜温胃和中。诸药合用，肝之阴血足则潮热止，脾胃和则不受肝之侮，郁热解而烦悸除，对于“血虚、脾虚、肝郁”产生的病证甚有效验。患者服药后精神愉快，逍遥自在，故宋代医家借鉴庄子“逍遥”之意境而将方剂名之谓“逍遥散”。

【类方的同中辨异】后世医家将逍遥散加减化裁，衍化出许多有效良方，从而形成了逍遥散类方。粗略统计已达百首之多，常用而又有代表性者有 19 首[2]。从源流演变来看，大致是由四逆散（汉《伤寒论》)，当归芍药散（汉《金匮要略》）发展到逍遥散（宋《太平惠民和剂局方》）发展到丹栀逍遥散（明《内科摘要》)，和肝饮（明《本草汇言》)，柴胡参术汤（明《审视瑶函》)，加味八物汤（明《寿世保元》）发展到黑逍遥散（清《女科指要》)，定经汤、宣郁通经汤、平肝开郁止血汤、柴胡清肝汤、加减逍遥散（均出自治《傅青主女科》)，清肝达郁汤（清《通俗伤寒论》）发展到归芍丸（《妇科病中医治疗法》1959 年），加减逍遥散（《福建中医》1960 年），解郁合欢汤（《谦斋医学讲稿》1964 年），化瘀逍遥散（《辽宁中医》1972 年），加减逍遥散（《湖南科技情报・医药卫生》1973 年），治乳房胀痛方、乳房囊性增生方（上两方来自《中医治法与方剂》1982 年）。

1. 从组方来说，逍遥散类方皆以柴胡、当归、白芍、甘草为基础药

其类方数量虽多，但组成配伍有规律可循，可大致分五种类型。

第一类着重配伍白术，茯苓、熟地黄等药，共成疏肝养血、健脾益气之剂，如逍遥散、黑逍遥散、定经汤、柴胡参术汤、加味八物汤。

第二类着重配伍牡丹皮、栀子、黄芩或三七、合欢花、柏子仁等药，以疏肝解郁、清热凉血或止血、安神，如丹栀逍遥散、清肝达郁汤、宣郁通经汤、平肝开郁止血汤、解郁合欢汤等。

第三类着重配伍鳖甲、丹参、三棱、莪术、牡蛎或大腹皮、陈皮、葫芦、茯苓等药，共成疏肝活血、软坚消癥或疏肝行气利水之剂，如和肝饮、化瘀逍遥散、加减逍遥散（《福建中医》1960 年）。

第四类着重配伍茵陈、栀子、白术、茯苓，或川续断、杜仲、山萸肉等药，共成疏肝健脾、清热利湿或疏肝健脾、补肾利湿之剂，如加减逍遥散（《傅青主女科》）、归芍丸、加减逍遥散（《湖南科技情报·医药卫生》1973年）。

第五类着重配伍香附、青皮、川芎、牡蛎、王不留行或连翘、天花粉、栀子、防风等药，共成疏肝通络、散结消肿之剂，如柴胡清肝汤、乳房胀痛方、乳房囊性增生方。

逍遥散类方组成配伍的不同，功效主治亦有所发展，功效由原来的疏肝养血健脾，发展到疏肝养血益气；疏肝解郁，清热凉血；疏肝活血，软坚消癥；疏肝健脾，清热利湿；疏肝通络，消肿散结；疏肝解郁、调经止带及疏肝养血安神，平肝开郁止血等。主治也由原来的肝郁血虚，头重目昏，五心烦热，月水不调，发展到：①肝郁胁痛，头痛，痛经，经闭；②肝郁化热，月经不调，崩漏，头痛目赤，骨蒸盗汗，心烦失眠；③肝郁血瘀，胁痛有块，肝硬化，肝脾大；④肝经湿热，带下，黄疸；⑤肝郁络滞，乳房胀痛，结肿有块等。

2. 逍遥散类方虽皆可疏肝解郁，但每类方各有特点

第一类方虽然重在疏肝养血健脾，治疗肝郁血虚、脾失健运之证，但其中逍遥散配伍茯苓、白术，功效平稳，肝郁血虚不甚可用；黑逍遥散增加了生地黄或熟地黄，养血之力较好，主治肝郁血虚重，经前腹痛；柴胡参术汤除了配伍茯苓、白术，加人参、熟地黄、青皮等，疏肝与益气养血之力皆强，主治肝郁而气血两虚偏重者；加味八物汤中参、术、苓、草、地、芍、归、芎并用，又配伍柴胡、黄芩、香附、小茴香，因而疏肝与益气养血之力更强，且可解热，肝郁而气血两虚偏重可用之，主治眼目昏花或室女经水不通等；定经汤除配伍熟地黄，还加了山药、菟丝子，疏肝养血补肾，主治肝郁兼肾虚、精血不足、月经先后无定期。

第二类方着重疏肝解郁，清热泻火，治疗肝郁化火证，其中丹栀逍遥散功效平稳，肝郁化热不甚，主治骨蒸发热、月经不调或头痛目赤；清肝达郁汤因除有牡丹皮、栀子，并配伍了陈皮、菊花，疏肝解郁与清热泻火之力较强，主治郁而化热，疏泄太过，经行先期；宣郁通经汤除有牡丹皮、栀子，另加黄芩、香附、郁金，疏肝与清热之力更强，主治郁热较甚、煎血成块、经前腹痛；平肝开郁止血汤配有三七、生地黄、牡丹皮、黑芥穗，可疏肝清热止血，主治郁热迫血妄行、月经过多、崩漏；解郁合欢汤配伍合欢花、柏子仁、栀子、郁金，功能清肝解郁安神，主治郁热扰及心神烦乱失眠。

第三类方着重解郁消癥，其中和肝饮配有鳖甲、川芎、半夏、枳壳，可疏肝活血、软坚散结，主治肝郁血瘀、癥块不甚、轻度胁痛有块者；化瘀逍遥散除用苓、术，加丹参、郁金、三棱、莪术、鳖甲、牡蛎，其疏肝化瘀、软坚消癥之力更强，主治肝郁癥块较重，出现肝硬化、肝脾大；加减逍遥散配伍苓、术、大腹皮、青皮、葫芦等，侧重于疏肝行气利水，主治肝郁成癥、腹胀腹水较明显者。

第四类方着重疏肝健脾利湿，治疗肝经湿热、带下、黄疸。其中傅氏加减逍遥散配伍茯苓、陈皮、茵陈、栀子，功效疏肝清肝、利湿止带，主治肝经湿热、带下色青、稠黏腥臭；归芍丸除用苓、术、车前子，加川续断、杜仲、山萸肉等，功效疏肝补肾、健脾止带，主治脾肾两虚、湿浊下注、带下色白、四肢倦怠；加减逍遥散（《湖南科技报》）除用苓、术，加茵陈、栀子、木贼等，长于清热利湿退黄，主治湿热蕴郁肝胆之黄疸。

第五类方着重疏肝散结，治疗肝郁滞络、乳房胀痛之证。其中柴胡清肝汤配伍川芎、生地黄、连翘、天花粉、栀子、黄芩等，清热解毒、活血消肿，主治肝经郁火结肿、乳痛、乳块；治乳房胀痛方配伍香附、丹参、王不留行、鸡血藤，长于解郁活血通络，主治肝郁络滞之乳腺管囊性扩张、胀痛；乳房囊性增生方配伍青皮、香附、郁金、川芎、乳香、牡蛎等，功效解郁散结、活血止痛，主治肝郁络滞之乳腺管囊性增生、乳房胀痛有块。

【结语】在使用逍遥散类方时，应根据患者的具体证候进行辨证施治，灵活加减药物，以达到最佳疗效。

参考文献

[1] 王绵之 . 王绵之方剂学讲稿 [M]. 北京：人民卫生出版社，2005：145.

[2] 何伦，顿宝生 . 逍遥散类方鉴别应用 [J]. 陕西中医，1985，6（2）：80-81.

三十一、四君子汤类方辨证

【提要】四君子汤类方方证，病位、病性的共性是脾胃气虚。四君子汤类方辨证包括了对脾胃气虚之面色萎白、言语轻微、四肢无力、饮食减少、舌淡苔白、脉虚软无力诸症，以及兼气滞之胸脘痞闷，升降相乱、吐泻伤津之烦渴欲饮，气虚湿邪较重之吐泻频作，气虚痰盛之痰多色白，阳明脉衰兼有湿热之胎动不安，肝血不足之气郁神倦等病症的治疗方法，体现了以人参、白术、茯苓、甘草补气健脾为中心，随证加减变化的用药法度。

【主方】四君子汤，出自宋《太平惠民和剂局方》。

【组成】人参、白术、茯苓、甘草（炙）各等分。

【用法】为细末，每服二钱，水一盏，煎至七分，通口服，不拘时，入盐少许，白汤点亦得。

【功效】益气补中，健脾养胃。

【主治】脾胃气虚证。以面色萎白，语声低微，气短乏力，食少便溏，舌淡苔白，脉虚无力为辨证要点。

【方解】方中人参为君，甘温益气，健脾养胃。臣以苦温之白术，健脾燥湿，加强益气助运之力；佐以甘淡茯苓，健脾渗湿，苓术相配，则健脾祛湿之功益著。使以炙甘草，益气和中，调和诸药。四味药物，皆平和之品，不热不燥，平补不峻，益气健脾和胃，故名“四君子汤”。

四君子汤是由《伤寒论》的理中丸加减化裁而成。两方均用人参、白术、炙甘草以补益中气。四君子汤配茯苓，以益气健脾为主，主治脾胃气虚证；理中丸用干姜，以温中祛寒为主，用于中焦虚寒证。

清代吴谦等编纂《医宗金鉴》时，将四君子汤改为人参、白术、茯苓、甘草各二钱，加姜、枣，水煎服。治面色萎白，言语轻微，四肢无力，脉来虚弱者。若内伤虚热，或饮食难化作酸，须加炮姜。

【类方的同中辨异】四君子汤为补气之祖方，后世许多补气、健脾之剂大都由此方衍化而出[1]。

1. 异功散

异功散出自北宋钱乙《小儿药证直诀》。温中和气，治吐泻不思乳食。凡小儿虚冷病，先与数服，以助其气。人参（切去顶）、茯苓（去皮）、白术、陈皮（锉）、甘草各等分（炒）。上为细末。每服二钱，水一盏，生姜五片，枣二个，同煎至七分，食前温服，量多少与之。

异功散别名五味异功散，即四君子汤加陈皮，兼有理气化滞、行气除痞之功效。主治脾胃气虚兼有气滞者。可见胸脘胀闷不舒，饮食减少，肠鸣泄泻，或兼有嗳气、呕吐等症。

2. 七味白术散

七味白术散出自北宋钱乙《小儿药证直诀》，原名白术散，治脾胃久虚，呕吐泄泻，频作不止，津液枯竭，烦渴躁，但欲饮水，乳食不进，羸瘦困劣，因而失治，变成惊痫。不论阴阳虚实，并宜服。人参二钱五分，白茯苓五钱，白术五钱（炒），藿香叶五钱，木香二钱，甘草一钱，葛根五钱（渴者加至一两）。上㕮咀。每服三钱，水煎。热甚发渴，去木香。

因兼升降相乱，津液枯竭，故加藿香、木香、葛根而成七味白术散。治小儿脾虚肌热，泄泻作渴。以木藿之芳香，佐四君入脾，其功更捷；以葛根甘寒，直走阳明，解肌热而除渴也。

3. 参苓白术散

参苓白术散出自《太平惠民和剂局方》。莲子肉（去皮）一斤，薏苡仁一斤，缩砂仁一斤，桔梗（炒令深黄色）一斤，白扁豆（姜汁浸去皮、微炒）一斤半，白茯苓二斤，人参（去芦）二斤，甘草（炒）二斤，白术二斤，山药二斤。为细末，每服二钱，枣汤调下。小儿量岁数加减服。益气健脾，渗湿止泻。主要用于气虚夹湿证。症见食少，便溏，或泻，或吐，四肢乏力，形体消瘦，胸脘闷胀，或心悸，面色萎黄，舌质淡红、苔白腻，脉细缓或虚缓。

参苓白术散即四君子汤加山药、扁豆、莲子、薏苡仁、砂仁、桔梗而成，兼有和胃渗湿、保肺之功。参苓白术散证比四君子汤证气虚更甚，脾气虚至宗气虚，湿邪亦重而兼胸脘闷胀，或泻，或吐，或心悸、气短、有痰等。

《古今医鉴》所载参苓白术散，多陈皮一味行气化湿，适用于脾胃气虚兼有湿阻气滞证者。参苓白术散另配有补气健脾药（山药、莲子）及渗湿药（薏苡仁、扁豆）、理气醒脾药（砂仁、桔梗、陈皮等），故其补气健脾及祛湿之力均雄于四君子汤，重在健脾，其次益气，不仅调理，且治大病。药性中和，甘温且不燥而不热，淡润而不腻又不寒。适用于脾胃气虚夹湿之证，亦可用治肺损虚劳诸证，为“培土生金”法中的常用方剂。

4. 六君子汤

六君子汤出自明代虞抟《医学正传》，加入陈皮理气化滞，又配用燥湿化痰之半夏等药，故其功效侧重于补气燥湿化痰，主要用于脾虚夹湿之证，若痰湿内停而兼有不思饮食、恶心呕吐、胸脘痞闷、大便不实，或伴有咳嗽痰多而稀白，舌淡苔白，脉细滑者，可用六君子汤治之。

5. 资生丸

资生丸出自明代缪希雍《先醒斋医学广笔记》，又名保胎资生丸、人参资生丸。人参（人乳浸、饭上蒸、烘干）三两，白术三两，白茯苓（为细末、水澄、蒸、晒干、入人乳再蒸、晒干）一两半，广陈皮（去白、略蒸）二两，山楂肉（蒸）二两，甘草（去皮、蜜炙）五钱，怀山药（切片、炒）一两五钱，川黄连（如法炒七次）三钱，薏苡仁（炒三次）一两半，白扁豆（炒）一两半，白豆蔻仁（不可见火）三钱五分，藿香叶（不见火）五钱，莲肉（去心、炒）一两五钱，泽泻（切片、炒）三钱半，桔梗（米泔浸、去芦、蒸）五钱，芡实粉（炒黄）一两五钱，麦芽（炒、研磨、取净面）一两。上为细末，炼蜜为丸，如弹子大。每次一丸，重二钱，用白汤或清米汤、橘皮汤、炒砂仁汤嚼化下。益气健脾，和胃渗湿，消食理气。主治妊娠三月，阳明脉衰，胎元不固。亦治脾胃虚弱，食少便溏，脘腹作胀，恶心呕吐，消瘦乏力等证。

资生丸即参苓白术散去砂仁，加陈皮、白豆蔻、山楂、麦芽、黄连、藿香叶、泽泻、芡实组成，因此有渗湿理气、消食和胃之功，较参苓白术散尤胜，还有益气健脾、化湿安胎之功。原书主要用于保胎，故又名保胎资生丸。清代罗美《古今名医方论》谓该方“既无参苓白术散之滞，又无香砂枳术丸之燥，能补能运，臻于至和。于以固胎，永无滑堕，丈夫服之，调中养胃。名之资生，信不虚矣。”

6. 香砂六君子汤

出自清代《古今名医方论》卷一引柯琴方，即六君子汤加理气之木香、砂仁，故其行气作用更强，长于补气化痰、理气降逆、健中有消、行中有补，主治中气虚而兼见痰饮阻中，气机不降之呕吐，痞闷更甚者。

7. 归芍六君子丸

出自清代凌奂《饲鹤亭集方》，即六君子汤加当归、白芍而成归芍六君子丸。益气养血。主治肝血不足，痰湿内停之气郁神倦，胸脘痞闷，呕吐痰水，四肢无力等。

【结语】四君子汤类方方证的病因皆由素体虚弱或大病、久病后正气受伤，或饮食不节，内伤脾胃之气所致，故皆有脾胃气虚之病机，均见面色萎白、言语轻微、四肢无力、饮食减少、舌淡苔白、脉虚软无力等症状，治疗以补气健脾为制方大法，总以四君子汤（参、苓、术、草）为基础，随证加减化裁。

主方与类方的加减衍变，有如下规律：①若脾胃气虚兼有气滞之胸脘痞闷，配伍陈皮，如五味异功散；②若脾胃虚弱，津虚内热致吐泻不止，烦渴欲饮者，配伍藿香、木香、葛根等，如七味白术散；③若脾胃气虚兼湿邪较重者，配伍山药、莲子、薏苡仁、扁豆、砂仁等，如参苓白术散。④若脾虚虚痰盛之痰多色白，配伍陈皮、半夏等药物，如六君子汤；⑤若阳明脉衰，兼有湿热之胎动不安，配伍黄连、藿香、白豆蔻、陈皮、山楂、薏苡仁、山药、泽泻等药物，如资生丸；⑥若痰饮而气滞更甚者，配伍陈皮、半夏、木香、砂仁等，如香砂六君子汤；⑦若肝血不足，痰湿内停之气郁神倦，呕吐痰水，配伍当归、白芍、陈皮、半夏等，如归芍六君子丸。

参考文献

［1］何伦，顿宝生．常用类方鉴别运用（四）［J］．陕西中医，1984，5（4）：31.

三十二、四物汤类方辨证

【提要】四物汤类方方证，病位、病性的共性是血瘀。四物汤类方辨证包括了对血虚发热之骨蒸潮热、入夜尤甚，失血过多、血脱气弱之心悸怔忡，血虚有寒之胞宫虚冷、婚久不孕，血虚夹瘀之月经不调、小腹疼痛，血虚感寒之寒热头痛，血虚肝郁之乳汁不行等症的治疗方法，体现了以当归、川芎、芍药、熟地黄补血调血为中心，随证加减变化的用药法度。

【主方】四物汤，出自宋代《太平惠民和剂局方》。

【组成】当归（酒浸微炒）、川芎、白芍、熟地黄（酒蒸）各等分。

【用法】为粗末，每服三钱，水一盏半，煎至八分，去渣热服，空心食前。

【功效】补血调血。

【方解】四物汤是胶艾汤去阿胶、甘草、艾叶而成。方中熟地黄滋补肾阴，填精益髓为君药；当归助君药补血，且能活血行滞为臣药；白芍敛阴养血柔肝，川芎活血且调畅气血共为佐药。四药合用，既可补血，又能行血，使补而不滞，行而不破，补中有散，散中有收，共成补血调血的良方。

四物汤广泛用于治疗妇科疾病，被后世医家称为“妇科第一方”“调理一切血证”的“妇女之圣药”，可谓“血家百病此方通”。

【主治】营血虚滞证，临床主要用于冲任虚损，月经不调，脐腹疼痛，崩中漏下；血瘕块硬，时发疼痛；妊娠胎动不安，血下不止；产后恶露不下，结生瘕聚，少腹坚痛，时作寒热等。

【类方的同中辨异】四物汤脱胎于《金匮要略》胶艾汤，为补血调血之基本方，后世众多的补血调血之剂大都由此方衍化而出[1]。

1. 艾附暖宫丸

艾附暖宫丸出自宋代杨士瀛《仁斋直指方论·附遗》，配伍了香附、艾叶、黄芪、肉桂、吴茱萸、续断，偏于补血温经散寒止痛，宜于气血虚寒，胞宫虚冷、婚久不孕之证。若血虚兼寒，胞宫寒冷，见有婚久不孕，畏寒肢冷，经行小腹冷痛，经量少，有血块之症者，需用艾附暖宫丸医之。

2. 玉烛散

玉烛散出自金代张从正《儒门事亲》，若血虚发热，大便秘结，或妇女经候不通，腹胀作痛，或产后恶露不尽，脐腹疼痛，或胃热消渴，善食渐瘦，或背疮初发，宜养血清热，通经止痛，故合调味承气汤而成玉烛散，水煎饭前服。“玉烛”比喻四时风调雨顺，寒燠合序，《尔雅·释天》云：“四气和谓之玉烛。”方中四物汤养血和血，大黄、芒硝泄热通腑。因此方用于血虚所致的腹胀、便秘、经闭等症，可使气血和调一样，腑气得通，人体安和，好似自然界风调雨顺，四气和融一样，故名“玉烛散”。

3. 治气六合汤

治气六合汤出自金代刘完素《素问病机气宜保命集》，配伍了木香、槟榔各 15 克，重在养血调气，宜于血虚夹气滞之胸腹胀满者。若兼气机阻滞，见有胸腹胀满之症者，当选用治气六合汤。

4. 地骨皮饮

地骨皮饮出自《医垒元戎》，名见《医宗金鉴》卷二十六。地骨皮饮配有地骨皮、牡丹皮各三钱，补而兼清，可养血清热，主治血虚兼热之证，宜于血虚发热，骨蒸潮热，入夜尤甚者。若兼有虚热，见有月经先期，骨蒸潮热，脉象细数之症者，宜用地骨皮饮。

5. 圣愈汤

圣愈汤出自元代李东垣《兰室秘藏》，配伍了人参、黄芪，偏于益气摄血固脱，宜于失血过多、血脱气弱之证。若兼失血过多，血脱气弱，见有气息衰弱、心悸怔忡之症者，急用圣愈汤治之。出血过多，血虚而气亦虚，临床常以烦热，烦渴，睡卧不宁，心慌气促，倦怠无力，舌质淡，苔薄润，脉细软等为辨证要点。

6. 芩连四物汤

芩连四物汤出自明代徐春甫《古今医统大全》，配有黄芩、黄连清热之品，清实火，宜于血虚兼有实火之面红口渴，舌红苔黄者。《顾氏医镜》中记载：经不调，因血虚肝旺，木火旺动，用芩连四物汤。若兼实火，症见月经量多，色紫黏稠，面红口渴，苔黄，脉滑数者，当用芩连四物汤。

6. 桃红四物汤

桃红四物汤出自清代吴谦《医宗金鉴》，配伍桃仁、红花，重在养血活血、化瘀生新，宜于血虚夹瘀之月经不调、小腹疼痛者。若兼瘀血，见月经不调、血多有块，色紫稠黏，小腹疼痛者，可服用桃红四物汤。在现代临床此方主要用于治疗痛经、腰腿痛、便秘、糖尿病周围神经病变、慢性肾衰竭等病症。因此不仅对于女性妇科疾病有所帮助，男性如遇到辨证为瘀血合并血虚等情况，也可使用桃红四物汤。

7. 荆防四物汤

荆防四物汤出自《医宗金鉴》，配伍了荆芥、防风，偏于祛风解表，主治血虚头痛。在营血不足基础上兼见外感风寒之寒热头痛无汗，苔薄白，脉浮，可用此方。临床常用荆防四物汤加减治疗产后或经行发热、慢性荨麻疹、银屑病等疾病。

8. 下乳天浆饮

下乳天浆饮，出自清代顾世澄《疡医大全》，若肝郁气滞之乳汁不行，乳房、胸胁胀痛，脉弦，宜通乳养血，故加入茯苓、天花粉、甘草、王不留行（炒）、麦冬、漏芦、穿山甲（炒）、通草各一钱而成下乳天浆饮。

【结语】四物汤类方的证候来讲，诸方证皆由失血过多，或脾胃虚弱，生化不足，以及七情过度，暗耗阴血等原因所引起。皆有营血不足之病理，故均有唇爪无华、舌淡脉细等症。但因病机存在着一定差别，故脉症又同中有异。四物汤类方变化虽多，在治疗上总离不开四物汤的基本药物（熟地黄、当归、川芎、白芍）、制方大法（补血调血）和主因主证（营血不足）三者。

主方与类方的加减衍变，有如下规律：①若气血虚寒，胞宫虚冷，婚久不孕，配伍香附、艾叶、黄芪、肉桂等温补之品，如艾附暖宫丸；②若血虚发热，大便秘结，或妇女经闭，配伍大黄、芒硝、甘草等泻下之品，如玉烛散；③若血虚夹气滞之胸腹胀满者，配伍木香、槟榔等行气之品，如治气六合汤；④若血虚发热，骨蒸潮热，入夜尤甚者，配伍地骨皮、牡丹皮等清热之品，如地骨皮饮；⑤若失血过多、血脱气弱之心悸怔忡，配伍人参、黄芪等补益之品，如圣愈汤；⑥若血虚兼有实火之面红口渴，舌红苔黄者，配伍黄芩、黄连清热之品，如芩连四物汤；⑦若血虚夹瘀之月经不调，小腹疼痛者，配伍桃仁、红花化瘀之品，如桃红四物汤；⑧若血虚感寒之寒热头痛，配伍荆芥、防风祛风之品，如荆防四物汤；⑨若肝郁气滞之乳汁不行，乳房、胸胁胀痛，脉弦，配伍王不留行（炒）、漏芦、穿山甲（炒）、通草等通气下乳之品，如下乳天浆饮。

参考义献

［1］何伦，顿宝生．常用类方鉴别运用（五）［J］．陕西中医，1984，5（5）：36.

三十三、败毒散类方辨证

【提要】败毒散类方方证，病位、病性的共性是外感风寒湿邪表证，“湿”是着眼点。败毒散类方辨证包括了对外感风寒湿邪的肺之外表病症（如伤寒时气、伤风、风湿，时疫湿温而寒化初期、瘟疫，小儿作搐不醒，寒壅咳嗽；外感风寒湿邪热化之疮痈初发病症；风水皮水在表等）以及脾胃之里表病症（寒化之腹泻、痢疾，热化之肠风下血等）的治疗方法，体现了以羌活、独活祛风散寒、除湿败毒为中心，随证加减变化的用药法度。

败毒散制方之法是逐邪扶正，广为后世医家所宗，加减化裁应用，有败毒散类方约 29 首，今择其要而述之。

【主方】败毒散，又称活人败毒散。“活人”有两个意思，一是奇效、能起死回生，二是出自北宋名医朱肱所撰《类证活人书》卷十七：“败毒散，治伤风，瘟疫，风湿，头目昏眩，四肢痛，憎寒壮热，项强，目睛疼，异常风眩、拘倦、风痰，皆服神效……羌活、独活、前胡、柴胡、芎䓖、枳壳、白茯苓、桔梗、人参，以上各一两，甘草半两炙。上件捣罗为末，每服三钱，入生姜二片，水一盏，煎七分，或沸汤点亦可。老人、小儿亦宜，日二三服，以知为度。瘴烟之地，或瘟疫时行，或人多风痰，或处卑湿脚弱，此药不可缺也。”

《太平惠民和剂局方·治伤寒》人参败毒散比《类证活人书》里的败毒散多了一味薄荷，主治“伤寒时气，头痛项强，壮热恶寒，身体烦疼，及寒壅咳嗽，鼻塞声重，风痰头痛，呕哕寒热，并皆治之”。羌活、独活、柴胡、甘草、桔梗、人参、川芎、茯苓、枳壳、前胡，各三十两为粗末。每服二钱，水一盏，入生姜、薄荷各少许，去滓，不拘时候，寒多则热服，热多则温服。

败毒散现今常用者为北宋著名医家钱乙著、阎孝忠收集整理，1093 年钱乙题序、1119 年或稍后刊行的《小儿药证直诀·卷下》所载方，“治伤风、瘟疫、风湿，头目昏暗，四肢作痛，憎寒壮热，项强睛痛；或恶寒咳嗽，鼻塞声重。柴胡（洗、去芦）、前胡、川芎、枳壳、羌活、独活、茯苓、桔梗（炒）、人参各一两，甘草半两。上为末，每服二钱。入生姜、薄荷煎，加地骨皮、天麻；或㕮咀，加蝉蜕、防风。治惊热，可加芍药、干葛、黄芩。无汗，加麻黄”。以败毒散治疗主要流行于儿童中的疫病，服之可“使幼者免横夭之苦，老者无哭子之悲”（《小儿药证真决·阎序》）。

【方解】败毒散主治外感风寒而兼湿邪所致之病症。羌活治身半以上的风寒湿邪，独活治身半以下的风寒湿邪；羌活“主遍身百节疼痛，肌表八风贼邪，除新旧风湿”，独活“善行血分，祛风行湿散寒之药也”。羌活、独活相伍而行，祛风散寒，除湿止痛，通治一身上下之风寒湿邪，共为君药。川芎活血祛风，上至巅，下至脚；柴胡辛散解肌，解少阳之表，共为臣药。枳壳下行宽胸利气，桔梗上行宣通肺气，一升一降，理顺胸中之气，主治胸满气闷；前胡、茯苓宣肺化痰，茯苓祛痰湿，前胡止咳嗽；人参扶正祛邪，甘草益气和中，利咽喉，且缓和整方的辛燥之性，共为佐药。生姜、薄荷发散表邪为使药。

败毒散所谓的“毒”，就是天地不正之气，《黄帝内经》讲的大风苛毒；败毒就是“虽大风苛毒，弗之能害”。败毒散十味药，一共九两半。解表祛邪的药是七两，约占全剂量的74%，扶正补气的药（人参、甘草）是一两半、约占16%，体现了以祛风寒湿邪为主，扶正益气为次。

败毒散证的虚，一是儿童与青壮年人相比，抗病能力较差，这是虚；二是儿童与同龄人比，抗病能力较差，这也是虚；即使时病流行，发病率也不是百分之百。外在条件都相同，有些人也不发病，这是人的正气有强弱。要注意详询病史，平素汗多，或易患感冒，体质虚弱者，气虚之体也；望诊见面色无华，额头、山根、眼周、鼻周、唇周色黯者，气虚之候也。根据年龄、病史、望诊，就可以知道虚实如何。

败毒散于解表药中加人参补气辅正以匡邪（扶正气以祛邪外出，散中有补不致耗散真元，调补正气防邪复入为患，正气旺则鼓邪外出），能够使得服药后把表邪解除而不遗留咳嗽。明末喻嘉言对于败毒散中用人参的意义阐述得非常明确，认为“盖人受外感之邪，必先汗以驱之。惟元气旺者，外邪始乘药势以出。若素弱之人，药虽外行，气从中馁，轻者半出不出，重者随元气缩入，发热无休矣。所以虚弱之体，必用人参三五七分，入表药中少助元气，以为驱邪之主，使邪气得药，一涌而出，全非补养虚弱之意也。”在大队解表药中加入少量人参扶正益气以助邪外出，是一种扶正败毒的治疗方法。

疫戾之气，虽与六淫异，然终究属外来之邪，客邪当逐。逐邪之法，朱丹溪《丹溪心法》说：“瘟疫……治有三法，宜补、宜散、宜降。”败毒散用辛平升散之品，协以益气扶正，使邪气透发而出，所言三法之中，本方实已具其二，亦即败毒之意。“培其正气，败其邪气，故曰败毒”，既能解除外感风寒湿邪，又能补益气虚的困境。因此，败毒散被誉为“千古扶正祛邪第一方”。

【类方的同中辨异】明末清初医家喻嘉言在明崇祯十六年所著《寓意草》中关于人参败毒散有如下记载：在明末几次瘟疫流行时，都用的是倍加人参的败毒散，全活甚多。嘉靖三十八年五六七月间，江南淮北一带流行瘟热病，用人参败毒散（羌活、独活、前胡、柴胡、川芎、枳壳、桔梗、茯苓、人参、甘草、生姜、薄荷）治疗，“本方倍人参，去前胡、独活，服者尽效，全无过失”，万历十六年至十七年，时疫盛行，凡是服用人参败毒散的人，也“无不全活”。喻嘉言十分推崇此方：“倍加人参者。以瘟气易染之人。体必素虚也。”“人感三气而病，病而死，其气互传，乃至十百千万，传为疫矣。倘病者日服此药二三剂，所受疫邪，不复留于胸中，讵不快哉！方中所用皆辛平，更以人参大力者，负荷其正，驱逐其邪，所以活人百千万亿。”“昌鄙见《三气门》中，推此方为第一，以其功之著也。”

喻嘉言治疗痢疾，巧用“人参败毒散”，首倡“逆流挽舟”，开创了治痢疾新方法和新思路，同时也拓宽了败毒散的应用范围，对后世影响甚大，广受推崇，至今仍有临床指导意义，现代本法对小儿秋季腹泻等有很好疗效。治噤口痢，加陈廪米，名陈廪散。若治疗肠风下血清鲜，加荆芥、防风，名荆防败毒散。

清代汪昂所撰《医方集解》中败毒散的加减应用：若外感风寒湿重，表闭无汗者，去人参、生姜、薄荷，加荆芥、防风，增强辛温解表的作用，名荆防败毒散；若内热较盛，复感寒邪，症见疮痈初发，憎寒壮热，甚者头痛拘急，壮似伤寒，则本方去人参，用羌活、独活解表透邪，加连翘、金银花以清热解毒消疮，名连翘败毒散，治疮毒；若内热渐增，热毒壅积，出现大便不通，去人参，加大黄、芒硝以泻下通便，名硝黄败毒散；若瘟病不恶风寒而渴，去人参，加黄芩增加清热力量，名败毒加黄芩汤；若风毒瘾疹，及风水皮水在表，则与消风散相合，名消风败毒散，使邪气从汗而解。

清代陈复正所撰《幼幼集成·卷之三·咳嗽证治》推崇人参败毒散“辛平升散，为咳门第一神方”：官捡参五七分（不用亦可），芽桔梗一钱二分，正川芎一钱，白云苓一钱，陈枳壳一钱，信前胡一钱，川羌活七分，川独活五钱，北柴胡一钱，南薄荷一钱，荆芥穗一钱，北防风一钱，净连翘一钱，炙甘草五分。生姜一片为引，水煎，半饥服，每日二剂。胸紧气急，咽痛口苦，痰不相应，即用此方升散之。或感冒重者服此，其咳愈甚，不知者以为药不相符，弃而勿服，不知正是升散之力，佳兆也。再服之，渐次减轻，不拘剂数，只以痰应为度，声响痰出是其效也。枯燥之人，数剂之后，略加沙参、玉竹、当归、白芍、生地、麦冬之类，无不愈者……凡咳嗽初起，切不可误用寒凉及滋阴之药，闭其肺窍，为害不小。俱以辛散为先着，俟痰应之后，渐加滋阴则得矣。

陈复正《幼幼集成·刚痉·按》："尝观夏初明治小儿作搐而死，以至三五日不醒者，悉用天保采薇汤投之而愈。其子禹铸广传其方，惜无一字发明之，致后人莫维其义。予不辞饶舌，聊为剖露：夫天葆采薇汤乃败毒散、金正不换气散、升麻葛根汤三方合凑者也。其中作用，以羌独走太阳而祛寒发表，以苍前升葛陈朴草苓走阳明而除湿解肌，以芎柴入少阳而和解表里，以桔半枳藿芍药入太阴而和营逐饮……小儿全借脾肺为行药之主，此实扶中气以托邪……疏解以生者……有汗者解散肌邪，无汗者开通营卫，领邪外出，神志自清，又何有闭塞昏迷之变耶？"方证要点：阳虚而受风寒兼湿，病程初期。天葆采薇汤祛寒发表，除湿解肌，和解表里，和营逐饮，解散肌邪，开通营卫，领邪外出，能温扶中气以升阳托邪，祛风败毒。用于时疫湿温而寒化初期者，确有良效！

清代余师愚所撰《疫疹一得》谓："姜乃暖胃之品，疫乃胃热之症，似不宜用，以葱易之。"

清代周学海言："'聚珍本'方末无'加地骨皮'，以下有云'此古方也'。钱氏加甜葶苈半两，薄荷叶半两，名羌活散，盖阎氏注也。"

体未虚者，可去人参，加荆芥、防风以增强祛风散寒之力，而成荆防败毒散（解表发散之力增强，无益气扶正之功），适用于风寒湿邪较甚而正气未虚者，能治疗时气疫戾，包括伤寒头痛、恶寒发热、鼻塞咳嗽、目赤口疮、湿毒流注、痒疹斑疮等症。据林伯良先生介绍，岭南名医张公让先生对此方评价甚高："荆防败毒散治流行性感冒极效。三十年前，爪哇流行性感冒大流行，西医为之束手。先父率以荆防败毒散加黄芩、桑皮、花粉、牛蒡、连翘、知母之类治愈。普通流行性发热病、皮肤炎、疹痘等，此方皆甚效……余经验此方治流行性发热病，胜于柴胡桂枝汤，实为一极有效之退热剂。”

【结语】小儿发病容易，变化迅速，“易虚易实，易寒易热”，邪气易实而正气易虚，出现虚实并见、错综复杂的证候；在疾病的过程中，由于稚阴未长，故易呈现阴伤阳亢之象，出现热的症状；又因稚阳未充，尚易阳虚衰脱，出现阴寒之症状。故治疗小儿疾病随症加减尤为重要。败毒散处方时要少开，中病即止。用药要有次第。

主方败毒散原为外感风寒湿邪所设，在治疗中要顾及小儿生理特点和病理特点并随症加减。败毒散类方的羌活、独活不同于麻、桂，除了具有祛风散寒还能除湿止痛，故对有湿邪又外感风寒者尤为适宜。

主方败毒散与类方之间的加减衍变，有如下规律：①外感风寒，表闭无汗者，可加荆芥、防风，增强辛温解表，宣肺散寒之效；肤痒加蝉蜕；湿重加苍术。②风寒束肺，肺气不宣，咳嗽频作，痰白稀薄，鼻塞流涕者，可加陈皮、半夏、杏仁，以加强宣肺化痰止咳之力。③风寒入里化热或偏于风热犯肺，咳嗽不爽，痰多黏稠而黄者，可适量减辛温发散之品，加川贝母、知母、桑白皮、瓜蒌等，以清热止咳化痰。④风热偏盛，面红口渴，咽喉红肿疼痛明显者，可酌减辛温发散之品，加金银花、连翘、牛蒡子，以疏风清热解表。表热较盛，体温高时，可加葛根、黄芩、生石膏以解肌清热。⑤内热较盛、外寒里热者，多为小儿素蕴积热，复感寒邪，症见发热，恶寒，面赤唇红，咽红，舌质红，苔黄等，宜加黄芩、金银花、连翘、淡竹叶等，以清热泻火解毒。⑥夹食滞，兼见脘腹胀满，不思乳食，呕吐泄泻者，宜加神曲、炒谷芽、炒麦芽、焦山楂、莱菔子等，消食导滞，以助内和外解之力。⑦邪气犯胃，胃气上逆，恶心呕吐，不欲饮食者，宜加藿香、佩兰或清半夏、陈皮等，以和胃降逆止呕。⑧夹惊，兼见心烦不安，睡眠不宁，惊惕啼叫者，可加地龙、蝉蜕、钩藤等，以安神镇惊；若见抽搐者，则加全蝎、羚羊角粉，以镇惊息风。⑨若小儿风寒湿化热时，选普济消毒饮加减，用小量黄连解毒且能健胃，仍加用人参，可避免出现火上浇油情况。⑩素体气阴两虚或热病伤阴，兼见干咳痰少，手足心热，口渴咽干者，可加太子参、沙参、玄参等，以养阴增液。

古人之方，即古人之法寓焉。立一方之精意存于其中，不求精意而执其方，则“千方易得，一效难求”，是执方而昧法矣。应用前人的经验理论，要通过临床实践加以识别，增长新认识，创造新方法。选方并不是执一方以治一病，而是要深究其旨，因人、因时、因地制宜，灵活运用，方能曲尽其中之妙。

三十四、地黄丸类方辨证

【提要】地黄丸类方方证，病位、病性的共性是肝脾肾阴虚。地黄丸类方辨证包括了对肝脾肾阴虚证之头目眩晕、耳聋耳鸣、腰膝酸软、骨蒸劳热、遗精早泄、消渴、两目昏花、视物模糊、肾虚气喘咳等病症的治疗方法，体现了以熟地黄、酒萸肉、山药补肾肝脾阴为中心，随证加减变化的用药法度。

【主方】地黄丸，出自宋代钱乙《小儿药证直诀》。

【组成】熟地黄（炒）八钱，山萸肉、干山药各四钱，泽泻、牡丹皮、白茯苓（去皮）各三钱。

【用法】上为末，炼蜜丸如梧子大，空心，温水化下三丸。

【主治】治肾怯失音，囟开不合，神不足，目中白睛多，面色㿠白等。

《小儿药证直诀》地黄丸为小儿生长迟缓、发育不良而设，用于治疗“五迟”症。后世临床随证加减变化用药，成为滋阴补肾、养生保健的千年良药。

本方适用于治疗肝肾阴亏引起的肝、脾、肾三脏真阴不足，头目眩晕，眼花耳聋，咽喉燥痛，腰膝酸软，足跟作痛，自汗盗汗，骨蒸劳热，遗精早泄，消渴引饮，小便频数，尿血便血，虚火牙痛，齿龈出血，须发早白；妇女月经先期，经来量少；小儿囟开不合，羸瘦骨蒸，行迟、语迟、齿迟症，伴舌红少苔脉细数。

【服药禁忌】脾虚食少便溏者不宜使用。

【方解】地黄丸由张仲景《金匮要略》中肾气丸去桂、附之温燥，易干地黄为熟地黄而成，后《正体类要》将其正式更名为六味地黄丸，被誉为“直补真阴之圣药”。

地黄丸主治证均属肝、脾、肾三脏真阴不足，治当滋补肝肾之阴，补肾为主，兼补肝脾。熟地黄味甘纯阴，主入肾经，长于补肾阴，益精髓为君；山萸肉酸温主入肝经，补肝肾，敛虚火，干山药甘平，主入脾经“健脾补虚，涩精固肾”补后天以充先天，共为臣药；阴虚阳失所制，故配牡丹皮凉血清热，以泻肝肾虚火；肾为水脏，肾元虚则致水浊内停水湿不能渗利，故用茯苓、泽泻以利水湿。全方“三补”与“三泻”并用，但以“补”为主，以“泻”为辅，全方三味“补药”用量偏重，三味“泻药”用量较轻。构思巧妙，配伍精当，故清代费伯雄称其为“补方之正鹄”。

肾气丸乃仲景为治肾阳不足之证而制。钱氏从该方八味药中减去温阳补火的桂、附，而余药及其用量比例仍悉遵原方，所以虽将温补肾阳之方一变而成滋补肾阴之剂，但补通开合配伍之道仍为仲景之心法，为后世历代医家所称道。

钱乙对地黄丸方证叙述简略，而后世医家对于六味地黄丸的阐释各有不同。如金代张元素《医学启源》云：“肾，水也，若补其肾，熟地黄、黄柏是也。如无他证，钱氏地黄丸主之。”明代王肯堂《证治准绳·类方》云：“六味丸，治肾经不足……血虚发热等证，其功不能尽述。”明代薛铠撰、薛己增补《保婴撮要》云：“治肾肝血虚……肾肝诸症不足之症，宜用此以滋化源。”明代赵献可《医贯·六味丸》云：“肾虚不能制火者，此方主之……壮水之主，以镇阳光，即此药也。”清代汪昂《医方集解》曰：“此方六经备治而功专肾肝，寒燥不偏而兼补气血”“治肝肾不足、真阴亏损、经血枯竭。”清代张秉成《成方便读》云：“此方大补肝脾肾三脏真阴不足精血亏损。”

【类方的同中辨异】地黄丸系肾气丸衍化而来，化裁巧妙，别具一格，开辟了治疗肾阴不足证的法门[1]。地黄丸是治肝脾肾三脏真阴不足证的祖方，后世医家随证化裁，从而形成了地黄丸类方，将功效扩大到滋阴降火、滋阴填精、滋肾纳气、滋补肺肾、滋肾明目、滋阴疏肝、滋阴通窍、滋阴养血、养阴润肺等。

1. 知柏地黄丸

本方出自《医方考》。因阴虚火旺，骨蒸潮热，地黄丸加善于滋阴清热、退虚火的知母、黄柏而成知柏地黄丸，以滋阴降火。

2. 左归饮、左归丸

明代医家张介宾在地黄丸的基础上进行了调方，《景岳全书》中的左归饮、左归丸均为纯补之剂，同治真阴不足之证。可治腰酸遗泄，盗汗，口燥咽干，口渴欲饮等症。

左归丸为地黄丸减去“三泻”之药，再加上龟鹿二胶等滋阴补肾之品，变调补之方为填补之剂，开滋补肾阴又一法门。左归饮为地黄丸减泽泻、牡丹皮，加枸杞子、炙甘草。因二方皆“壮水之主，以培左肾之元阴”，故以“左归”名之。

左归丸、左归饮皆为纯补之剂，然左归饮以纯甘壮水之品滋阴填精，故用饮以取其急治，适宜于肾阴不足较轻之证；左归丸则在滋阴之中又配以血肉有情之味及助阳之品，常用于肾阴亏损较重者，意在以丸剂缓图之。

3. 七味都气丸

本方出自《症因脉治》。因肾阴虚兼气喘、呃逆，地黄丸加具有收敛固涩、益气生津、补肾宁心、治疗久嗽虚喘的五味子而成七味都气丸，以滋肾纳气。

4. 麦味地黄丸

因肺肾阴虚，或喘或咳者，《古今图书集成医部全录》以地黄丸加麦冬、五味子而成麦味地黄丸（亦名八仙长寿丸），以养阴生津、润肺止咳、收敛固涩、滋补肺肾。

5. 杞菊地黄丸

因肝、脾、肾三脏真阴不足致两目昏花，视物模糊，或眼睛干涩，迎风流泪等症，《麻疹全书》以地黄丸加滋肾润肺、补肝明目的枸杞子，散风清热、平肝明目的菊花而成杞菊地黄丸，以滋肾养肝明目。

6. 滋水清肝饮

因肝、脾、肾三脏真阴不足、肝郁化火，《医宗已任编》以六味地黄汤合丹栀逍遥散、酸枣仁汤化裁而成滋水清肝饮，以滋肾清热、解郁安神。

7. 耳聋左慈丸

耳聋左慈丸是在宋代钱乙《小儿药证直诀》（六味）地黄丸的基础上加味而成，共有两个处方。①清代凌奂所撰《饲鹤亭集方》首载此方："耳聋左慈丸治肾水不足，虚火上升，头眩目晕，耳聋耳鸣等症。六味加磁石三两，柴胡一两一钱。蜜丸，每服三钱，淡盐汤送。"因阴亏阳扰，头晕目眩，耳聋耳鸣，《饲鹤亭集方》用地黄丸加磁石、柴胡以平肝潜阳，而成耳聋左慈丸，以滋阴潜阳、通窍聪耳。②《中国医学大辞典》用地黄丸加菖蒲通窍、磁石平肝潜阳、五味子滋肾，亦名耳聋左慈丸。主治肾虚耳鸣、耳聋、目眩者，用以滋阴通窍。

8. 归芍地黄丸

因肝、脾、肾三脏真阴不足，相火内动，而有头眩耳鸣，午后潮热，或两胁攻痛，手足心热等症。1961 年北京中医学院（现北京中医药大学）中药方剂教研室编《汤头歌诀白话解》，以地黄丸加当归、白芍而成"归芍地黄丸"，以滋肝肾、补阴血、清虚热。

9. 参麦地黄丸

因肺肾两亏，而有咳嗽气喘，内热口燥等症。1961 年北京中医学院中药方剂教研室编《汤头歌诀白话解》，以地黄丸加人参、麦冬而成"参麦地黄丸"，以养阴润肺。

【结语】张介宾《景岳全书》曰："阳邪之至，害必归阴，五脏之伤，穷必及肾。此源流之必然，即治疗之要着。"总之，地黄丸是补肾阴的祖方，后世加减颇多。六味地黄丸方证总不离乎肝脾肾阴虚，病位有脏腑、经络之别。根据病情变化，加减应变，灵活化裁，通方而不执方，才能"随其病之千变万化而应用不爽"。

参考文献

[1] 何伦，顿宝生.常用类方鉴别运用（二）[J].陕西中医，1984，5（2）：38-39.

三十五、生脉散类方辨证

【提要】生脉散类方方证的共性：病机是气阴两伤，治疗大法是益气养阴，延及补血、回阳。该类方辨证包括了对气阴两伤而及气血阴阳俱伤等病症的治法，体现了以人参、麦冬、五味子益气养阴为中心，随证加减变化的用药法度。

【主方】生脉散，出自张元素《医学启源》卷下。

【组成】人参五分，麦冬五分，五味子七粒。

【用法】以长流水煎，不拘时服。

【功效】益气生津，敛阴止汗。

【主治】久咳伤肺、气阴两虚证。干咳少痰，短气自汗，口干舌燥，脉虚细；温热、暑热、耗气伤阴证。汗多神疲，体倦乏力，气短懒言，咽干舌燥、口渴，舌干红少苔，脉虚数。

【方证】

1. 生脉散为治热伤气阴、气阴两虚证的常用方剂

病情急重者，全方用量宜加重。方中人参性味甘温，若属气阴不足、阴虚有热者，可代之以西洋参。

2. 生脉散、四逆汤、参附汤三方常用于抢救虚脱

区别在于适应证不同。生脉散证属于亡阴之虚脱。生脉散能益气生津，气阴复则脉生，故适用于热汗如油、味咸而黏、肢体尚温，或肢厥而身不厥、面色潮红如脂、舌干红无津、脉浮芤大虚数者。生脉散经剂型改革后制成的生脉注射液，临床常用于治疗急性心肌梗死、心源性休克、中毒性休克、失血性休克、冠心病、内分泌等疾病属气阴两虚者。而四逆汤证、参附汤证属于亡阳之虚脱。四逆汤能回阳救逆，适用于阴寒内盛，阳气衰微之四肢厥冷，恶寒蜷卧、吐利腹痛、神疲欲寐、口不渴、脉沉微细等症；参附汤能回阳益气固脱，适用于阳气暴脱之冷汗如水、味淡不黏，呼吸微弱、身寒不温、四肢厥冷，面色苍白、舌淡而润、脉沉微细欲绝者。

3. 生脉散有收敛作用

如外邪未解或暑病热盛、气津未伤者，宜慎用。

【方解】《医学启源》用生脉散治“肺中伏火、脉气欲绝”，以其“补肺中元气不足”。现代用于久咳伤肺、气阴不足以及暑热耗伤气阴之证，以体倦、气短、咽干、舌红脉虚为辨证要点。

方中君以人参益气生津以补肺，肺气旺则四脏之气皆旺。臣以麦冬甘寒，养阴清热，润肺生津。人参、麦冬合用，则益气养阴之功益彰。佐以五味子酸温，敛肺止汗，生津止渴。三药合用。一补一清一敛，共奏益气养阴、生津止渴、敛阴止汗之功，使气复津生，汗止阴存，脉得气充，则可复生，故名“生脉”。

本方方源是张元素《医学启源》治疗肺虚证候用本方“补肺中元气”。然而后世医家多注为李东垣的《内外伤辨惑论》，云生脉散乃治疗暑病气津两伤之剂，如汪昂《医方集解》将生脉散辑入“清暑之剂”，徐大椿亦曰本方为“伤暑之后存其津液之方也”（录自《温热经纬》卷四）。可见李东垣著述流传之广，其学说影响之大。

【类方的同中辨异】生脉散类方方证的病机是肺气阴两伤，且涉及心、肾、脾胃的气血阴阳俱损，历代医家随证施治、加减变化，从而形成了各有侧重的生脉散类方。

1. 元德膏

生脉散单加一味当归，即为治疗元气不足、气怯神疲、体倦自汗、脉来细弱的元德膏。

2. 人参五味子汤

生脉散加白术、白云苓、炙甘草，即是治疗治久嗽脾虚、中气怯弱的人参五味子汤。

3. 生脉补精汤

生脉散加当归、熟地黄、鹿茸，即成治疗内伤气虚、房劳过度、清气不升的生脉补精汤。

4. 人参饮子

生脉散加当归、黄芪、白芍、甘草，而成治疗脾胃虚弱、呼吸气促、精神短少、衄血吐血的人参饮子。

5. 静心汤

生脉散加白术、茯神、炒酸枣仁、山药、芡实、甘草、当归，即是大补心气的静心汤。

6. 益气补肺汤

生脉散加阿胶、地骨皮、百合、贝母、茯苓、薏苡仁，而成治疗身热气短、口燥咽干甚则咳嗽吐血等肺气大虚、肺阴不足证的益气补肺汤。

7. 麦门冬汤

生脉散去五味子加半夏、粳米、甘草、大枣，而为治疗肺胃阴伤之咳唾延沫、口渴、咽干喉燥、舌红少苔、脉虚数等肺胃阴虚证的麦门冬汤。

8. 参芪益气汤

生脉散加黄芪、白术、陈皮、炙甘草，而成治疗气虚阳厥、脉伏、手足厥冷等心气不足证的参芪益气汤。

9. 人参安神汤

生脉散去麦冬，加半夏、酸枣仁、茯神、当归、橘红、赤芍、甘草，而成治疗心悸怔忡等心血不足证的人参安神汤。

10. 养心汤

生脉散加炙黄芪、茯神、川芎、当归、远志、柏子仁、炙甘草、生姜、龙眼肉以补气养血、宁心安神，而成治疗心气血不足证的养心汤。

11. 加减镇心丹

生脉散加黄芪、熟地黄、当归、生地黄、山药、茯神、远志，即是治疗气血不足、心神虚损的加减镇心丹。

12. **回阳返本汤**

生脉散加附子、干姜、甘草、茶、陈皮、蜂蜜，即是治疗肾阳衰微、四肢逆冷、烦躁口渴、舌光滑少苔、脉微细欲绝等肾阳不足证的回阳返本汤。

13. **长生固本方**

生脉散加枸杞子、怀山药、麦冬、生地黄、熟地黄以补虚弱、乌须发、壮筋骨，即是治疗肾阴阳俱损证的长生固本方。

14. **全真一气汤**

生脉散加附子、白术、熟地黄、牛膝，即是治疗心肾亏虚所致哮喘、心悸等心肾亏虚的全真一气汤。

15. **人参饮子**

生脉散、生脉保元汤、芪味丸、当归补血汤、参冬饮、芍药甘草汤合方，而成治疗白细胞减少症的人参饮子。

16. **加味生脉散**

生脉散、参冬饮、参橘丸加姜枣之合方，而为治疗老年慢性支气管炎的加味生脉散。

17. **长生固本方**

生脉散、人参固本丸、三妙汤加山药之合方，而为治疗糖尿病的长生固本方。

18. **人参补肺饮**

生脉散、生脉保元汤、参冬饮、二冬膏加百合、薏苡仁之合方，而为治疗间质性肺炎的人参补肺饮。

19. **滋阴养荣汤**

生脉散、归德膏、参冬饮加生地黄、白芍、知母、黄柏、甘草之合方，而为治疗甲状腺功能亢进症的滋阴养荣汤。

【结语】生脉散主治与立法，观《医学启源》所述“脉气欲绝”，可知方证不唯气虚，而且虚之颇甚，甚而有耗散之虞。由于肺为气之主，肺气虚甚必累及五脏，脉道失充，故脉现微细，甚则指下难及。

生脉散实为元气大虚，津气耗散之证而立，其本意在于以人参大补元气、益气生津为主，气津复则脉可生；配伍五味子收敛肺气以固气泄之标；再用麦冬甘寒清润而滋不足之阴。三药甘润不燥，补敛合法，使元气充，肺阴复，而脉归于平。

生脉散类方补敛气阴，根据病位病性的侧重不同，进行加减变化，适于气阴不足且有耗散之诸症[1, 2]。生脉散类方见证虽异，然均有气津虚损耗散的病机变化。生脉散类方的加减衍变，体现了以人参、麦冬、五味子为中心，随证加减变化的用药法度。

参考文献

[1] 刘持年．生脉散类方[J]．山东中医学院学报，1993，17（1）：18-20.

[2] 孙云．生脉散类方辨析[J]．山东中医学院学报，1995，19（4）：226-227.

三十六、玉屏风散类方辨证

【**提要**】玉屏风散类方方证病位、病性的共性是表虚不固。玉屏风散类方辨证包括了对表虚自汗，表虚易感，风虚汗多，妇人麻疹适逢经期，病后气血两虚汗多、心慌神昏证，小儿气虚多汗等证的治疗方法，体现了以防风、黄芪、白术益气固表止汗为中心，随证加减变化的用药法度。

【**主方**】玉屏风散，出自金代刘完素《素问病机气宜保命集》所载白术防风汤、黄芪汤。多数医家认为因其有益气固表之功而得名，也有医家认为因防风之别名谓“屏风”而得名。

【**组成**】防风、黄芪、白术三味药组成。

【**用法**】每服 9 克，用水一盏半，加大枣一枚，煎至七分，去滓，食后热服。

【**主治**】表虚自汗证，汗出恶风，面色㿠白，舌淡苔薄白，脉浮虚。亦治虚人腠理不固，易感风邪。

【方解】方中黄芪甘温，内补脾肺之气，外可固表止汗，为君药；白术健脾益气，助黄芪以加强益气固表之功，为臣药；佐以防风走表而散风邪，合黄芪、白术以益气祛邪。且黄芪得防风，固表而不致留邪；防风得黄芪，祛邪而不伤正，有补中寓疏，散中寓补之意，共奏益气固表止汗之功。

【类方的同中辨异】刘完素《素问病机气宜保命集·破伤风论第十二》载："白术防风汤：若服前药之过，有自汗者，宜服此药。白术一两，防风二两，黄芪一两。上㕮咀，每服五七钱，水一盏半，煎至一盏，去渣，温服，不拘时候。脏腑和而有自汗，可用此药。""前药"指羌活防风汤。

《素问病机气宜保命集·解利伤寒论第十三》载："黄芪汤：有汗则止也。黄芪、白术、防风（各等分）。上㕮咀。每服五七钱至十余钱。或半两、一两，水煎，温服清。汗多恶风甚者，加桂枝。"

朝鲜金礼蒙《医方类聚·卷一百五十·诸虚门》引宋黎民寿《简易方》中记载："《究原方》玉屏风散：治腠理不密，易于感冒。防风一两，黄芪（蜜炙）、白术各二两。㕮咀，每服三钱，水盏半，枣一枚，煎七分，食后热服。"主要用于体虚易感者。

明代龚信《古今医鉴·卷之七·自汗盗汗》："玉屏风散：治自汗腠理不密，易感风寒。防风一两，黄芪一两，白术二两。一方加浮小麦、茯苓、牡蛎、麻黄根、甘草。上锉一剂，生姜一片，水二盅，煎一盅，空心温服。"

明代王肯堂《证治准绳·类方·第五册·破伤风》载："白术黄芪汤：白术二钱，黄芪三钱，防风一钱半。上水煎，食煎服。"主治风虚汗多。

清代谢玉琼《麻科活人全书·卷之三·微汗自汗大汗无汗第五十七》："玉屏风散：黄芪（炙炒）一两，大当归六钱，陈糯米一合（炒黄色）。水煎服。"用于妇人麻疹适逢经期，病后气血两虚汗多、心慌神昏证。

清代江涵暾《笔花医镜·卷三·儿科证治·附方》："玉屏风散：生黄芪二钱，防风八分。"此外，清代王子接《绛雪园古方选注》载："玉屏风散：黄芪一两（炙），防风一两。上为末，每服三钱，水一钟，煎八分，随时服亦可。"主治小儿气虚多汗证。

【结语】主方与类方之间的加减衍变，有如下规律：①风邪盛则以防风为主，如白术防风汤中用防风二两；②气虚为主则重用白术、黄芪，如白术黄芪汤、玉屏风散；③邪盛正虚并重则黄芪、白术、防风等量，如黄芪汤。

三十七、仙方活命饮类方辨证

【提要】仙方活命饮类方方证的共性为热毒所致之疮疡痈疽肿毒，包括了对初起热毒壅聚，气滞血瘀痰结，而局部红肿热痛，或身热凛寒，使未成脓者内消，已成脓者即溃；素体元气虚弱，或行攻伐，气血亏虚，不能溃散；热毒炽盛而发热、恶寒，疮形如粟，坚硬根深，状如铁钉，舌红苔黄，脉数；热毒盛而耗伤阴血，而脱疽溃烂等病症的治法，体现了以金银花清热解毒，随证加减变化的用药法度。

【主方】仙方活命饮，出自宋代陈自明《校注妇人良方》。

【组成】白芷、贝母、防风、赤芍、当归尾、甘草节、皂角刺（炒）、穿山甲（炙）、天花粉、乳香、没药各一钱，金银花、陈皮各三钱。

【用法】用酒一大碗，煎五七沸服。

【功效】清热解毒，化瘀散结，消肿止痛。

【主治】疮疡痈疽肿毒初起。红肿热痛，或身热凛然微恶寒，苔薄白或黄，脉数有力。

【方解】疮疡痈疽肿毒的主因是热毒，人体的气血凝滞是发病的关键。方中金银花散热解毒，痈疽圣药，为君。然单用气滞血瘀难消，肿结不散，故用陈皮、乳香行气则营卫畅通，而邪无滞留；又以当归尾、赤芍、没药活血散瘀，消肿止痛；甘草解毒和中；使气行、瘀去、肿消、毒解、痛止，共为臣。白芷、防风泄肺疏肝、透达营卫、疏风解表，使热毒从肤表透出而散结消肿；天花粉、浙贝母清热化痰，使未成即消，均为佐。穿山甲善走解散，皂角刺辛散剽锐，都可以贯穿经络，直达病所，达到溃壅破坚的目的；煎药加酒者，借其通瘀而助药力直达病所，故以为使。诸药合用，共奏清热解毒，化瘀散结，消肿止痛之功。

仙方活命饮融消、托、补三大法为一体，既有清热解毒、解毒祛风、和营消肿、行气化滞、化痰理湿法等消法，又有益气托毒、透脓托毒等托法，还有补气、补血等补法，广泛应用于肛肠、消化、内分泌、妇科、皮肤科、心脑血管系统、骨科等多系统疾病。如疮疡、皮下脂肪瘤、乳腺增生、囊肿、淋巴结肿大、慢性扁桃体炎、痤疮、子宫肌瘤、消化性溃疡、慢性溃疡性结肠炎、白血病、肛瘘、乳腺癌术后胸壁感染、淋证、消化性溃疡等。临证当根据病情轻重及病变部位的不同，予以不同的服法。

南宋薛辛《女科万金方》言："用好酒三碗，煎碗半。若上半身，食后服，若下半身，食前服，再加饮酒三四杯，以助药势，不可更改。"

明代李恒《袖珍方》言："㕮咀，每服一两，用无灰酒一大碗，煎至半碗，纸糊口，勿另走透气，煎药用。"

明代陶华《痈疽神秘验方》言："疮大四两，疮小二两，作一剂，用无灰酒十余钟，疮小五茶钟，入有嘴瓶内，用厚纸封口，勿令泄气，煎至三大钟，去渣，作三次服，接连不断，随疮上下服。能饮酒者，服药后再饮三五杯，服后侧卧。"

明代薛铠《保婴撮要》言："小儿每服五钱，酒煎服，婴儿每服一两，子母同服，为末，酒调服亦可。毒在表者，加麻黄散下毒，在内者，加大黄下之，当临证制宜。"

后世医家也有"每服二三钱，酒水各半煎"者，也有"煎成冲化乳香、没药"者。痛不甚者，减乳香或没药；红肿痛甚者，减辛温之白芷、陈皮，加蒲公英、连翘以加强清热解毒作用。血热甚加牡丹皮以凉血散瘀。便秘者加大黄以泻下通便。不会饮酒者，可用清水煎服。还可以根据疮疡肿毒所在部位的不同，适当加入引经药，以使药力直达病所。药渣还可捣烂外敷。另外，本方忌用酸物、铁器。

【类方的同中辨异】

1. 活命饮类方

真人活命饮　出自宋代杨士瀛《仁斋直指》[1]。金银花三钱，天花粉一钱，甘草节、乳香各一钱，川山甲三大片（蛤粉炒，去粉），赤芍、白芷、贝母各一钱，防风（去芦）七分，没药、皂角刺各五分，当归尾（酒洗）、陈皮各一钱半。或加大黄一钱、木鳖子（去壳）八分。体虚加黄芪一钱。主治一切痈疽疔肿，不问阴阳、虚实、善恶、肿溃、大痛或不痛，先用此剂，大势已退，然后随余证调治，其功甚捷。

神仙活命饮 出自宋代薛辛《女科万金方》[2]。白芷六分，贝母、防风、赤芍、当归尾、甘草节、皂角刺（炒）、穿山甲（炙）、天花粉、乳香、没药各一钱，金银花、陈皮各三钱。

明代薛己谓神仙活命饮能“治一切疮疡，未成脓者内消，已成脓者即溃，又排脓止痛，消毒之良剂也。”

后世医家著作载录本方名为活命饮、仙方活命饮、秘方夺命散、当归消毒饮、真人夺命饮、十三味败毒散、“神功活命汤”等。

药物组成略有差异，如明代兰茂《医门揽要》[3]神仙活命饮，无防风、贝母、赤芍，有夏枯草。《保婴摄要》《医家集解》所载之方无赤芍，《医学集成》所载之方无陈皮，《中国医学大辞典》中无乳香、没药等。

2. 托里消毒散

托里消毒散 出自《外科正宗》。人参、川芎、白芍、黄芪、当归、白术、茯苓、金银花各一钱，白芷、甘草、皂角针、桔梗各五分。水二盅，煎八分，食远服，脾弱者去白芷，倍人参。

明代陈实功《外科正宗》：“治痈疽已成不得内消者，宜服此药以托之。未成者可消，已成者即溃，腐肉易去，新肉易生。此时不可用内消泄气、寒凉等药致伤脾胃为要。”

方中黄芪、当归为当归补血汤补中兼通，以滋血分。川芎、白芍活血通经。人参、茯苓、白术、甘草四君子汤补益肺脾，以益气分。气血双补为托法，防止毒邪内陷。皂角刺、桔梗透脓而载毒外泄，为透法。金银花、白芷以解毒止痛。

托里消毒散实为仙方活命饮合当归补血汤、四君子汤加减而成，集升散、托补、透达、清解于一体，共奏托里消毒之功。

3. 五味消毒饮

五味消毒饮[4] 出自《医宗金鉴》。金银花三钱，野菊花、蒲公英、紫花地丁、紫背天葵子各一钱二分。

水二盅，煎八分，加无灰酒半盅，再滚二三沸时，热服。渣，如法再煎服。被盖出汗为度。

清热解毒，消散疔疮。主治各种疔毒，痈疮疖肿。症见局部红肿热痛疮形如粟，坚硬根深如钉丁之状，舌红脉数。

疔毒多由感受温热火毒，以及恣嗜辛辣炙煿，内生积热，热毒蕴蒸肌肤，以致气血壅滞而成。治宜清热解毒。方中金银花清热解毒，消散痈肿，为治疗阳性疮疡之主药。野菊花清肝胆之火、中焦之热、气分热结；蒲公英利尿通淋，泄下焦湿热；紫花地丁清血分热毒；紫背天葵子入三焦清三焦之火。均为清热解毒、治疗痈疮疔毒之要药，以为辅佐。加酒少量以助药势，行血脉为使，可加强消散疔疮之效。

4. 四妙勇安汤

四妙勇安汤 出自《验方新编》。金银花、玄参各三两，当归二两，甘草一两，水煎服。

清代鲍相璈《验方新编》："手部、手部，脱骨疽，此症生手、足各指（或只生手、足第四指者是），或生指头，或生指节、指缝。初生或白色痛极，或如粟米起一黄疱。其皮或如煮熟红枣，黑色不退，久则溃烂，节节脱落，延至手足背腐烂黑陷，痛不可忍。古方有截去指头一法，断不可用。宜用顶大甘草，研极细末，用香麻油调敷。要敷极厚，一日一换。不可间断，忌食发物。不出十日必愈，真神方也。再用金银花、玄参各三两，当归二两，甘草一两，水煎服，一连十剂，永无后患。药味不可少，减则不效，并忌抓擦为要。"

脱疽一证，病机多端，本方之证，系由热毒内蕴，或过食膏粱厚味，辛辣炙煿，热毒内生，气血瘀阻，阴血亏虚，肢末失于濡养所致。

金银花甘寒入心，善于清热解毒，重用为君；玄参泻火解毒，又能养阴散结，与金银花配伍，既清气分邪热，又解血分热毒；当归活血养血、散瘀止痛，共为臣药；甘草生用，清解百毒，加强金银花清热解毒之力，又可调和诸药，为佐使。药虽四味，量大力专，共奏清热解毒、活血通脉之功，对脱疽溃烂、热毒盛而阴血耗伤最为适宜。

【结语】仙方活命饮类方方证共性为疮疡痈疽肿毒，外因归于热毒，故以金银花治病因，用量大而强力清热解毒。① 仙方活命饮为痈疽初起之要方，不仅清热，还配伍疏风、活血、软坚、散结之品，功能清热解毒、消肿溃坚、活血止痛。② 托里消毒散治痈疽已成、气血两虚、不得内消者，清补兼施，是外科疮疡补托法代表方。③ 五味消毒饮可治疗阳性疮疡，热毒蕴结。独重清热，功专力宏。重在清热解毒，侧重消散疔毒。但不宜久服，恐伤人体阳气。脾胃虚弱、大便溏薄者慎用；阴疽肿痛者忌用。④ 四妙勇安汤主治脱疽之热毒炽盛者，清热解毒、量大力专，尚兼扶正，药需连续服用。

临证当根据病程、病情、病位、病性的不同，三因制宜，随证治之。

参考文献

［1］杨士瀛．仁斋直指［M］．北京：中医古籍出版社，2016：426-427.
［2］薛辛．女科万金方［M］．北京：中国中医药出版社，2015：102
［3］兰茂．重订医门揽要［M］．北京：中医古籍出版社，2007：234.
［4］北京市中医学校．医宗金鉴［M］．北京：人民卫生出版社，1963：1911.

三十八、补中益气汤类方辨证

【提要】补中益气汤类方方证的病位、病性共性为脾胃中气不足，清阳下陷。补中益气汤类方辨证包括了对外感（疫病“内伤”脾证始得之热中、虚人感冒、久疟气虚）及杂病（气虚发热、脾不升清、清阳下陷诸证）“补中益气、升阳举陷、除湿、泻火”的治法，体现了以黄芪甘温补气、升阳除热为中心随证加减变化的用药法度。

【主方】补中益气汤，出自李东垣《内外伤辨惑论·卷中·饮食劳倦论》。

【组成】黄芪（劳役病热甚者一钱）、甘草（炙），以上各五分；人参（去芦）、升麻、柴胡、橘皮、当归身（酒洗）、白术，以上各三分。

【用法】上件㕮咀，都作一服。水二盏，煎至一盏，去渣，早饭后温服。如伤之重者，二服而愈。量轻重治之。

【方证】疫病“内伤”脾证，始得之热中。症见气高而喘，身热而烦，脉洪大而头痛，或渴不止。在外感热病（感染性发热性疾病）中，“毒”（包括现代认识到的各种病原微生物）邪是发热的原因，发热是毒强而正气奋起抗毒，产生特异性抗毒能力的表现。毒侵人体之后，正气奋起抗毒，若正气胜而灭毒或排毒外出则不病；正毒相持则毒留体内滋生繁殖，毒强则病发，毒弱则未必骤发，其后因饱食劳倦，或忧思恼怒，或外感六淫致正气受伤，毒无所制而发病。

李东垣把疫病“内伤”的主要原因归结为脾胃气虚、元气损耗这一内在因素方面；把正气弱又奋起抗毒，正毒相争，正被毒伤的病理变化称为“阴火”（或相火、心火）；把正毒斗争激烈而出现大热等症状的初期病证称为“热中”；把正气衰微，无力抗毒，不能与毒相争，也就不能发热的后期病证称为“寒中”。这是李东垣50余年临床实践经验的结晶，说明外因是通过内因而起作用的。

“盖阴火上冲，则气高而喘、身烦热，为头痛，为渴，而脉洪大。脾胃之气下流，使谷气不得升浮，是生长之令不行，则无阳以护其荣卫，不任风寒，乃生寒热。皆脾胃之气不足所致也。”

人体正气弱而不能灭毒或排毒外出是发病的内在因素。正气弱又奋起抗毒，与毒相争越激烈，则发热越高，其结果，若正气胜而灭毒或排毒外出，则热除；若正毒相持，力量相当，再不及时扶正灭毒，则可长期发热或低热不止，若正不胜毒，又治疗不当，正被邪伤，则变证蜂起，甚至造成死亡；若正气太虚，无力抗毒，正气不能与毒相争，则不能发热。所以，只有正气虚而又奋起抗毒，正毒剧争，才能产生大热。

“惟当以甘温之剂，补其中，升其阳，甘寒以泻其火则愈。《内经》曰：劳者温之，损者温之。盖温能除大热，大忌苦寒之药泻胃土耳。”

《内外伤辨惑论·卷中·饮食劳倦论》：“夫脾胃虚者，因饮食劳倦，心火亢甚，而乘其土位，其次肺气受邪，须用黄芪最多，人参、甘草次之。

脾胃一虚，肺气先绝，故用黄芪以益皮毛而闭腠理，不令自汗，损其元气。上喘气短，人参以补之。心火乘脾，须炙甘草之甘温以泻火热，而补脾胃中元气；若脾胃急痛并大虚，腹中急缩者，宜多用之。《经》云：急者缓之。白术苦甘温，除胃中热，利腰脐间血。胃中清气在下，必加升麻、柴胡以引之，引黄芪、甘草甘温之气味上升，能补卫气之散解，而实其表也；又缓带脉之缩急。二味苦平，味之薄者，阴中之阳，引清气上升也。气乱于胸中，为清浊相干，用去白陈皮以理之，又能助阳气上升，以散滞气，助诸甘辛为用。口干嗌干，加干葛。脾胃气虚，不能升浮，为阴火伤其生发之气，荣血大亏，荣气不营，阴火炽盛，是血中浮火日渐煎熬，血气日减，心包与心主血，血减则心无所养，致使心乱而烦，病名曰悗。悗者，心惑而烦闷不安也，故加辛甘微温之剂生阳气，阳生则阴长。或曰：甘温何能生血？曰：仲景之法，血虚以人参补之，阳旺则能生阴血，更以当归和之。少加黄柏以救肾水，能泻阴中之伏火。如烦犹不止，少加生地黄补肾水，水旺而心火自降。如心浮气乱，以朱砂安神丸镇固之则愈。”

【方解】补中益气汤是甘温除热法的代表方剂。《内外伤辨惑论·饮食劳倦论》载其适应证为：“脾胃之证，始得之则气高而喘，身热而烦，其脉洪大而头痛，或渴不止，皮肤不任风寒而生寒热。”“以手扪之而肌表热者，表证也，只服补中益气汤一二服，得微汗则已。”《脾胃论·饮食劳倦所伤始为热中论》云补中益气汤“始病热中，则可用之，若末传为寒中，则不可用也。”不难看出，上述临床表现均是毒强火热亢盛症状，相当于传染病发病期的初始阶段。当然，这些症状是在“饮食失节、寒温不适则脾胃乃伤，喜怒忧恐、劳倦过度而损耗元气”而又感受毒邪的患者身上发生的。因此，补中益气汤这一甘温除热法的代表方剂是针对脾胃受伤、元气损耗而又感受毒邪导致的气虚毒强发热证而设立的。

补中益气汤方中黄芪味甘微温，入脾、肺经，补中益气，升阳固表，故为君药。配伍人参、炙甘草、白术，补气健脾为臣药。当归养血和营，协人参、黄芪补气养血；陈皮理气和胃，使诸药补而不滞；少量升麻、柴胡升阳散火，协助君药以升提下陷之中气，共为佐药。炙甘草调和诸药为使药。

甘温补气养血之芪、参、术、归、草，与升阳解表之升麻、柴胡，行气除湿之陈皮相互配合，共奏补中益气，升阳举陷之功而收甘温除热之效。

【类方的同中辨异】

1. 内伤

同为脾胃气虚、清阳下陷、湿浊内生、阴火上冲，程度不同。李东垣《内外伤辨惑论》之“内”与“外”应是指感受“毒”邪的部位而言。内指脾胃，部位在里，躯壳之内，故称因脾胃气虚而感受毒邪发生的传染病为“内伤”，相当于现代的消化道传染病；外指肺系，合于皮毛体表，部位在外，故称因肺系感受毒邪而发生的为“外伤”，相当于现代的呼吸道传染病[1]。

在治疗方面应始终以灭毒为主。根据患者正毒斗争的具体情况，而有多种不同治法。当毒强正不衰时，急当灭毒，毒灭正自安；当正虚毒强，不任攻伐时，当扶正灭毒，或扶正即所以灭毒。

李东垣创立的除热方剂中，既有治疗正虚毒强的补中益气汤、升阳顺气汤、清暑益气汤、当归补血汤、升阳益胃汤（以上方剂均载于《内外伤辨惑论》）等；也有治疗毒强正虚的升阳散火汤（《内外伤辨惑论》）、补脾胃泻阴火升阳汤（《脾胃论》）等，更有治疗毒强正不衰的普济消毒饮（《东垣试效方》）、龙胆泻肝汤（《兰室秘藏》）、清胃散（《脾胃论》）等。

《内外伤辨惑论》卷中主要是治疗劳倦伤，以补中益气汤为主，化裁出了升阳益胃汤、升阳散火汤、清暑益气汤、补脾胃泻阴火升阳汤等。

补中益气汤 用甘温补气养血之芪、参、术、归、草，与升阳解表之升麻、柴胡，行气除湿之陈皮相互配合，共奏益气升阳、解表退热之功，治脾证始得之热中。

升阳益胃汤 出自《内外伤辨惑论·卷中·肺之脾胃虚方》，为主方去升麻，加半夏、独活、防风、芍药、羌活、茯苓、泽泻、黄连，在甘温补中之芪、参、术、草，升阳之羌、独、柴、防，化湿之夏、苓、陈、泽相配的同时加泻火之黄连、白芍，共奏益气升阳、清热除湿之效。主治脾胃气虚，湿郁生热证。

升阳散火汤 是在升阳解表散火之升、柴、羌、防、葛、独，甘温之参、草相配的同时加生甘草、白芍；由补中益气汤和生脉散（人参、麦冬、五味子）化裁而成，男子妇人四肢发困热，肌热，筋骨间热，表热如火燎于肌肤，扪之烙手。夫四肢属脾，脾者土也，热伏地中，此病多因血虚而得之也。又有胃虚，过食冷物，郁遏阳气于脾土之中，并宜服之。

清暑益气汤 是在甘温之芪、参、术、归、草，升阳之升、葛，化湿之苍、泽、曲、橘、青相配的同时加麦冬、五味子、黄柏。用于元气本虚，伤于暑湿证。

补脾胃泻阴火升阳汤 是在升阳之柴、升、羌，补中之参、芪、术、草配合的同时，加芩、连、石膏。

2. 杂病

（1）若湿重，白术易苍术以渗湿，当归易木香以调气，使湿化则中调，则变为调中益气汤，治湿盛脾虚证。

（2）若阴火偏亢时，再配合寒凉之品，如补中益气汤可加黄芩、黄柏、黄连、麦冬、五味子，甚至可以加大黄、玄明粉等，即可达到泻火之目的。

（3）李东垣撰《东垣试效方·卷五》益气聪明汤，为主方去白术、陈皮、柴胡、当归，加葛根、蔓荆子、芍药、黄柏而成。具有益气升阳，聪耳明目之功效。治饮食不节，劳役形体，脾胃不足，得内障耳鸣，或多年目昏暗，视物不能，此药能令目广大，久服无内外障、耳鸣耳聋之患，又令精神过倍，元气自益，身轻体健，耳目聪明。

3. 类方应用

（1）气虚发热：甘温除热是治疗气虚发热证的一个大法。其方剂也不只限于补中益气汤，推其源流，黄芪建中汤、归脾汤、圣愈汤、十全大补汤、人参养荣汤、当归补血汤等，凡是以黄芪为主而又能解除发热的方剂皆属此类。明代张介宾《景岳全书·杂证谟》将之用于虚劳发热，陈实功《外科正宗》将之用于痈疡溃后发热；清代武之望《济阴纲目》用于产后发热，陈复正《幼幼集成》将之用于小儿疳热、久泻发热，及久疟不解等。

（2）脾不升清、清阳下陷：张介宾撰《景岳全书·卷五十一·补阵》举元煎（主方去陈皮、柴胡、当归而成）：人参，黄芪（炙），各三五钱，炙甘草一二钱，升麻五七分，（炒用），白术（炒），一二钱，水一盅半，煎七八分，温服。如兼阳气虚寒者，桂、附、干姜随宜佐用。如兼滑脱者，加乌梅二个，或文蛤七八分。治气虚下陷，血崩血脱，亡阳垂危等证，有不利于归、熟等剂，而但宜补气者，以此主之。

（3）补中益气汤现代研究与应用：高新彦、唐尚友主编《补中益气汤现代研究与应用》对本方进行了文献研究、质量控制、现代药理研究、临床应用举要（内、外、男、妇、儿、五官、皮肤性病、骨伤科等230多种疾病的报道和医案）、系列制剂研究、系列方药研究与应用等；并介绍了现代医家在补中益气汤的基础上化裁创立的补中益气汤类方，如湖南省中医药研究院李聪甫研究员的护卫益气汤、生津益气汤、扶阳益气汤、安神益气汤等，以及陕西中医学院马桂文教授的益气摄血汤、益气止崩汤、益气止带汤、益气安胎汤、益气安神汤、益气定痛汤、益气止汗汤、益气导尿汤、益气缩泉汤、益气通幽汤、益气促乳汤、益气调卫汤等[2]。

李聪甫研究员治疗杂病，将补中益气汤去炙升麻、柴胡，加桂枝、芍药成护卫益气汤，用于脾胃虚弱不能顾护营卫。去炙升麻、柴胡，加麦冬、五味子成生津益气汤，用于元气不足、阴火灼肺、少气心烦、口渴咽干、小便短赤。去炙升麻、柴胡，加炮姜、附子成扶阳益气汤，用于脾阳不足、恶寒身倦、少气懒言、肢冷便泻等症。去炙升麻、柴胡，加酸枣仁、茯神成安神益气汤，用于心脾俱虚、怔忡失眠、头晕目眩、食欲不兴之证。

马桂文教授治疗经带胎产诸病，将补中益气汤加艾叶、炮姜、阿胶成益气摄血汤，益气温经，固摄冲任，用于气虚血寒、冲任不固所致的月经过多、崩漏、恶露不绝等。加益母草、刘寄奴、泽兰叶成益气止崩汤，益气固冲，化瘀止崩，用于气虚血瘀，冲任不利，瘀阻胞宫所致的月经过少或过多、崩漏与恶露不绝等。加山药、薏苡仁、茯苓等成益气止带汤，健脾益气，除湿止带，用于中气不足、清阳下陷、任脉不固、带脉失约所致的带下病；如若带下量多可加煅龙骨、海螵蛸和补骨脂等。加桑寄生、川续断、菟丝子成益气安胎汤，补中健脾，益气举胎，用于中气下陷，胎元不固及气不摄血所致的胎漏，胎动不安流产、堕胎等。加炒酸枣仁、远志、首乌藤成益气安神汤，健脾益气、养血安神，用于气虚血亏、心血不足所致之经期失眠、妊娠心悸、产后不寐。加香附、延胡索、台乌药成益气定痛汤，补中健脾，理气止痛，用于中气下陷、寒凝瘀阻、气机不畅所致之痛经、胞阻及产后腹痛等。加浮小麦、麻黄根、煅龙牡等成益气止汗汤，益气固表，收涩止汗，用于脾气虚弱、卫外不固所致产后自汗及术后多汗等。如属气虚血亏所致者，可加山萸肉、白芍、五味子。加肉桂、车前子、茯苓成益气导尿汤，益气助阳，通利小便，用于脾气虚弱、中气不足、气化不利、导尿无能所致之转胞、产后癃闭、如属产后夹有血瘀阻滞者，可加泽兰叶、益母草、王不留行。加桑螵蛸、益智仁、金樱子成益气缩泉汤，益气固肾，缩泉止遗，用于气虚肾亏、膀胱失职所致的产后、术后小便失禁、经期遗尿等。加肉苁蓉、何首乌、炙麻仁成益气通幽汤，益气补精，润肠通便，用于气虚血亏、津伤肠燥所致妊娠、术后及产后便秘。加熟地黄、穿山甲、王不留行成益气促乳汤，健脾养血，益气通乳，用于脾气虚弱、营卫耗伤，或汗出过多、乳源不足所致之产后缺乳。加桂枝、白芍、防风成益气调卫汤，益气固表，调和营卫，用于产后虚弱。

【结语】主方补中益气汤与类方之间的加减衍变，有如下规律：①对主方进行药味、药量加减、化裁，如调中益气汤、升阳益胃汤、清暑益气汤、补脾胃泻阴火升阳汤、举元煎及现代益气系列诸方。②由两个主方合用，如升阳散火汤。

甘温除热法作为诸多除热法的一种，属扶正灭毒的一种治法，是李东垣针对脾胃气虚、清阳下陷、湿浊内生、阴火上冲这四个外感热病气虚毒强发热的主要病理环节而提出的，并创立了补中、升阳、除湿、泻火的用药法度。①补中多选用人参、黄芪、白术、当归、炙甘草等甘温之品以益气健脾。②升阳多选用升麻、柴胡、葛根、羌活、防风等，既能升清阳之气，又能散火解表。③除湿多选用陈皮、苍术、木香、半夏、白豆蔻仁、神曲、茯苓、泽泻等，以行气化浊利湿。④泻火多选用黄芩、黄连、栀子、黄柏、白芍、麦冬、五味子、石膏等寒凉之品以灭毒排毒。李东垣所谓的甘寒泻火，是将少量的寒凉泻火之品配入大剂的甘温药中，“借用大寒之气于甘味中，故曰甘寒泻热火也”(《脾胃论·随时加减用药法》)。李东垣创立的甘温除热方剂中，均体现了这一用药法度。

参考文献

[1] 崔文成．甘温除热法管见[J]．中医杂志，1994，(8)：460.

[2] 高新彦，唐尚友．补中益气汤现代研究与应用[M]．北京：人民军医出版社，2007：2.

三十九、封髓丹类方辨证

【提要】封髓丹类方方证的共性为相火妄动、肾燥不合、肾失封藏。封髓丹类方主要作用于中下焦，包括了对阴虚阳亢、虚阳上越、虚火上冲所致之牙痛、咳嗽、喘促、面肿、喉痹、耳肿、目赤、鼻塞、遗尿、滑精、遗精、早泄、梦交、梦遗、失精和鬼交、口疮、口腔溃疡、颜面痤疮[1,2]、面部激素依赖性皮炎[3]、失眠[4]、咳嗽[5]、梅核气[6]等病症的治法；体现了以黄柏苦寒靖相火，砂仁辛润肾燥、化湿畅气，甘草泻心火、宁心气为中心，调和水火，交通阴阳，从脾肾先后天论治，随证加减变化，既可用于阴虚火旺证，亦可用于阳虚浮火证的用药法度。

【主方】封髓丹，又名正凤髓丹《医垒元戎》。首见于元代许国祯编纂、至元四年刻板的《御药院方·卷六·补虚损门》。

【组成】黄柏三两，缩砂仁一两半，甘草。

【用法】上药捣，罗为细末，水煮面糊稀，和丸如桐子大。每服五十丸，用苁蓉半两，切作片子，酒一大盏，浸一宿，次日煎三四沸，滤去滓，送下，空心食前服。

【功效】降心火，益肾水。

【方证】相火妄动，肾燥不合，肾失封藏。

明代董宿原撰、方贤编定《奇效良方》封髓丹，由黄柏、砂仁、甘草组成，用于治梦交遗精。

清代尤在泾《医学读书记·卷下》凤髓丹方论：凤髓丹为太阴湿热下注，少阴遗浊者设。

清代吴谦等编《医宗金鉴·杂病心法要诀·遗精总括》封髓丹（黄柏、缩砂仁、甘草，上蜜为丸，每服三钱），用于治疗遗精之火强胃虚食少便软者。

清末医家郑钦安《医理真传》封髓丹："黄柏一两，砂仁七钱，炙甘草三钱。""能治一切虚火上冲，牙疼、咳嗽、喘促、面肿、喉痹、耳肿、目赤、鼻塞、遗尿、滑精诸症，屡获奇效，实有出人意外，令人不解者。余仔细揣摸，而始知其制方之意，重在调和水火也，至平至常，至神至妙，余经试之，愿诸公亦试之。附七绝一首：阴云四合日光微，转瞬真龙便欲飞。识得方名封髓意，何忧大地不春归。"

1961年北京中医学院中药方剂教研组编《汤头歌诀白话解》[7]封髓丹歌诀：失精梦遗封髓丹，砂仁黄柏草和丸，大封大固春常在，巧夺先天服自安。本方用砂仁一两，黄柏三两，炙甘草七钱，共研细末，蜜和作丸，如梧桐子大，每服三钱，空腹时淡盐汤送下（一料可用15天）。治梦遗失精。

【方解】《素问·脏气法时论》言："肾苦燥，急食辛以润之，开腠理，致津液，通气也。"封髓丹方中君以黄柏坚肾清火；臣以砂仁温健脾运，引五脏六腑之精归藏于肾；佐以温而不热、补而不峻、暖而不燥、滑而不泄，故有从容之名的肉苁蓉补肾阳、益精气；使以甘草泻心火、宁心气，既可益脾气，又能调和黄柏、砂仁的一寒一热，使水火既济。诸药相合，使相火不再妄动，自然神气安静，夜眠酣畅而梦遗失精自止；于是肾气足而能摄精，故曰“封髓”。

张元素[8]基于其创立的脏腑标本用药式，首创黄柏补真水滋肾阴这一论点[9]，使《御药院方》“益肾水”三字有了落脚点，将黄柏从一味苦寒清热燥湿解毒之品变为补肾滋阴之品。这一认识被李东垣、罗天益、王好古、朱丹溪等继承，也造成流弊和争议。如有人长期用黄柏、知母补虚，导致损坏脾胃。李时珍《本草纲目》指出：“必壮气盛能食者，用之相宜，若中气不足而邪火炽甚者，久服必有寒中之变。”[10]

《本草纲目》曰：“肾恶燥，以辛润之，缩砂仁之辛，以润肾燥。”水不足则燥，水足则润，那么“益肾水”也即“润肾燥”之互辞，只不过砂仁辛润肾燥是通过辛散温通、布化气液而完成，与地黄类药直补肾水截然不同。

赵羽皇解析封髓丹从“清相火，补肾水”演变为封固肾气（存于清罗美主编的《古今名医方论》）。

尤在泾《医学读书记·卷下》凤髓丹方论：黄柏苦能燥湿，寒能除热，故以为君，湿热易成壅滞，砂仁之辛香可以利之；脾邪不独伤肾，亦且自伤，炙甘草之甘温可以益之。然诸治湿热药不用，而独取黄柏、砂仁者，以其气味兼通少阴也。

清代医学家陈修园在《时方歌括》《时方妙用》中载封髓丹“治梦遗失，及与鬼交”“此方庸医每疑其偏寒少补而不敢用，而不知大封大固之妙，实夺造化之权”。

鉴于临床使用定位为遗精以及封髓丹特殊的名字，明清医家逐步脱离前贤的窠臼，从心肾相交、封固等角度来探讨方义。

周岩《本草思辨录》认为心肾失交是封髓丹方证的重要原因，甘草作用为泻心火：“故心火炽而感其肾，肾感之而阳动阴随有必然者。黄柏靖肾中之火，防肾中之水；火不作则阳蛰，水不泛则阴坚。砂仁摄火土之气于水，而使肾得藏密。然心肾二家，交通最易，治肾而不治心，未善也，生甘草泻心火，宁心气。大甘为土之正味，且能止肾水越上之火（洄溪语)。”[11]

方用之妙，存乎一心。杜少辉教授[12]认为封髓丹的功用重在纳气归肾，调和水火。

砂仁纳气归肾与肾气丸用附桂配地黄补肾不同。用砂仁纳五脏之气而归肾。上浮之气既然要回肾，则必须枢机通畅。湿阻则气滞，而黄柏“去肾经火，燥下焦湿”[13]，其意在“降火利湿，火清湿去而保肾阴”，砂仁皆能化湿，湿化则气畅。此与滋肾通关丸、知柏地黄丸之滋腻有别。

【类方的同中辨异】临床应细查病情，见微知著，尽早识别病机[14]，用封髓丹以收纳浮阳，扶正气以祛邪。现代人患“空调病”机会增大，加之多嗜食生冷寒凉、抗生素及苦寒药物滥用等因素均可耗伤人体正气，临证可见上热下寒，或外热内寒，或局部热而全身寒等证候。围绕阳虚不潜而外浮这一病机重点而随证治之，灵活变通使用三才封髓丹、纳气封髓丹、固元封髓丹、固元封髓丹、潜阳封髓丹等类方。

1. 三才封髓丹

三才封髓丹载于李东垣《医学发明·卷七》[15]：天门冬(去心)半两，熟地黄半两，人参(去芦)半两，黄柏三两，缩砂仁一两半，甘草(炙)七钱半。

李东垣指出：“肾有两枚，右为命门相火，左为肾水，同质而异事也。夫损者，当损何脏而治之？形不足者温之以气，精不足者补之以味，气化精生，味和形长，无阴则阳无以化，当以味补肾真阴之虚而泻其火邪，以封髓丹、滋肾丸、地黄丸之类是也，阴本既固，阳气自生，化成精髓。”

其门人元代罗天益撰《卫生宝鉴》三才封髓丹，由封髓丹加天冬、熟地黄、人参而成，取“天、地、人”三才之意，参加强了上、中、下三焦的滋补之功。

朱丹溪《丹溪心法》中收录了三才封髓丹[16]：降心火，益肾水。天门冬、熟地、人参各五钱，黄柏(炒)三两，砂仁一两半，甘草七钱半(一方无)。上为末，水糊丸梧子大，服五十丸。用苁蓉半两，切作片子，酒一盏，浸一宿，次日煎三四沸，去滓，空心送丸子。

蒲辅周用三才封髓丹治疗口疮等病变，称其有益阴增液、补土伏火之功。

2. 大凤髓丹

大凤髓丹出自王好古《医垒元戎》[17]：黄柏二两，砂仁一两，甘草五钱，制半夏、猪苓、茯苓、益智仁、莲心各三钱。为细末，水泛为丸。每服三钱，日二次。

王好古承张元素之学说，并且有创新[18]，总结封髓丹加减系列手法，创立新方，首次提出封髓丹系列治疗遗泄。王好古医著中封髓丹被称为凤髓丹，在其《医垒元戎》中用"黄柏例"一节，收录了小凤髓丹、正凤髓丹、大凤髓丹等十余个方剂，展示了封髓丹的加减变化，拓展了封髓丹的临床运用范围。其中，小凤髓丹为甘草、黄柏，正凤髓丹即封髓丹本方。

王好古认为封髓丹功效为泻相火，益肾水。《医垒元戎》："古人云泻心者非也，乃泻相火，益肾水之剂，若以黄柏泻心火，则黄连当泻何经？"甘草作用为缓肾急而生元气，砂仁有入肾之功。这提示从封固角度认识封髓丹机制，拓展了封髓丹的临床运用范围，其中最为后世认可的是大凤髓丹治疗遗精早泄。大凤髓丹被王肯堂《证治准绳》、沈金鳌《杂病源流犀烛》等收入遗精治疗方中。

3. 纳气封髓丹

本方治牙疼……劳则症剧，辨证为肾阳虚致虚火上浮者。

处方[12]：党参 30 克，补骨脂、砂仁（后下）各 20 克，炙甘草、黄柏（盐水炒）、肉桂（后下）、细辛各 10 克。水煎服，每日 1 剂。

纳气封髓丹由封髓丹加党参、补骨脂、肉桂、细辛，纳气归肾之功效较原方更胜一筹。此为杜少辉教授学习云南吴氏经验所得。方中不但用肉桂加强引火归原、纳气归肾之功，并用补骨脂、细辛不但可纳气归肾，引火归原，尚可止痛治标。补骨脂辛温入肾，因肾之所恶在燥，而润之者唯辛，补骨脂能纳五脏六腑之精而归于肾，益肾填精。而细辛因其可交通心肾，使虚浮阳气通过手少阴心经达足少阴肾经，使得浮越阳气蓄入肾中。

4. 固元封髓丹

本方治阳虚涣散，正气推动无力而津液不归正化之高血糖、高血脂、脂肪肝等病，症见口干，喜热饮，夜尿多，舌苔剥脱，为脾肾阳虚摄纳无力而虚火上浮者。

处方[12]：党参30克，山药50克，黄柏（盐水炒）10克，砂仁20克，炙甘草3克。水煎服，每日1剂。

固元封髓丹由封髓丹加山药而成。郑钦安用封髓丹治消渴，张锡纯谓山药“能滋阴又能利湿，能滑润又能收涩，是以能补肺补肾兼补脾胃”。山药气阴双补、一药而三才备，于封髓丹中以收纳浮阳，运脾固摄，使津液得以正常生成、输布、代谢。

5. 回阳封髓丹

回阳封髓丹[12]源于卢崇汉先生的《扶阳讲记》，由封髓丹加附子、肉桂、白术、知母、木蝴蝶而成。

主治痹证、系统性红斑狼疮及干燥综合征患者双手及下肢烧灼痛，局部红肿热痛，口咽干燥、尿黄，胸口烦躁不适，难以入睡，伴精神疲倦，喜热饮，多汗，畏寒，小便清长，舌淡红、苔浮黄腻，脉见沉细。多感冒诱发，夜间为重，此为虚火证。其本为脾肾阳虚。病机为阳虚火不归原而表现局部热证，若误诊为热痹，或以清泻，或以表散之法，无异于雪上加霜。

方中封髓丹能辛甘化阳，扶阳之力较弱，故以仲景四逆法以温阳回阳，加附子、肉桂补肾阳，白术补脾阳，知母增强黄柏的补阴之功，木蝴蝶引阳入阴。

6. 潜阳封髓丹

处方[12]：黄柏（盐水炒）、怀牛膝、丹参、泽泻各10克，炙甘草30克，砂仁、党参、龟甲（先煎）、杜仲各20克。水煎服，每日1剂。

潜阳封髓丹由封髓丹加党参、龟甲、怀牛膝、杜仲、泽泻、丹参而成。功用为纳气归肾，潜阳息风。

本方不同于单纯滋阴息风的镇肝熄风汤，可谓潜阳之另一法。清末蜀人郑钦安将封髓丹去黄柏，增附子、龟甲创立新方潜阳丹[18]。受孟河医家费伯雄《医醇賸义》治疗邪火的加味三才汤启发，杜少辉教授将其略事加减而命名为潜阳封髓丹。

主治肾虚不固、风火相扇的高血压、脑动脉硬化症等，并见精神疲倦，多汗，夜尿1～2次，舌淡红、苔浮黄腻，脉细弦者。

【结语】封髓丹主方与类方之间的加减衍变，用药有如下规律。①用于阴虚火旺证：封髓丹治肾燥不合，润肾燥，滋阴加肉苁蓉。水不足则燥，水足则润，“益肾水”与“润肾燥”是互辞。肉苁蓉补肾阳、益精气，温而不热，补而不峻，暖而不燥，滑而不泄，故有从容之名。封髓丹加减法：倍黄柏，扶阴抑阳；倍黄柏加全皮养阴；倍黄柏加地骨皮养血。治疗偏头痛加安桂、吴茱萸。化湿加半夏、猪苓、茯苓。清心加莲子心。②用于阳虚浮火证：a.元阳涣散，正气推动无力而津液不归正化，脾肾阳虚摄纳无力而虚火上浮，加山药、党参。山药“能滋阴又能利湿，能滑润又能收涩，是以能补肺补肾兼补脾胃”。山药气阴双补、一药而三才备，于封髓丹中以收纳浮阳，运脾固摄，使津液得以正常生成、输布、代谢。b.肾阳虚致虚火上浮，引火归原、纳气归肾，加益智仁、补骨脂、细辛、肉桂等。补骨脂、细辛不但可纳气归肾，引火归原，尚可止痛治标。c.纳气归肾，潜阳息风，加龟甲等介类潜阳。d.单纯滋阴及介类潜阳，久则易伤阳碍阳，浮散之阳岂能回纳，此时只有结合回阳以潜阳，才能治本以调和阴阳。温阳回阳，加附子、炮姜、甘草等四逆法。

参考文献

［1］宋红．三才封髓丹治疗痤疮53例［J］．吉林中医药，2001，21（5）：20.

［2］沈耿杨．潜阳封髓丹治疗痤疮验案1则［J］．长春中医药大学学报，2012，28（1）：112.

［3］曾宪玉，王玮蓁，郭娜．温阳法治疗面部糖皮质激素依赖性皮炎［J］．吉林中医药，2013，33（6）：578-579.

［4］脱缰，于洪洋．吴氏潜阳封髓丹在失眠阳虚证中的应用观察［J］．成都中医药大学学报，2015，38（2）：65-66，70.

［5］王梅．潜阳封丹加减治疗慢性咳嗽虚火上冲证 58 例［J］．中国中医药科技，2015，22（5）：595-596.

［6］张丽敏，李恩宽，薛莎．李恩宽教授运用潜阳封髓丹验案举隅［J］．湖南中医药大学学报，2014，34（11）：37-39.

［7］北京中医学院中药方剂教研组．汤头歌诀白话解［M］．2 版．北京：人民卫生出版社，1978：171.

［8］吴昊天，张保春．易水学派医家张元素生平补正［J］．浙江中医药大学学报，2014，38（3）：263-265.

［9］郑洪新．张元素医学全书［M］．北京：中国中医药出版社，2006：57-58.

［10］李时珍．本草纲目（下）［M］．北京：华夏出版社，2007：1329.

［11］周岩．本草思辨录［M］．北京：人民卫生出版社，1960：23.

［12］杨丽娜，杜少辉．杜少辉教授运用封髓丹经验介绍［J］．新中医，2007，39（4）：13-15.

［13］朱震亨．丹溪心法［M］．北京：人民卫生出版社，2005：168.

［14］张年顺．李东垣医学全书［M］．北京：中国中医药出版社，2005：185-186.

［15］朱震亨．丹溪心法［M］．北京：人民卫生出版社，2005：173.

［16］盛增秀．王好古医学全书［M］．北京：中国中医药出版社，2004：27，32，287-288.

［17］周益新．《御药院方》研究［J］．山西中医，2007，23（1）：55-57.

［18］唐步祺．郑钦安医书阐释［M］．成都：巴蜀书社，2006：80-81.

四十、龙胆泻肝汤类方辨证

【**提要**】龙胆泻肝汤类方方证的共性为湿热实火证。龙胆泻肝汤类方辨证包括对肝胆实火上炎证、肝经湿热下注证、肝郁气滞兼有湿热证，胆瘅，筋痿，筋疝，喘咳烦满、身首皆肿，齿痛、寒热，泄泻、不寐，目痛，惊风，产户不闭，疮毒、悬痈，筋痿阴汗，阴肿阴痛，面肿连颐，皮炎，湿疹，带状疱疹（缠腰火丹），湿热实火兼表寒等病症的治法，体现了以龙胆清泻肝胆实火湿热为中心，随证加减变化的用药法度。

【主方】龙胆泻肝汤，出自《医方集解》。

【组成】龙胆草（酒炒）、黄芩（炒）、栀子（酒炒）、泽泻、木通、车前子、当归（酒洗）、生地黄（酒炒）、柴胡、甘草（生用）。（原书未著用法用量。）

【功效】清泻肝胆实火，清利肝经湿热。

【主治】“肝胆经实火、湿热，胁痛耳聋，胆溢口苦，筋痿阴汗，阴肿阴痛，白浊溲血。”肝经绕阴器，布胁肋，连目系，入颠顶。本证多由肝胆实火上炎，肝经湿热下注所致。①肝胆实火上炎，上扰头面，故见头痛目赤；胆经布耳前，出耳中，故见耳聋、耳肿；舌红苔黄，脉弦细有力。②肝经湿热下注，故见阴肿，阴痒，筋痿，阴汗，小便淋浊，或妇女带下黄臭等，舌红苔黄腻，脉弦数有力。

【方解】方中龙胆大苦大寒，既泻肝胆实火，又利下焦湿热，泻火除湿，两擅其功，为君药。黄芩、栀子苦寒泻火，清热燥湿，助君药清泻实火，共为臣药；泽泻、木通、车前子清利湿热，使湿热之邪从小便排出；肝经有热，本易耗伤阴血，且方中苦燥渗利之品居多，恐再耗其阴，故用当归、生地黄养血益阴以顾肝体，使苦燥清利不伤阴，上五味为佐药。柴胡疏达肝气以顾肝用，并引诸药入肝经；柴胡与归芍相伍，以补肝体调肝用；甘草益气和中，调和诸药，共兼佐使之用。综观全方，清利并行，泻中有补，降中寓升，祛邪而不伤正，泻火而不伐胃，诚为泻肝良方。

【类方的同中辨异】龙胆泻肝汤最早见于《兰室秘藏》，龙胆泻肝汤又见于《校注妇人良方》，当今常用的龙胆泻肝汤方出自清汪昂《医方集解》。龙胆泻肝汤作为清泻肝胆实火、湿热的著名方剂，众多医家用湿热实火证，治疗范围涉及内、外、妇、儿、皮肤、男等各科，灵活加减化裁，形成了龙胆泻肝汤类方。其中，大多数方剂具有泻肝经实火、清肝经湿热的功效[1]。可概括为四类，详见下表。

表 1 《兰室秘藏》龙胆泻肝汤类方组成及主治

出处	药物组成	主治	比较
《兰室秘藏》	龙胆、泽泻、木通、车前子、当归梢、生地黄、柴胡梢	阴部时复热痒及臊臭；《景岳全书》：肝火内炙，上为喉口热疮，下为小便涩痛者；《济阳纲目》：阴囊肿痛，或溃烂作痛，或睾丸悬挂，及一切湿痒臊臭者；《医碥》：肝经湿热，其者茎中作痛，或挺纵不收，白物如精，随尿而下，此筋疝也	汪昂论曰："此因饮酒风湿热合于下焦为邪，厥阴肝脉络于阴器，柴胡入肝为引，泽泻、车前、木通利小便亦除臊气，所谓在下者因而竭之，生地、龙胆苦寒以泻湿热，肝主血，当归以滋肝血不足也。"是方所主，乃肝经湿热下注之证
《古今医统大全》卷八十	龙胆、泽泻、木通、车前子、当归梢、生地黄、柴胡梢，加灯心水煎	气郁热腋气，及腋下多汗	为《兰室秘藏》方加灯心而成，以增导赤泻火之效
《验方新编》卷二十一	龙胆、泽泻、木通、车前子、当归梢、生地黄、柴胡梢、生姜	肝经湿热，腋胁满痛，小便赤涩	增生姜以解表除湿
《中医妇科治疗学》	龙胆、栀子、黄芩、泽泻、木通、车前仁、当归	肝郁气滞兼有湿热，以致妊娠腹痛，头目昏眩，胁痛耳聋（或耳鸣），口苦咽干，心烦易怒，少腹作痛有热感，小便短黄，阴道流浊带，并感疼痛者	该方为《兰室秘藏》龙胆泻肝汤中的生地黄易为栀子而成，用于"肝郁气滞兼有湿热之妊娠腹痛"

表 2 《卫生宝鉴》龙胆泻肝汤类方组成及主治

出处	药物组成	主治	比较
《卫生宝鉴》（1343 年）	龙胆、黄芩、山栀子、柴胡、生甘草、黄连、知母、麦冬、天冬、人参、五味子	因怒或热盛，胆汁上溢，口苦，名曰胆瘅；《明医杂著》：肝经湿热，小便赤涩，或寒热，胁胀，痰咳等，凡肝经有余之症；《医方考》：肝气热，色青爪枯口苦，筋膜干而挛急者，名曰筋痿	该方不取《兰室秘藏》方中木通、泽泻、车前子等淡渗利湿之品，而另用黄芩、黄连、栀子清热燥湿，并将用作补阴以防他药苦寒，苦燥渗利伤阴之弊的生地黄、当归换用为五味、天冬、麦冬、知母养筋而润燥，人参、甘草而养阳气
《症因脉治》卷一（1641 年）	龙胆、黄芩、山栀子、柴胡、甘草、黄连、知母、麦冬、天冬、人参	肝热舌音不清，身热口燥，面色多红，二便赤涩，神志昏沉，语言不便，脉左关弦数；肝火刑金，肺热身肿，喘咳烦满，不得仰卧，喘息倚肩，身首皆肿，小便赤涩；木火乘脾，积热酸软，四肢烦痛，时或重滞，手足心时冷时热，或发热如疟，时或清爽，时或倦怠，时或身重，如负重物，小便黄赤，大便乍难乍易，脉多弦数；燥火腹痛，目黄便赤，痛连小腹；热积腹痛，脉左关洪数	较《卫生宝鉴》方少收敛固涩的五味子。秦氏对龙胆泻肝汤在内科杂病上的运用进行广泛阐述发挥，并且他非常注重临证询视证候的重要性，首次阐述用于兼夹病证的治疗，并对龙胆泻肝汤证的脉象进行了描述
《症因脉治》卷一	龙胆、黄芩、山栀子、柴胡、甘草、黄连、知母、麦冬。元气虚，加人参；血虚，加当归、白	外感齿痛，身发寒热，痛连头目，甚则攻注牙龈，肿痛作脓，属肝经积热者	较上方又少了天冬、人参等补益之品，主治"外感齿痛"，以防病邪留滞。

（续表）

出处	药物组成	主治	比较
	芍；大便结，加大黄；气结，加青皮		
《症因脉治》卷三	龙胆、黄芩、山栀子、柴胡、甘草、黄连、知母、麦冬、人参、连翘	肝火腹胀，目睛黄，两胁痛，小腹胀急，或攻刺作痛，或左边胀甚，小便赤，夜不得寐，脉左关弦数	较《卫生宝鉴》方少了五味子、天冬，而加入连翘以增泻火导赤之力，用于“肝火、胆火、心火”等证
《症因脉治》卷四	龙胆、黄芩、山栀子、柴胡、甘草、黄连、知母、麦冬、人参、大黄	肝火五更泄泻，胁肋常痛，痛连小腹，夜多不寐，脉左关洪大	比《卫生宝鉴》方少了五味子、天冬而增添了一味大黄以泻火攻积，导湿热外出。此方用治“五更泄泻”
《伤寒大白》卷二	龙胆、黄芩、山栀子、柴胡、甘草、黄连、知母、麦冬、人参	肝经血室伏火，而施泄下血	由“《症因脉治》齿痛篇”方加一味补益元气之人参化裁而来，另可用治“盗汗者，属肝胆里热”
《伤寒大白》卷三	龙胆、黄芩、山栀子、柴胡、甘草、川黄连、知母、麦冬、陈胆星、真青黛	肝胆有火，目不能合；胆涎沃心，目不得暝	首添陈胆星及真青黛以化胆经之痰，用于失眠的治疗
《罗氏会约医镜》	龙胆、黄芩、山栀子、柴胡、甘草、黄连、知母、麦冬、天冬、五味子	肝经湿热阴挺；肾本不虚，而肝经湿热，火旺筋缩，茎中或病或痒，或挺纵不收，白物如精，随尿而下者，此筋疝也	《卫生宝鉴》方减少大补元气的人参所得，首次用于治疗“心肝火邪上攻，口舌疮痛，舌木而硬”

（续表）

出处	药物组成	主治	比较
《麻症集成》	龙胆、黄芩、当归尾、甘草、赤芍、川芎、密蒙花、决明子、蝉蜕、荆芥	肝火，目赤痛	增添了赤芍、密蒙花和决明子以清肝明目，蝉蜕、川芎和荆芥以祛风通络，其效专于“肝火风热之目赤痛”
《治疹全书》	龙胆、黄芩、山栀子、柴胡、甘草、黄连、知母、麦冬、天冬、牛蒡子、玄参	疹后余毒蕴蓄于肝，又因跌打惊恐，致令热盛生风，风痰壅聚，发搐，目直口噤，身热口渴，发过面色如常，良久复作，此急惊风，属肝木风邪有余之证	将《卫生宝鉴》方中“人参”易为“玄参”以泻火解毒、凉血滋阴；“五味子”易为“牛蒡子”以增疏风散热、解毒化痰之力，首用治“急惊风”
《竹林女科证治》	龙胆、栀子、柴胡、甘草、黄连、知母、人参、天冬、五味子	暴怒伤肝而动火，产户不闭者	较《卫生宝鉴》方少一味麦冬，首次用于产科的治疗

表 3 《校注妇人良方》龙胆泻肝汤类方组成及主治

出处	药物组成	主治	比较
《校注妇人良方》	龙胆、黄芩、山栀子、泽泻、木通、车前子、当归尾、生地黄、甘草	《校注妇人良方》：肝经湿热，两拗肿痛，或腹中疼痛，或小便涩滞；《女科撮要》：下部肿焮作痛，阴挺如菌，或出物如虫；《保婴撮要》：小腹胁间患疮疡，或下部生疮；《外科发挥》：玉茎患疮、或便毒悬痈肿痛、或溃烂不愈，又治阴囊肿痛、或溃烂作痛，及痔疮或痔肿痛	较《医方集解》龙胆泻肝汤，少一味柴胡，首次从妇、儿及外科三方面对龙胆泻肝汤主治病证进行阐述

（续表）

出处	药物组成	主治	比较
《东医宝鉴》	龙胆、黄芩、酒拌山栀仁、泽泻、木通、车前子、当归、生地黄、柴胡、甘草、赤茯苓	肝脏湿热，男子阴挺肿胀，妇人阴挺疮疡，或阴茎湿痒，出脓水，此因酒得之	较《医方集解》龙胆泻肝汤，增一味赤茯苓以增利水渗湿之效，主治病证从“妇人阴挺”引申至“男子阴挺”
《外科正宗》	龙胆、黄芩、山栀子、泽泻、木通、车前子、归尾、生地黄、甘草、黄连、连翘	肝经湿热，玉茎患疮，或便毒、悬痈，小便赤涩，或久溃烂不愈；又治阴囊肿痛，红热甚者；《医家金鉴》：肝心二经风火，缠腰火丹，色红赤，形如云片，上起风粟，作痒发热	较《医方集解》龙胆泻肝汤，少一味柴胡，增黄连以增清热燥湿之力，增连翘清心导赤以泻其子
《疡科选粹》	龙胆、山栀子、木通、柴胡、黄连、连翘、青皮、大黄、白芍、滑石	肝经湿热，或囊痈便毒，下疳悬痈，肿焮作痛，小便涩滞，或妇人阴疮痒痛，或男子阴挺肿胀，或出脓水；湿热下疳，肿痛尿涩，及茎缩纵，痒痛，出白津	首增青皮疏肝理气，白芍柔肝止痛，滑石利尿通淋以治“阴疮痒痛”“肿痛尿涩”等
《症因脉治》卷四	龙胆、黄芩、山栀子、木通、当归、生地黄、柴胡、甘草、黄连、青皮、牡丹皮、白芍	积热泄泻，发热口渴，肚腹皮热，时或疼痛，小便赤涩，泻下黄沫，肛门重滞，时结时泻，脉左关数	首增清热滋阴之牡丹皮以治积热泄泻
《医方集解》	龙胆、黄芩、栀子、泽泻、木通、车前子、当归、生地黄、柴胡、生甘草	肝胆经实火、湿热，胁痛耳聋，胆溢口苦，筋痿阴汗，阴肿阴痛，白浊溲血；《疡科心得集》：鱼口下疳，囊痈；《中风斠诠》：阴湿热痒，疮疡溲血，脉弦劲不挠者	即《医方集解》龙胆泻肝汤，较《校注妇人良方》多一味柴胡，妙在增之可引经入药且有轻清疏气之效。全方清热与渗利、滋养共施

（续表）

出处	药物组成	主治	比较
《医学传灯》	龙胆、黄芩、山栀子、泽泻、木通、车前子、当归尾、生地黄、甘草、连翘、黄连、大黄	水疝，皮色光亮，状如水晶，脉来弦数者。病为阳水	较《外科正宗》方多一味大黄以泻火攻积，导湿热外出。首次用于治疗“水疝”
《外科全生集》	龙胆、黄芩、木通、当归尾、甘草、金银花、天花粉、连翘、牡丹皮、防风、知母	牙痈； 《外科证治全书》：肝经湿热，小便赤涩，或囊痈下疳，便毒杨梅	新增了清热解毒、泻火除烦的金银花、天花粉以泻肝火、解毒，首提用治口腔科疾病
《医略六书》	龙胆、黑山栀子、车前子、全当归、怀生地、软柴胡、小青皮、鲜生姜	肝胆火逆，面肿连颐，脉数者	首增生姜解郁退肿，功专“肝胆火逆之面肿连颐”
《羊毛瘟症论》	龙胆、黄芩、山栀子、木通、车前、当归、生地黄、银柴胡、甘草	温邪病退，余毒留于肝肾，胁痛耳聋，口苦咽干，筋痿阴汗，阴囊肿痛，白浊便血，忽寒忽热。如伏邪未尽，加蝉蜕、僵蚕	首次用于“温疫”的治疗
《医钞类编》	龙胆、黄芩、栀子仁、泽泻、木通、车前仁、当归、生地黄、生甘草、连翘、生大黄	缠腰火丹，色红赤者	增连翘、大黄清热解毒、泻下攻积以治“腰缠火丹”
《温热经解》	龙胆、酒黄芩、黑山栀子、泽泻、车前子、生地黄、北柴胡、甘草、青皮	火邪伤人，耳聋目瞑者	《医方集解》龙胆泻肝汤，减木通、当归，增青皮以疏肝破气

（续表）

出处	药物组成	主治	比较
《验方新编》卷十一	龙胆（酒炒）、黄芩（酒炒）、泽泻、木通、车前子、当归尾、生地黄、生甘草	肝胆经实火、湿热，胁痛、耳聋	较《医方集解》龙胆泻肝汤，少一味栀子
《全国中药成药处方集》	龙胆、栀子、泽泻、木通、车前子、当归、生地黄、柴胡、甘草、胡连	泻肝胆之热，清肠胃，利便，助消化。孕妇忌服	用“黄连”易“黄芩”治湿热滞于胃肠，以“清肠胃，利便，消食”
《眼科临证笔记》	龙胆、黄芩、栀子、泽泻、木通、车前子、当归、生地黄、柴胡、甘草、蝉蜕	蟹睛（虹膜凸出）、鱼子石榴（滤泡性结膜炎）	首增蝉蜕疏散风热，用于眼科病症的治疗
《慈禧太后医方选议》（清）	龙胆、炒栀子、泽泻、木通、车前子、当归、生地黄、醋柴胡、甘草、杭芍、香附、姜黄、桑枝、桔梗	肝病	增香附、姜黄、桑枝及桔梗共奏理气活血之效
《中医妇科治疗学》	龙胆、栀子、黄芩、泽泻、木通、当归、生地黄、柴胡、甘草、苡仁、莲须、赤芍	带下浅红色，似血非血，胁胀或痛，口苦尿黄，舌红苔黄，脉弦数	用薏苡仁易车前以渗湿健脾，加莲须收涩止带，增赤芍以增清肝解郁之功，主治证中提出了“带下浅红色，似血非血，胁胀或痛”等肝经有热之象

（续表）

出处	药物组成	主治	比较
《赵炳南临床经验集》	龙胆、淡黄芩、生栀子、泽泻、苦木通、车前子、干生地、生甘草、粉丹皮、青连翘	急性湿疹，带状疱疹（缠腰火丹），亚急性湿疹，传染性湿疹样皮炎，接触性皮炎，脂溢性皮炎等	较《校注妇人良方》龙胆泻肝汤少当归，加连翘配栀子以增清热解毒之力，添牡丹皮配生地黄以增凉血解毒之效

表 4 《古今医统大全》龙胆泻肝汤类方组成及主治

出处	药物组成	主治	比较
《古今医统大全》卷六十一	龙胆、黄芩、当归、泽泻、柴胡、炙甘草、升麻、羌活根、防风根、麻黄根、藁本、苍术、酒黄柏、猪苓、红花	尿黄，臊臭淋沥，两丸如水，汗浸两胯，阴头亦冷	该方是在“值十二月天寒霜雪交集，寒之极矣”之特定条件下运用的，病机属寒热夹杂，表里同病，表寒里热并重

【结语】龙胆泻肝汤主方与类方之间的加减衍变，用药有如下规律。①《兰室秘藏》龙胆泻肝汤类方：以龙胆为主，加泽泻、木通、车前子、当归、生地黄、柴胡等，偏于泻湿热。②《卫生宝鉴》龙胆泻肝汤类方：以龙胆为主，加黄芩、栀子、黄连、知母、柴胡、麦冬、甘草，侧重清肝火。③《校注妇人良方》龙胆泻肝汤类方：以龙胆为主，加黄芩、栀子、泽泻、木通、车前子、当归、生地黄、甘草，清肝火与泻湿热并重。④《古今医统大全》龙胆泻肝汤，以龙胆为主，加黄芩、泽泻、当归、柴胡、升麻、羌活、防风、苍术、甘草，内清湿热、外解表寒。其方证病机并不是单一的湿热实火，而属寒热夹杂、表里同病，故增加辛温解表之力，以解表寒。

参考文献

［1］姚洁敏，邢斌，陈德兴．龙胆泻肝汤类方用药规律初探［J］．上海中医药大学学报，2007，21（1）：64-67.

四十一、二妙散类方辨证

【提要】二妙散类方方证，病位、病性的共性是湿热流注。二妙散类方辨证包括了对湿热下注之痹病、脐痈、湿疮、湿疹等的治疗方法，体现了以苍术、黄柏清热燥湿为中心，随证加减变化的用药法度。

【主方】二妙散，最早见于元代危亦林《世医得效方》，原名应为苍术散，后朱丹溪《丹溪心法》首将苍术散称为二妙散。

【组成】黄柏、苍术各 15 克。

【主治】湿热下注证，症见筋骨疼痛，或两足痿软，或足膝红肿疼痛，或湿热带下，或下部湿疮、湿疹，小便短赤，舌苔黄腻者。临床用于各种湿热导致的疾病，如痛风、湿疹、白带增多、类风湿关节炎等。

【方解】方中黄柏为君，取其苦以燥湿，寒以清热，其性沉降，长于清下焦湿热。臣以苍术，辛散苦燥，长于健脾燥湿。二药相伍，清热燥湿，标本兼顾。入姜汁调服，取其辛散以助药力，增强通络止痛之功。

【类方的同中辨异】

1. 三妙丸

本方出自明代虞抟《医学正传》，在二妙丸的基础上配伍了补肝肾强筋骨、引血下行之牛膝，并由散剂改为丸剂，具有燥湿清热、消肿止痛的功效。原书主治“湿热下流，两脚麻木，或如火烙之热”，现代临床用于湿热下注所致的痹病，症见足膝红肿热痛、下肢沉重、小便黄少。

2. 三妙散

本方出自清代吴谦《医宗金鉴》，配伍了行气利水之槟榔，具有清热燥湿止痒之功。主治脐痈，症见脐中不痛不肿、甚痒、时津黄水、浸淫成片。用法是外敷肚脐。后世扩大了其主治范围，不仅能治疗脐痈，还能治疗黄水疮、一切湿毒诸疮。

3. 四妙丸

本方出自清代张秉成《成方便读》，若见湿热下注、两脚麻木、下肢痿弱、筋骨疼痛、足胫湿疹痛痒等症，宜清热利湿，配伍了活血通经之牛膝、利水渗湿之薏苡仁而成四妙丸。四药并用，清热之力更佳，燥湿之功更峻，对湿热下注导致双下肢肿痛者，疗程更显著，能有效治疗湿热下注所致的痹病。

【结语】主方与类方的加减衍变，有如下规律：①若由湿热下注所致的足膝红肿疼痛，下肢痿弱，配伍牛膝、薏苡仁等；②若见湿热内盛之脐痈、湿疹、湿疮，配伍槟榔。

四十二、虎潜丸类方辨证

【提要】虎潜丸类方方证，病位、病性的共性是肝肾不足。虎潜丸类方辨证包括了对肝肾不足兼阳虚之痿证、肝肾不足兼气虚脾弱之痿证、风寒湿之虚痹证、风寒湿邪气盛而兼有风痰眩晕之痹证等的治疗方法，体现了以虎骨（狗骨）、龟甲、熟地黄、白芍补益肝肾为中心，随证加减变化的用药法度。

【主方】虎潜丸，出自元代朱丹溪《丹溪心法》。

【组成】虎骨（狗骨代、炙）30克，龟甲（酒炙）120克，熟地黄、陈皮、白芍各60克，知母60克，酒炒锁阳45克，黄柏240克，酒炒干姜15克。

【主治】肝肾不足之痿软证，症见腰膝酸软，筋骨痿软，腿足痿弱，步履维艰，舌红少苔，脉细弱等。

【方解】方中虎骨（现用狗骨替代）辛甘温，入肝、肾二经，善于强筋健骨、补益肝肾，与育阴潜阳的龟甲相配，对于肾虚骨痿颇为有效。熟地黄、白芍、锁阳补血调肝，润燥养筋。知母、黄柏泻相火，以消除阴虚内热之证。干姜、陈皮温中理气，以防滋腻药碍胃。诸药合施，共奏育阴潜阳、补益肝肾之效。

另外，《丹溪心法》在补损五十一中有补阴丸，补阴丸中有又方："黄柏半斤（盐酒炒），知母（酒浸炒）、熟地各三两，龟板四两（酒浸酥炙），白芍（炒）陈皮、牛膝各二两，锁阳、当归各一两半，虎骨一两（酒浸酥炙）。上为末，酒煮羊肉和丸。每服五十丸，盐汤下，冬加干姜半两。后世所引之虎潜丸，多属此方。"

【类方的同中辨异】

1. 虎潜丸

抚顺的虎潜丸，大同、呼和浩特的健步虎潜丸和徐春甫的加味虎潜丸药味较多，除滋补肝肾之外，还加入益气健脾药，取其"治痿独取阳明"之意。这类方对肝肾不足，脾胃虚弱之痿证颇为适宜。

（1）虎潜丸（抚顺）：由主方去黄柏、熟地黄、陈皮、锁阳，加生地黄、杜仲、补骨脂、枸杞子、黄芪、白术、薏苡仁、木瓜而成。

（2）健步虎潜丸（大同）：由主方去黄柏、陈皮、锁阳，加杜仲、补骨脂、枸杞子、山萸肉、续断、五加皮、菟丝子、黄芪、山药、白术、党参、五味子、木瓜而成。

（3）健步虎潜丸（呼和浩特）：由主方去知母、白芍、陈皮，加杜仲、补骨脂、枸杞子、黄芪、白术、人参、五味子、沉香而成。

（4）加味虎潜丸（徐春甫）：由主方去黄柏、知母、熟地黄、陈皮，加杜仲、补骨脂、菟丝子、猪脊髓、黄芪、山药、人参、五味子而成。

2. 健步虎潜丸

明代龚信创制的健步虎潜丸，沈阳、济南、天津、北京、云南的健步虎潜丸以及青岛的虎潜丸都可治疗风寒湿所致的虚痹证，具有补肝肾、益气血、祛风散寒除湿之功。

（1）健步虎潜丸（龚信）：由主方去陈皮、锁阳，加黄芪（盐水炒）45 克、人参（去芦）30 克、白术（炒）60 克、茯神（去皮木）30 克、生地黄（酒洗）60 克、木瓜 30 克、羌活（酒洗）30 克、独活（酒洗）30 克、防风（酒洗）30 克、枸杞子（酒洗）60 克、五味子 15 克、杜仲（酒炒）60 克、补骨脂（盐酒炒）30 克、麦冬（去心）60 克、远志（甘草水泡去骨）60克、石菖蒲30克、酸枣仁（炒）30克、薏苡仁（炒）30克、沉香15克、附子15克而成，童便浸去皮脐面裹煨，共为极细末，以神曲180克，生姜汁一盏，竹沥一碗，猪脊髓5条，同炼蜜打为丸，如梧子大，每服百丸，空心淡盐汤送下。

（2）健步虎潜丸（沈阳）：由原方去陈皮、锁阳，加生地黄、枸杞子、麦冬、补骨脂、杜仲、酸枣仁、茯神、远志、五味子、附子、人参、白术、黄芪、木瓜、防风、菖蒲、羌活、独活、薏苡仁、沉香而成；健步虎潜丸（济南）由主方去陈皮、锁阳，加生地黄、枸杞子、麦冬、补骨脂、杜仲、茯神、远志、五味子、附子、人参、白术、黄芪、木瓜、独活、防风、薏苡仁、菖蒲、沉香、羌活而成，主治筋骨无力、行步艰难、下部虚损、腰膝酸软、四肢无力、阳事痿弱、阴囊湿汗。

（3）健步虎潜丸（天津）：由主方去陈皮，加枸杞子、补骨脂、杜仲、远志、五味子、续断、菟丝子、附子、人参、黄芪、茯苓、木瓜、独活、防风、秦艽、菖蒲、羌活而成，主治四肢疼痛、筋骨痿软、肾囊寒湿。

（4）健步虎潜丸（北京）：由主方去陈皮，加枸杞子、杜仲、续断、菟丝子、补骨脂、附子、人参、黄芪、茯苓、白术、木瓜、独活、防风、秦艽、羌活而成，主治下元虚损、筋骨痿软、足膝无力、步履艰难。

（5）健步虎潜丸（云南）：由主方去知母、陈皮、锁阳，加川芎、枸杞子、杜仲、菟丝子、酸枣仁、五味子、补骨脂、附子、白术、芡实、党参、山药、干姜、黄芪、沙参、茯苓、石斛、木瓜、桂枝、防风、苍术、羌活、薏苡仁、独活、防己、地榆、珍珠草而成。

（6）虎潜丸（青岛）：在治痹方中药味最少，滋补肝肾力较弱，而宣痹力较强。由主方去知母、熟地黄、龟甲、白芍、陈皮、锁阳，加木瓜、薏苡仁、苍术、防己、五加皮、茄根各120克，金钗石斛、川续断、天麻、茯苓、南星、黄芪、防风、海风藤各60克，肉桂30克，羌活、桑寄生、人参各90克而成。

【结语】主方与类方的加减衍变，有如下规律：①若肝肾不足兼气虚脾弱者，配伍杜仲、补骨脂、枸杞子、黄芪、白术、人参、五味子等药物；

②若有风寒湿之虚痹证，配伍枸杞子、补骨脂、杜仲、远志、五味子、附子、人参、白术、木瓜、独活、防风、羌活、菟丝子等药物；③若有风寒湿邪气盛而兼有风痰眩晕之证，配伍天麻、胆南星、防己、五加皮、苍术、黄芪、茯苓等药物。

四十三、保和丸类方辨证

【提要】保和丸类方方证，病位、病性的共性是饮食积滞。保和丸类方包括了肝气郁滞之食积不化、脾虚湿盛之食积不化等疾病的治疗方法，体现了以山楂、神曲消积健脾为中心，随证加减变化的用药法度。

【主方】保和丸，出自元代朱丹溪《丹溪心法》。

【组成】山楂六两，半夏、茯苓各三两，神曲二两，陈皮、连翘、莱菔子各一两。

【用法】上为末，炊饼为丸，如梧桐子大，每服七八十丸，食远白汤下。

【主治】食积证，症见脘腹痞满胀痛，嗳腐吞酸，厌食呕吐，或大便泄泻，苔厚腻，脉滑。临床本方常用于治疗急慢性胃炎、肠炎、慢性胆囊炎、消化不良、婴儿腹泻等属食积内停者，以及中风、慢性胆囊炎、胆石症、哮喘、慢性迁延性肝炎、呃逆等疾病。

【方解】方中重用山楂，消一切食积，尤善消肉食油腻之积，为君药。神曲消食健脾，善消酒食陈腐之积；莱菔子消食下气，善消谷面痰气之积，共为臣药。君臣相合，可消各种食积。半夏、陈皮行气化滞，和胃止呕，消除食阻气机之证；食积内停，易生湿化热，故配茯苓健脾祛湿，和中止泻；连翘清热散结，共为佐药。诸药合用，使食积得化，胃气得和，共奏消食和胃之功。由于本方药力和缓平稳，故以“保和”命名。

【类方的同中辨异】

1. 越鞠保和丸

本方出自《丹溪心法》，是从元代大医朱丹溪的“越鞠丸”化生而来，其中又增加了“保和丸”的成分，是由保和丸去山楂、半夏、茯苓、陈皮、连翘、莱菔子，加栀子、醋香附、川芎、苍术、木香、槟榔而成，可健脾消食除胀，更侧重疏肝解郁，能除气、血、痰、火、湿、食诸郁，用于治疗气机阻滞、脾失健运、食积不化之证，如气食郁滞所致的胃痛，症见脘腹胀痛、倒饱嘈杂、纳呆食少、大便不调。因肝气不舒、情志不畅导致的消化不良，宜选用此方。

2. 加味保和丸

本方是明代《古今医鉴》的经典方剂，由保和丸去连翘、莱菔子，加麸炒白术、姜炙厚朴、枳实、麸炒枳壳、醋炙香附、炒麦芽而成，虽无保和丸祛食积热邪之功，但行气消积、健脾除湿之力较保和丸更强，更适用于脾虚湿盛、食积不化的人群。主治食滞胃脘较久的病症，如脾虚或饮食不节导致的积食、气滞、痰湿、胸闷、胃胀、反酸、呃逆、口臭、大便不调等症状的改善。

【结语】主方与类方的加减衍变，有如下规律：①若有气机阻滞、脾失健运、食积不化之证，配合香附、川芎、苍术、木香、槟榔等药物；②若脾虚湿盛、食积不化，配合麸炒白术、姜炙厚朴、枳实、麸炒枳壳、炒麦芽等药物。

四十四、越鞠丸类方辨证

【提要】越鞠丸类方方证的共性：六郁以气郁为先导，郁滞中焦，升降失常，多郁并存。越鞠丸类方辨证包括对六郁证（气郁、血郁、痰郁、火郁、湿郁、食郁）；牙齿痛，口疮，或胸满吐酸，饮食少思；嘈杂，痰水，如阻食于膈；气秘；肝经气滞，湿热下注之白淫带下；肝脾不和，抑郁少食，兼有肺热咳痰者的治法，体现了以苍术、香附、抚芎、神曲、栀子行气解郁调达血气为中心，随证加减变化，在主药的选择、药量调整、配伍变化等方面灵活应变的用药法度。

【主方】越鞠丸，解诸郁，又名“芎术丸”。来源于明代《丹溪心法·卷三·六郁五十二》。

【组成】苍术、香附、川芎、神曲、栀子各等分。

【用法】上药共为细末，水泛为丸，如绿豆大（原书未著用法用量）。

【功效】行气解郁。

【主治】六郁证，即气、血、痰、火、湿、食诸郁所致，症见胸膈痞闷、脘腹胀痛、嗳腐吞酸、恶心呕吐、饮食不消、舌质淡、苔白或白腻、脉弦细而滑。临床应用以胸膈痞闷，脘腹胀痛，饮食不消等为辨证要点。

【方解】越鞠丸为理气剂、行气剂，功能行气解郁，是主治气血痰火湿食“六郁”的代表方。临床应用以胸膈痞闷，脘腹胀痛，饮食不消等为辨证要点。常用于胃肠神经症，胃肠功能紊乱，胃及十二指肠溃疡，慢性胃炎，胆囊炎，肋间神经痛，梅核气，痛经等症。

本方证虽名六郁，当以气郁为主，因肝脾郁滞所致。人体以气为本，气和则运行不息，上下不失其度。若喜怒无常，忧思无度，饮食失节，寒温失调，皆可导致气机失常而致病变。气机郁结，气机不畅，则胸膈痞闷胀痛；气郁日久势必及血，而致血郁，则胁腹刺痛而有定处；郁久化火，则病火郁，则吞酸嘈杂；肝郁乘脾，运化失司，脾不胜湿则湿郁；湿聚生痰则痰郁，嗳气呕恶；水谷不运，则饮食不消为食郁。气、血、火郁责之于肝，湿、痰、食郁责之于脾，由此可见，六郁之病主要在肝脾郁滞，尤以气郁为主。治疗当从行气解郁入手，适当兼顾其他。

本方以香附为君，香附辛香入肝，功在行气解郁，治疗胸腹痞满胀痛。川芎辛温入肝胆，可行气活血，既能加强主药行气解郁之功，又可治血郁以疗胸膈刺痛。苍术辛苦性温，可燥湿健脾，气味芳香可以悦脾化湿，芳香亦可行气，用以治湿郁脘闷纳呆。配栀子苦寒清热，治疗火郁，以除呕吐吞酸。神曲味甘性温入脾胃，可消食和胃以治食郁，消化不良。诸药配合，共成行气解郁之良方，使气行则血活，气行则湿化，湿化则脾能健运，脾运则痰湿自化，火郁亦可消散。

所以本方五药而能统治六郁，贵在治病求本；诸法并举，重在调理气机。方中虽无治痰专药，盖诸郁皆可生痰，尤为气郁、湿郁有关，诸郁得解，则痰郁自消。丹溪立方原义“凡郁皆在中焦”，重在调理中焦而升降气机。然临证难得六郁并见，宜“得古人之意而不泥古人之方”，应视何郁为主而调整其君药并加味运用，使方证相符，切中病机。

【类方的同中辨异】丹溪越鞠丸是临床常用方，但同名异方者甚多，适应病证亦有异，其类方介绍如下。

1. 完全同名者

（1）越鞠丸（《玉机微义》卷十二）：由苍术、白芷、川芎组成，三味等分为丸。较丹溪越鞠丸少神曲、栀子、香附，多白芷一味。此方主治湿郁证。按此方以苍术苦温燥湿健脾，白芷芳香散湿，川芎调气化湿，故可治湿郁之证。临床对风湿外感，头重痛如裹，鼻塞流涕，苔腻者有一定效验。

（2）越鞠丸（《玉机微义》卷十七）：由桃仁、红花、川芎、香附、青黛各等分组成。服药方法：上为末，糊丸每四五十丸食煎服。较丹溪越鞠丸少栀子、苍术、神曲，多桃仁、红花、青黛。原书主治血郁症。按此方以桃红、川芎活血祛瘀，香附疏理气机，取气血相互关联，气行血行之义，配伍青黛者，是因郁则必热，取此以清郁热之用。临床可用于气血郁滞之慢性肝炎、早期肝硬化肋软骨炎等。

（3）越鞠丸（《口齿类要》）：由苍术（炒）、神曲（炒）、香附子、山楂、山栀（炒）、川芎、麦芽（炒）各等分组成。服药方法：上为末，水调神曲糊丸，桐子大，每服五七十丸，滚汤下。主治六郁牙齿痛，口疮，或胸满吐酸，饮食少思。此即丹溪越鞠丸加山楂、麦芽而成，山楂性温善消油腻肉食，麦芽性平有消米面食积又有健胃的功效，其消食化滞之功略胜，可用于气郁食滞病证。齿痛、口疮乃郁滞化热之象，临证可酌加黄连等清热药或加重山栀子之量。

（4）越鞠丸（《寿世保元》卷三）：海石（研，水飞）三两，胆星一两，瓜蒌仁三两，山栀子（炒黑）三两，青黛（水飞过）八分，香附（童便浸）二两，川芎二两，苍术（米泔水浸透，搓去黑皮，切片炒）二两。服药方法：上为细末，汤泡蒸饼为丸，如绿豆大。每服一百丸，临卧白汤送下。此方主治嘈杂，痰水，如阻食于膈。此即丹溪越鞠方去神曲加浮海石、胆南星、瓜蒌、青黛而成，青黛清热解毒，胆南星、瓜蒌清热涤痰，其清化痰热之功较原方显著，故对肝郁化火犯胃且痰湿中阻之吞酸嘈杂、胸脘不舒，以及痰热壅肺、咳嗽痰黄、胸胁疼痛、脉弦、舌红苔黄腻之证较为适宜。

（5）越鞠丸（《女科切要》卷二）：由香附、山栀、半夏、神曲、川芎、郁金、胆草组成（原书未著用法用量）。主治妇女思想无穷，所欲不遂，带脉不约之白淫。此即朱氏方去苍术加半夏、郁金、龙胆，其中半夏祛湿化痰，郁金疏肝行气，龙胆清热泻火解毒。当是其衍化方，性质相近。其行气解郁，清化湿热之力较强，故对肝经气滞，湿热下注之白淫带下有效。但对丹溪越鞠丸证火郁明显者，亦可借用。

2. 方名不尽相同者

（1）越鞠二陈丸（《寿世保元》卷二）：由苍术（米泔浸）、山栀子（炒黑）、川芎、神曲（炒）、香附（童便炒）、山楂肉、陈皮、半夏（汤泡，姜汁炒）、白茯苓（去皮）、海石、南星、天花粉各二两，枳壳（去瓤，麸炒）一两半，甘草（炙）半两组成。服药方法：水煎服。主治气湿痰热血食六郁。此即丹溪方合二陈汤加山楂、浮海石、天南星、天花粉、枳壳，其化痰消食、行气解郁、宽脾快膈之功胜于丹溪方，六郁而以痰郁为主者用此方较为适宜。

（2）越鞠汤（《易氏医案》）：香附（醋炒）一钱，苏梗六分，连翘六分，苍术八分，神曲一钱，甘草三分，桔梗四分，黄芩八分，枳壳五分，山栀六分，川芎六分。服药方法：水煎服。主治气秘。二便皆秘，脉两寸沉伏有力，两关洪缓无力，两尺不见。本方较丹溪越鞠丸加紫苏梗、连翘、甘草、桔梗、黄芩、枳壳。故可见此方着重理气清热，对气郁化火，手阳明腑气不通，足太阳气化不利均可应用。方用香附之辛，以快滞气；紫苏梗通表里之窍；连翘香辛升上，以散六经之郁火；苍术、神曲健脾导气，散中达于四肢；炙甘草以和中；少加桔梗引黄芩、枳壳，荡涤大肠之积；山栀子去三焦屈曲之火而利小肠；川芎畅达肝木，使上窍一通，则下窍随开，里气一顺，则表气自畅，周身汗出，二便利，一通百通。

（3）越鞠逍遥加味丸（《慈禧光绪医方选议》）：由当归四钱，白芍（炒）三钱，川芎一钱五分，醋柴一钱五分，香附（炙）三钱，苍术（炒）三钱，炒栀三钱，焦曲三钱，橘红二钱，半夏（炙）三钱，云苓四钱，黄连一钱五分，桑皮（炙）三钱，骨皮三钱，川贝四钱，生草一钱五分组成。服药方法：共研极细面，炼蜜为丸，如绿豆大，朱砂为衣，每服三钱，白开水送下。主治忧思气怒，饮食不调，损伤肝脾。此即丹溪方合逍遥散加橘红、半夏、黄连、桑皮、地骨皮、川贝母，有解郁和肝、理肺健脾、顺气化痰、清热止咳等效，故宜于肝脾不和，抑郁少食，兼有肺热咳痰者。

【结语】越鞠丸类方是以朱丹溪所创越鞠丸为基础，针对“六郁”（气、血、痰、火、湿、食）的不同侧重或兼夹证候进行化裁的方剂。

气郁：香附（童便浸）、苍术（米泔浸）、川芎；湿郁：白芷、苍术、川芎、茯苓；痰郁：海石、香附、南星（姜制）、瓜蒌（一本无南星、瓜蒌，有苍术、川芎、栀子）；热郁：山栀（炒）、青黛、香附、苍术、川芎；血郁：桃仁（去皮）、红花、青黛、川芎、香附；食郁：苍术、香附、山楂、神曲（炒）、针砂（醋炒七次，研极细）；春加芎，夏加苦参，秋冬加吴茱萸。

六郁以气郁为先导，郁滞中焦，升降失常，多郁并存，诊断需辨明主次。越鞠丸类方运用需结合体质、病程及兼夹病机，灵活化裁，以“疏其血气，令其调达”。

《丹溪心法·卷三·六郁五十二》：“气血冲和，万病不生，一有怫郁，诸病生焉。故人身诸病，多生于郁。”

苍术、川芎，总解诸郁，随证加入诸药。凡郁皆在中焦，以苍术、川芎开提其气以升之，假如食在气上，提其气则食自降矣，余皆仿此。

戴云：“郁者，结聚而不得发越也。当升者不得升，当降者不得降，当变化者不得变化也，此为传化失常，六郁之病见矣。气郁者，胸胁痛，脉沉涩；湿郁者，周身走痛，或关节痛，遇阴寒则发，脉沉细；痰郁者，动则喘，寸口脉沉滑；热郁者，瞀闷，小便赤，脉沉数；血郁者，四肢无力，能食便红，脉沉；食郁者，嗳酸，腹饱不能食，人迎脉平和，气口脉紧盛者是也。”

四十五、达原饮类方辨证

【**提要**】达原饮类方方证，病位、病性的共性是邪伏膜原。达原饮类方辨证包括了对寒甚热微之湿热证，阳明湿浊之湿疟、疫疟，瘅疟，温疟热多寒少，温热、湿浊内蕴三焦所致的病毒感染性疾病的治疗方法，体现了以槟榔、厚朴、草果辛开苦降、辟秽化浊为中心，随证加减变化的用药法度。

【**主方**】达原饮，出自明代医家吴又可《温疫论》。

【**组成**】槟榔、厚朴、草果仁、知母、芍药、黄芩、甘草。

【**主治**】邪伏膜原证。

【**方解**】达原饮是治疗瘟疫初起、邪伏膜原要方。吴又可《温疫论》解释达原饮：“槟榔能消能磨，除伏邪，为疏利之药，又除岭南瘴气；厚朴破戾气所结；草果辛烈气雄，除伏邪盘踞。三味协力，直达其巢穴，使邪气溃败，速离膜原，是以为达原也。热伤津液，加知母以滋阴；热伤营气，加白芍以和血；黄芩清燥热之余；甘草为和中之用。以后四味，乃调和之剂，如渴与饮，非拔病之药也。”

以槟榔、厚朴、草果为君臣，其余药物佐使而已。“三味协力，直达其巢穴（即膜原）”，使“邪气溃败”，此邪气即秽湿浊气。从以上三味主药的性味功效看，草果辛热，能散寒、燥湿、温脾、截疟；厚朴苦辛温，行气化湿，温中止痛；槟榔苦辛温，能下气、通便、利水、消肿、消积、杀虫，其共性温热，湿得温而化。辛能开能行，以宣湿；苦能燥湿，降以利湿；辛开苦降舒畅气机以化中焦之湿，故使秽湿浊气得以消散，湿消热自除矣。再者，达原饮的服法“午后温服”，也可佐证为除湿邪所用。

“膜原”一词最早见于《黄帝内经》，提出了“膜原”的部位是脏腑空隙、腹腔肉理之间成片联络薄筋等，可理解为全身上下之筋膜、空隙之处，包括了胸膜、膈膜、腹膜、脑膜等，它们处于体表和脏腑、器官之间，呈纵横交错之状，给吴又可确立湿热疫初起的证候名称以极大启示。吴又可认为温疫与伤寒虽都为热病，但“感受有霄壤之隔”，疫乃“邪从口鼻而入，则其所客，内不在脏腑，外不在经络，舍于夹脊之内，去表不远，附近于胃，乃表里之分界，即《针经》所谓横连膜原是也。……凡邪在经为表，在胃为里，今邪在膜原者，正当经胃交关之所，故为半表半里”“瘟疫初起，先憎寒而后发热，日后但热而无憎寒也……昼夜发热，日晡益甚，头疼身痛”“所有之汗，止得卫气渐通，热亦暂减，逾时复热”。

以上所言温疫初起所具有的寒热往来，甚则憎寒发热；日晡益甚；汗出热减，逾时复热的特点，与清代叶天士、吴鞠通关于湿温病、暑湿病、伏暑病中很多证候发热特点的描述类似，而“经胃交关之所，故为半表半里”亦与薛己“膜原为阳明之半表半里”的说法如同出一辙。

综合《温疫论》所述，吴又可的邪在膜原，即湿热疫初起，其证候表现应为：先憎寒而后发热，日后但热无寒；发热日晡益甚，伴头疼身痛；可有汗出，热随汗减但逾时复热；苔白，轻者薄，重者厚如积粉，满布无隙。

【类方的同中辨异】

1. 薛氏宣透膜原方

本方出自清代薛己《湿热病篇》，在原方的基础上去黄芩、知母、芍药，加入柴胡、藿香、苍术、半夏、菖蒲、六一散，适用于湿热证寒甚热微之型，主治暑热内伏，秋凉外束，营卫气争，寒热如疟之证。“暑热内伏，秋凉外束”乃为发于秋后之伏暑病，症见初起寒热如疟，并常伴肢体及头部的困重疼痛。薛氏在《湿热病篇》中说“膜原者，外通肌肉，内近胃腑”，指出了膜原之地与胃腑相近；又言膜原是“一身之半表半里”和“阳明之半表半里”，仍是从胃主肌肉的角度出发的。胃气又主降，阳明以降为顺，故邪在膜原，既有湿困肌腠表现，又有胃气失降不能传输水谷与湿浊表现。此后一些医家把呕逆胀满、大便难通、舌苔垢腻加入到膜原证候中，就是重视了膜原证与胃气失降间的关系。

2. 柴胡达原饮

本方出自清代俞根初《通俗伤寒论》，方中疏利药多，除草果、槟榔、厚朴之外，尚有柴胡、枳壳、青皮、桔梗、荷梗等理气消积药，主治往来寒热，胸胁痞满，腹胀不思食，口干不思饮，大便秘，小便赤涩。薛已说湿热病“多阳明太阴受病……今以火湿所合之邪，故人身阳气旺即随火化而归阳明，阳气虚即随湿化而归太阴”。在脾胃的关系中，脾为阴土，胃为阳土；阳明多气多血，又为三阳之枢。向来在湿热病中只重视邪气对脾气的影响，而将邪气对胃气的影响放在次要位置，俞氏柴胡达原饮主治症中的胸胁痞满，腹胀不思食，大便秘则既有脾气的失健运，又有胃气的失和降；雷氏方主治证中的呕逆胀满一症，也突出了湿热病偏归于阳明的一面。俞、雷二氏所论，对于我们理解湿热在膜原的病机并进而确定其主症是有帮助的。达原饮及其类方中的草果、槟榔、厚朴疏利透达，磨坚消积，正体现了降胃浊的主旨。

3. 松峰达原饮

清代刘松峰在《松峰说疫》里也介绍了达原饮，是在原方基础上去知母、黄芩，加了黄柏、栀子、茯苓，可能当时湿热更甚，容易侵袭下焦，所以用黄柏、栀子、茯苓燥湿、利湿。这个方子被后世称为“松峰达原饮”，偏走下焦。

4. 雷氏宣透膜原法

出自清代雷少逸《时病论》，若湿疟、疫疟寒甚热微，脉缓钝而不弦，身痛有汗，手足沉重，呕逆胀满，宜疏利透达膜原湿浊，故去知母、芍药加藿香、半夏、生姜等温燥之品。较之薛氏方，保留了达原饮中的黄芩，其主治证中的身痛有汗、手足沉重、呕逆胀满等体现了阳明湿浊重、失于传输的病机。而湿邪一旦化燥则易入阳明而成燥热证，黄芩则有制约在先之用。同理，吴又可达原饮中的黄芩、芍药、知母亦为制热、护阴而设。

5. 新定达原饮

《广温热论》中戴天章引樊开周验方新定达原饮，是在达原饮的基础上面去掉了芍药，加入枳壳、桔梗、焦山栀、淡豆豉、鲜荷叶包六一散，再用芦根 60 克、北细辛 1 克煎汤代水，主治温疟热多寒少之症。体现宣透膜原之法，用治温疟，热多寒少，甚至昏愦，秽气触人，宣发和渗利作用有所增强。方中配伍 1 克细辛，其实是防止寒凉药物太多而致凉遏，1 克细辛相当于是反佐用法。新定达原饮，在临床上主要针对温疟，热多寒少之证，它的条达气机、清热利湿作用比达原饮更好。

6. 抗戾散

本方是现代医家在深入研究膜原湿热证实质基础上创制的一张达原类方，它在达原饮基本药味上加入蝉蜕、僵蚕、姜黄、大黄四药升清降浊，保留黄芩、知母清解阳明郁热而护阴，体现了中焦湿热证治以清降阳明为主的思想。本方在临床上用于多种病毒感染性疾病，温热、湿浊内蕴三焦，见身壮热，头痛身痛，胸膈烦满，口苦而黏，二便不畅，舌红苔腻，脉弦数，而蝉蜕、僵蚕、姜黄、大黄正是杨栗山升降散的组成，加重了达原饮方降胃浊解郁热的分量。

【结语】达原饮类方治疗湿邪内伏膜原证。主方与类方的加减衍变，有如下规律：皆去达原饮之补营血的阴柔之药，加重除湿之品，或芳化，或燥湿，或利湿，或宣上，或畅中，或渗下。

四十六、清燥救肺汤类方辨证

【提要】清燥救肺汤类方方证，病位、病性的共性是温燥伤肺、卫气同病、气阴两伤。清燥救肺汤类方辨证包括了对肺燥变生诸证，外感温燥、燥伤肺胃、气阴两伤之病证，伤寒、火逆上气、咽喉不利、温热、暑热、久咳肺虚、外感燥火伤肺、肺燥肠燥致小便不利、肺燥伤气、秋燥、风温、温热、温疫、温毒、冬温、白喉等病耗气伤阴证的辛凉清燥、甘益胃气、润补救肺治法；体现了以桑叶、石膏清燥护津，人参、麦冬、甘草气阴双补为中心，随证加减变化的用药法度。

【主方】清燥救肺汤，出自清代喻嘉言所著《医门法律》。

【组成】桑叶（经霜者得金气而柔润不凋、取之为君、去枝梗、净叶）三钱，石膏（煅、禀清肃之气极清肺热）二钱五分，甘草（和胃生金）一钱，人参（生胃之津、养肺之气）七分，胡麻仁（炒、研）一钱，真阿胶八分，麦门冬（去心）一钱二分，杏仁（炮、去皮尖、炒黄）七分，枇杷叶（刷去毛、蜜涂炙黄）一片。

【用法】水一碗，煎六分，频频二三次滚热服。痰多加贝母、瓜蒌；血枯加生地黄；热甚加犀角、羚羊角，或加牛黄。

吴鞠通谓：石膏不用煅，麦冬不去心、用二钱，杏仁捣成泥，炙枇杷叶用六分。

编者注：上方用量为一次服用的剂量。每次用一碗水煎煮到十分之六后，趁热频频温服，一日要用到二三次的剂量。

【功效】辛凉清燥，甘益胃气，润补救肺。

【主治】肺燥变生诸证（温燥伤肺重症、宗气不足）。主要证候是气喘息微、呕吐哕逆、神志萎靡，舌干少苔，脉虚数；或身热头痛，干咳无痰，咽喉干燥，鼻燥，胸满胁痛，心烦口渴。

《医门法律》："治诸气膹郁，诸痿喘呕。""诸气膹郁之属于肺者，属于肺之燥也……诸痿喘呕之属于上者，亦属于肺之燥也。"

《温病条辨·卷一·上焦篇·秋燥》："诸气膹郁，诸痿喘呕之因于燥者，喻氏清燥救肺汤主之"。

【方解】清代吴鞠通撰《温病条辨·卷一·上焦篇·补秋燥胜气论》："《天元纪》《气交变》《五运行》《五常政》《六微旨》诸篇，平列六气，燥气之为病，与诸气同，何尝燥不为病哉！《经》云：风为百病之长。按风属木，主仁。《大易》曰：元者善之长也，得生生之机，开生化之源，尚且为病多端，况金为杀厉之气。欧阳氏曰：商者伤也，主义主收，主刑主杀。其伤人也，最速而暴，竟有不终日而死者。瑭目击神伤，故再三致意云。"

清燥救肺汤是辛凉甘润法治疗温燥重证、气阴两伤、肺燥变生诸证之代表方，可视为麻黄杏仁甘草石膏汤（以桑叶代麻黄、加枇杷叶）与炙甘草汤（去生姜、桂枝、生地黄、大枣、清酒）合方化裁而成。吴鞠通《温病条辨·卷一·上焦篇·补秋燥胜气论》认为清燥救肺汤出自张仲景的复脉汤："盖喻氏之清燥救肺汤，即《伤寒论》中后半截复脉汤也。"

本方适应证是外感温燥、伤及气阴，肺燥变生宗气不足诸证。可见于秋冬季呼吸道感染合并心肌炎、心肌损伤、心肌酶谱异常以及暴发性心肌炎等病症。

方中重用甘寒之桑叶为君，轻清宣泄肺中燥热，并可止咳。以石膏、麦冬为臣，一则清肺经之热，二则调肺经之燥，如此配合，宣中有清，清中有润。石膏虽质重、沉寒，而量少则不碍桑叶清宣之性。二者相合，主在清宣燥热，有以宣为清之妙。麦冬虽滋腻，亦无妨桑叶宣散燥热之功。杏仁、枇杷叶利肺气，使肺气肃降有权，即《素问·脏气法时论》所云："肺苦气上逆，急食苦以泄之。"阿胶、胡麻仁润肺养阴，使肺得濡润之性。人参、甘草益胃和中，补土生金，胃气旺而金水生，体现了"培土生金"之法，使肺气旺而宗气足，符合《难经》所云"损其肺者益其气"。甘草调和诸药，兼能复脉，为使药。诸药相合，使燥邪得宣，肺热得清，气阴得复，宗气充足，而奏救肺之功，故名清燥救肺汤。

【类方的同中辨异】

1. 竹叶石膏汤

本方出自《伤寒论·辨阴阳易差后劳复病脉证并治第十四》："伤寒解后，虚羸少气，气逆欲吐，竹叶石膏汤主之。"

竹叶二把，石膏一斤，半夏半升（洗），麦门冬一升（去心），人参二两，甘草二两（炙），粳米半斤。上七味，以水一斗，煮取六升，去滓，内粳米，煮米熟，汤成去米，温服一升，日三服。主治伤寒、温病、暑病余热未清，气阴两伤证。

《医宗金鉴》："是方也，即白虎汤去知母，加人参、麦冬、半夏、竹叶也。以大寒之剂，易为清补之方。"

竹叶石膏汤中辛寒之石膏用量多达一斤，与白虎汤、白虎加人参汤中石膏量等同，重在清热。佐以甘寒之竹叶，助石膏清气分之邪热；半夏降逆和胃止呕，其性虽温，但与清热生津药配伍使用，可消除其温燥之性，使降逆止呕的功效增强，使人参、麦冬补而不滞，使石膏清而不寒。共奏清热生津，益气和胃之功。

竹叶石膏汤与清燥救肺汤均有石膏，人参，麦冬，甘草。盖竹叶石膏汤证与清燥救肺汤证同属气阴两虚，故均以人参、麦冬、甘草补气养阴生津，石膏清热生津。

2. 麦门冬汤

本方出自张仲景《金匮要略·肺痿肺痈咳嗽上气病脉证并治篇》：麦门冬七升，半夏一升，人参三两，甘草二两，粳米三合，大枣十二枚。上六味，以水一斗，煮取六升，温服一升，日三夜一服。

《金匮要略·肺痿肺痈咳嗽上气病脉证并治篇》："火逆上气，咽喉不利，止逆下气者，麦门冬汤主之。"《金匮玉函经·伤寒差后病篇》："病后劳复发热者，麦门冬汤主之。"

麦门冬汤与清燥救肺汤均具有润肺止咳之功，用于肺阴亏虚所致的干咳，咳痰不爽，咽干舌燥等病症。然麦门冬汤证为肺胃阴虚，气火上逆，重在滋阴润肺，培土生金，兼以降气化痰，主治虚热肺痿证。

3. 生脉散

张元素撰《医学启源》生脉散由人参、麦冬、五味子三味药组成。治温热、暑热，耗气伤阴及久咳肺虚、气阴两虚之证。

《血证论》："人参生肺津，麦门冬清肺火，五味敛肺气，合之甘酸化阴，以清润肺金，是清燥救肺汤之先声。"

4. 清燥救肺汤

明代秦昌遇撰、清代秦三桢补辑的《症因脉治》卷二清燥救肺汤，组成为桑叶、石膏、甘草、人参、桑白皮、麦冬、杏仁、枇杷叶、知母、地骨皮。原书中没有记录药物的剂量，但药物组成与喻氏方相近，无阿胶，增加了清泄肺热的药物如桑白皮、地骨皮，且增加了苦寒之知母上清肺润肺、中泻胃生津。清燥润肺。主治外感燥火伤肺，主要证候为身发寒热，喘促气逆，咳嗽不止，咳痰带血，甚则引动胃气，呕吐痰涎，脉躁疾。

5. **清燥汤**

秦之桢编撰《伤寒大白》，其称此方为“清燥汤”，并提出方中麻仁除滋肾外，还可泻热通便，用于治疗肺燥肠燥所致的小便不利。方中石膏与杏仁同用以清肺火，佐以阿胶、麦冬润肺燥；火伤气弱，益以人参、甘草；肺燥大肠亦燥，佐以火麻仁，则下焦火泄，小便自利。肺主宣发肃降，肺主通调水道，上输皮毛，下输于膀胱。火热伤肺，宣发肃降失常，水液不能正常输布，则小便不利，治以清上泄下。肺为水之上源，上源清，则下源自清，也是异病同治的体现。

6. **清燥救肺汤**

沈金鳌撰《杂病源流犀烛》卷十七清燥救肺汤，此汤的组成为：桔梗、黄芩、麦冬、天花粉、桑白皮、生地黄。原方中药物也没有写明剂量，沈氏言其主治肺燥伤气，为治燥病十九方中治疗伤气之方。从原方的方药组成来看，虽言治疗肺燥伤气，但几乎无益气药物，却配伍了多味滋阴清热生津之品，如麦冬、天花粉、生地黄等药物；黄芩、桑白皮清泻肺热、降肺气；桔梗宣通肺气，与桑皮一降一升，共调肺之气机。

7. **桑杏汤**

《温病条辨·卷一·上焦篇·秋燥》：“秋感燥气，右脉数大，伤手太阴气分者，桑杏汤主之。

前人有云：六气之中，惟燥不为病，似不尽然。盖以《内经》少秋感于燥一条，故有此议耳。如阳明司天之年，岂无燥金之病乎？大抵春秋二令，气候较夏冬之偏寒偏热为平和，其由于冬夏之伏气为病者多，其由于本气自病者少，其由于伏气而病者重，本气自病者轻耳。其由于本气自病之燥证，初起必在肺卫，故以桑杏汤清气分之燥也。”

桑杏汤方（辛凉法）：桑叶一钱，杏仁一钱五分，沙参二钱，象贝一钱，香豉一钱，栀皮一钱，梨皮一钱。

水二杯，煮取一杯，顿服之，重者再作服（轻药不得重用，重用必过病所。再，一次煮成三杯，其二三次之气味必变，药之气味俱轻故也）。

桑杏汤方中杏仁与桑叶为君，配伍清热润燥、止咳生津之品，所谓辛凉甘润法，意在轻宣温燥，凉润肺金，可使燥热清而津液复，诸症自除。

桑杏汤与主方清燥救肺汤同治温燥伤肺、卫气同病、邪实正虚之证。但邪气有深浅，病证有轻重。桑杏汤以辛凉清气分之燥为法，轻宣解表之力偏大，润肺降气之力偏小，且无补肺救肺之力，适用于温燥邪伤肺气、肺津受灼之轻证；而清燥救肺汤是治疗温燥伤肺兼具伤津耗气、气阴两伤之重证。

8. 沙参麦冬汤

《温病条辨·卷一·上焦篇·秋燥》："燥伤肺胃阴分，或热或咳者，沙参麦冬汤主之。"此条较上二条，则病深一层矣，故以甘寒救其津液。

沙参麦冬汤（甘寒法）：沙参三钱，玉竹二钱，生甘草一钱，冬桑叶一钱五分，麦冬三钱，生扁豆一钱五分，花粉一钱五分。

水五杯，煮取二杯，日再服。久热久咳者，加地骨皮三钱。

沙参麦冬汤适用于肺胃阴伤，燥邪偏重者。沙参麦冬汤与主方清燥救肺汤组成中均有桑叶、麦冬、甘草。沙参麦冬汤证以燥伤肺胃阴津为主，配伍玉竹、沙参，润燥养胃之力大，补气之力小；清燥救肺汤证以燥热伤肺，气阴两伤为主，配伍石膏、人参，则清热、补气、降逆力大，生津润燥之力弱。

9. 加减复脉汤

《温病条辨·卷三·下焦篇》："风温、温热、温疫、温毒、冬温，邪在阳明久羁，或已下，或未下，身热面赤，口干舌燥，甚则齿黑唇裂，脉沉实者，仍可下之；脉虚大，手足心热甚于手足背者，加减复脉汤主之。"

加减复脉汤方（甘润存津法）：炙甘草六钱，干地黄六钱（按：地黄三种用法。生地者，鲜地黄未晒干者也，可入药煮用，可取汁用，其性甘凉，上中焦用以退热存津；干地黄者，乃生地晒干，已为丙火炼过，去其寒凉之性，《本草》称其甘平；熟地，制以酒与砂仁，九蒸九晒而成，是又以丙火、丁火合炼之也，故其性甘温。奈何今人悉以干地黄为生地，北人并不知世有生地，佥谓干地黄为生地，而曰寒凉，指鹿为马，不可不辨），生白芍六钱，麦冬（不去心）五钱，阿胶三钱，麻仁三钱（按：柯韵伯谓旧传麻仁者误，当系枣仁。彼从心悸动三字中看出传写之误，不为无见。今治温热，有取于麻仁甘益气，润去燥，故仍从麻仁）。

水八杯，煮取八分三杯，分三次服。剧者加甘草至一两，地黄、白芍八钱，麦冬七钱，日三夜一服。

吴鞠通在炙甘草汤的基础上去益气温阳之桂枝、生姜、大枣、人参、清酒，加养血敛阴之芍药，而创立加减复脉汤，重在滋阴养液，敛阴复脉。

10. 加减喻氏清燥救肺汤

陈葆善撰《白喉条辨》中记载："白喉病初起。头痛身寒热，右寸脉微数而涩，咽燥无痰，喉间发白，或咳或不咳，或痛或不痛，但介介如梗状，饮食如常。此手太阴肺经燥气本病。加减喻氏清燥救肺汤主之。"

加减喻氏清燥救肺汤：西洋参（宜入煎）、生石膏（杵碎布包）、大麦冬（去心开用）、生粉草（切片）、苦杏仁（去皮尖杵）、冬桑叶（生用）、枇杷叶（刷去毛生用露更佳）、金银花露（分冲）、金汁（宜取真者分冲），上共九味。不务定分两者，以病有轻重，宜临时斟酌也。如法用清水煎二沸，去渣冲入花露金汁，分二次温服，日再剂，甚则三。如平素痰湿重，或服药数剂后，觉胃中微有寒意，勿怪，当守服，惟量加入蒌贝枳橘半夏旋复等味。

【结语】肺为"娇脏"，乃清虚之体，喜清肃濡润而恶燥。其主气，司呼吸，外合皮毛，开窍于鼻，与天气直接相通，故六淫等外邪侵袭，均易犯肺，使肺失宣肃而致病。主方清燥救肺汤与类方之间的加减衍变，有如下规律：①痰多加贝母、瓜蒌、扁豆可润肺化痰渗湿。②痰热郁闭肺气，肺气不降者，加浙贝母、瓜蒌、半夏、黄芩、桑白皮等清热化痰。③血枯者，血虚也，加生地黄、白芍、五味子养血滋阴敛阴。④热势甚，出现高热、神昏谵语者，故加犀角、羚羊角或牛黄以凉血止血，镇惊安神。⑤热势甚有外邪时，可配伍金银花、竹叶、栀子、香豉；热象明显兼津伤时，可配伍知母、天花粉、地骨皮、粳米、梨皮清热兼以生津。⑥燥热重加沙参、西洋参、玉竹以益气养阴。

四十七、止嗽散类方辨证

【提要】止嗽散类方方证，病位、病性的共性是外邪侵袭，肺失宣肃，微寒微咳。程国彭认为：凡治咳嗽，贵在初起得法为善。若中寒入里而咳者，但温其中而咳自止。咳嗽之因，属风寒者十居其九，故初治必须发散，而又不可以过散。不散则邪不去，过散则肺气必虚，皆令缠绵难愈。本方以咳嗽咽痒、咯痰不爽，或微有恶风发热，舌苔薄白，脉浮缓为辨证要点。止嗽散类方辨证用于治疗咳嗽（外感及内伤）、伤寒兼症、哮喘等，体现了以紫菀、百部祛风化痰、润肺止咳为中心，随证加减变化的用药法度。

【主方】止嗽散[1]，出自程国彭《医学心悟·咳嗽》。

【组成】桔梗（炒）、荆芥、紫菀（蒸）、百部（蒸）、白前（蒸）各二斤，甘草（炒）十二两，陈皮（水洗去白）一斤。

【用法】共为末，每服三钱，开水调下，食后、临卧服。初感风寒，生姜汤调下。

【功效】祛风化痰，润肺止咳，兼以疏表宣肺。

【主治】治诸般咳嗽，微寒微咳。治伤寒兼症咳嗽[2]。“夫外感之喘，多出于肺……更有哮症与喘相似，呀呷不已，喘息有音，此表寒束其内热，致成斯疾……止嗽散亦佳。”[3]治疗外感咳嗽，咯痰不爽者[4]。风邪犯肺。症见咳嗽咽痒、微有恶风发热、舌苔薄白等症[5]。风邪犯肺证。咳嗽咽痒，咯痰不爽，或微有恶风发热，舌苔薄白，脉浮缓[6]。

【方解】风寒犯肺，肺气不宣，故咳嗽。风邪犯肺，肺失清肃，虽经发散，因解表不彻而其邪未尽，故仍咽痒喉痒咳嗽不止；此时外邪十去八九，故微有恶风发热。程国彭认为肺为娇脏，不耐寒热。微寒微咳之用药，当温润和平，解表散邪无攻击过当之虞，惟期中病而已，要慎用清凉酸涩之剂，否则易闭门留寇而生变，故制止嗽散。

方中紫菀、百部为君[6]。两药味苦，都入肺经杀虫祛风，性温而不热，润而不寒，紫菀苦温下气，止咳化痰，百部甘苦微温，润肺止咳。共奏祛风化痰，润肺止咳之功，对于新久咳嗽都能使用。桔梗、白前味辛平，亦入肺经。桔梗味苦辛而性平，善于开宣肺气止咳；白前辛苦微温，长于降气化痰除痰。两者协同，一宣一降，以复肺气之宣降，增强君药止咳化痰之力，共为臣药。外感咳嗽，咯痰不爽，是肺气不宜，所以用辛温芳香的荆芥祛风解表以除在表之余邪，同苦辛开肺的桔梗又能宣肺利咽、祛痰止咳；陈皮（水洗去白即薄橘红）苦辛性温，理气化湿而化痰止咳，防止产生痰阻气机更不利于肺气的宣降，二者共为佐药。甘草炙用为使，性温补气，缓急和中，调和诸药；甘草合桔梗、荆芥同用，能清利咽喉、又有宣肺止咳之功。

综观全方，药虽七味，量亦轻微，与“肺为娇脏、不耐寒热”相合，具有温而不燥，润而不腻，散寒不助热，解表不伤正的特点。诸药合用，重在祛风化痰，润肺止咳，兼以疏表宣肺，故取名止嗽散，是治疗外感咳嗽，咯痰不爽的平剂。对于新久咳嗽、咯痰不爽者，加减运用得宜，都可获效。正如《医学心悟》程国彭所云：“予制此药普送，只前七味，服者多效……本方温润和平，不寒不热，既无攻击过当之虞，大有启门驱贼之势。是以客邪易散，肺气安宁。”[1]

【类方的同中辨异】

程国彭用止嗽散治疗咳嗽[7]有多种加减变化。

1. 止嗽散主治外感咳嗽

外感之邪，首先犯肺，致肺失宣肃而咳嗽。外邪侵袭，初病在肺者，止嗽散主之。

风寒初起，头痛鼻塞，发热恶寒而咳嗽者，用止嗽散，加荆芥、防风、紫苏叶、生姜以散邪。既散而咳不止，专用本方，调和肺气，或兼用人参胡桃汤，以润之。

若暑气伤肺，口渴烦心溺赤者，其症最重，用止嗽散，加黄连、黄芩、天花粉以直折其火。还可加栀子[4]。

若湿气生痰，痰涎稠黏者，用止嗽散，加半夏、茯苓、桑白皮、生姜、大枣以祛其湿（燥湿化痰）[5]。

若燥火焚金，干咳无痰者，用止嗽散加瓜蒌、贝母、知母、柏子仁以润燥（清肺润燥[6]，止咳化痰）。

2. 止嗽散加减治肺咳不已、移病脏腑

然外感之邪，初病在肺；肺咳不已，则移于五脏；脏咳不已，则移于六腑。须按《黄帝内经》十二经见证而加减如法，则治无不痊。

肺主一身之气。久咳不愈，肺失宣肃日久，会影响五脏经络气血运行，出现脏腑所属经脉循行部位的病症；五脏经气不利，日久影响六腑之疏泄，出现六腑气机阻滞或气机下陷，治以在止嗽散宣利肺气，疏风止咳的基础上，对症治疗。

《素问·咳论》云："咳而喘息有音，甚则唾血者"，属肺脏，此即（肺咳）风寒咳血也，止嗽散加荆芥、紫苏、赤芍、丹参（解表理气，活血凉血）。

"咳而两胁痛，不能转侧"，属肝脏（肝咳），前方加柴胡、枳壳、赤芍（疏肝理气，清泻郁热）。

"咳而喉中如梗状，甚则咽肿喉痹"，属心脏（心咳），前方倍桔梗，加蒡子（清热解毒、利咽消肿）。

"咳而右胁痛，阴引肩背，甚则不可以动，动则咳剧"，属脾脏（脾咳），前方加葛根、秦艽、郁金（升阳解表，祛湿止痛，行气活血）。

"咳而腰背痛，甚则咳涎者"，属肾脏（肾咳），前方加附子（补肾壮阳）。

"咳而呕苦水者"，属胆腑（胆咳），前方加黄芩、半夏、生姜（清泻胆经郁热，和胃降逆止呕）。

"咳而失气者"，属小肠腑（小肠咳），前方加芍药（与止嗽散中炙甘草构成芍药甘草汤以行和营降逆、补气益阴、缓急止痛）。

"咳而呕，呕甚则长虫出"，属胃腑（胃咳），前方去甘草，加乌梅、川椒、干姜，有热佐之以黄连（合乌梅丸之意，温脏安蛔，清热燥湿）。

“咳而遗屎”，属大肠腑（大肠咳），前方加白术、赤石脂（健脾祛湿，涩肠止泻）。

“咳而遗溺”，属膀胱腑（膀胱咳），前方加茯苓、半夏（利尿止咳）。

《医学心悟》曰：“久咳不止，三焦受之，其证腹满不食，令人多涕唾，面目浮肿，气逆，以止嗽散合五味异功散并用。投之对症，其效如神。”

3. 止嗽散加减又以内伤论治咳嗽

咳嗽因外感兼有内伤者，止嗽散加减宜之。

若七情气结、郁火上冲者，用止嗽散加香附、贝母、柴胡、黑山栀子（疏肝散结，解郁清火）。

若肾经阴虚、水衰不能制火、内热、脉细数者，宜朝用地黄丸滋肾水，午用止嗽散去荆芥、加知母、贝母以开火郁，仍佐以葳蕤胡桃汤。

若客邪混合肺经、变生虚热者，更佐以团鱼丸（滋阴降火、化痰止咳）。

若病势深沉，变为虚损，或尸虫入肺，喉痒而咳者，更佐以月华丸（滋阴润肺）。

若内伤饮食、口干痞闷、五更咳甚者，乃食积之火，至此时流入肺经，用止嗽散，加连翘、山楂、麦芽、莱菔子（消食化滞，理气消胀）。

若脾气虚弱、饮食不思，此气弱也，用五味异功散加桔梗；若汗多食少，此脾虚也，用五味异功散加桔梗，补脾土以生肺金。

4. 哮症兼外感咳嗽

程国彭《医学心悟·虚劳》[8]：“咳嗽之原，多起于风寒。仲景云：咳而喘息有音，甚则吐血者，用麻黄汤。东垣师其意，改用人参麻黄芍药汤……余治外感咳嗽，用止嗽散加荆、防、苏梗以散之。散后肺虚，即用五味异功补脾土以生肺金。虚中挟邪，则用团鱼丸解之。虚损渐成，咳嗽不止，乃用紫菀散，月华丸，清而补之。此治虚咳之要诀也。”

“夫外感之喘，多出于肺……更有哮症与喘相似，呀呷不已，喘息有音，此表寒束其内热，致成斯疾，加味甘桔汤主之，止嗽散亦佳……止嗽散见伤寒咳嗽。”[9]

【结语】外感之邪，首先犯肺，致肺失宣肃而咳嗽。外邪侵袭，初病在肺者，止嗽散主之。①风寒初起咳嗽加荆芥、防风、紫苏叶、生姜以散邪。②若暑气伤肺加黄连、黄芩、天花粉、栀子以直折其火。③若湿气生痰加半夏、茯苓、桑白皮、生姜、大枣以祛湿化痰。④若燥咳无痰加瓜蒌、贝母、知母、柏子仁以润燥止咳。

肺咳不已，则移于五脏；脏咳不已，则移于六腑。须按《黄帝内经》十二经见证而用止嗽散加味或合方。肺咳，加荆芥、紫苏、赤芍、丹参；肝咳，加柴胡、枳壳、赤芍；心咳，倍桔梗，加牛蒡子，脾咳，加葛根、秦艽、郁金，肾咳，加附子；胆咳，加黄芩、半夏、生姜；小肠咳，加芍药；胃咳，去甘草，加乌梅、川椒、干姜，有热佐之以黄连；大肠咳，加白术、赤石脂；膀胱咳，加茯苓、半夏，三焦咳，以止嗽散合五味异功散并用。投之对症，其效如神。

咳嗽因外感兼有内伤者，止嗽散加减宜之。郁火上冲者，加香附、贝母、柴胡、黑山栀子；肾虚内热，脉细数者，宜朝用地黄丸滋肾水，午用止嗽散去荆芥、加知母、贝母以开火郁，佐以葳蕤胡桃汤；肺虚热者佐以团鱼丸；虚损，或尸虫入肺，喉痒而咳者，佐以月华丸；伤食痞闷，五更咳甚者，加连翘、山楂、麦芽、莱菔子；脾气虚弱，饮食不思、汗多食少者，用五味异功散加桔梗补脾土以生肺金。

哮病表寒束内热，止嗽散亦佳。

参考文献

[1] 程国彭．医学心悟［M］．2版．北京：人民卫生出版社，1982：118.

[2] 程国彭．医学心悟［M］．2版．北京：人民卫生出版社，1982：80.

[3] 程国彭．医学心悟［M］．2版．北京：人民卫生出版社，1982：119.

[4] 北京中医学院中药方剂教研组．汤头歌诀白话解［M］．2版．北京：人民卫生出版社，1978：164.

[5] 广州中医学院．方剂学［M］．上海：上海科学技术出版社，1979：191.

[6] 段富津．方剂学［M］．上海：上海科学技术出版社，1995：27.

[7] 程国彭．医学心悟［M］．2版．北京：人民卫生出版社，1982：116-117.

[8] 程国彭．医学心悟［M］．2 版．北京：人民卫生出版社，1982：109.
[9] 程国彭．医学心悟［M］．2 版．北京：人民卫生出版社，1982：119.

四十八、升降散类方辨证

【提要】升降散类方方证，病因为“杂气由口鼻入三焦，怫郁内炽，温病之所由来也”，病位病性属“温病杂气热郁三焦，表里阻碍，阴阳不通”，邪热充斥内外，阻滞气机，清阳不升，浊阴不降。治疗须“清热解郁，以疏利之”，清代杨栗山《伤寒瘟疫条辨》“发千古未发之秘”，在前人“内府仙方”“僵黄丸”“升降散”“小儿太极丸”“赔赈散”等经验方的基础上，重新确立了主方“升降散”的组成、用法，“取僵蚕、蝉蜕升阳中之清阳；姜黄、大黄降阴中之浊阴，一升一降，内外通和，而杂气之流毒顿消矣”，并随证加减，灵活运用，又创立了以“轻则清之”为法的八方、以“重则泻之”为法的六方，再加上治疗小儿温病的加味太极丸、治产后温病的三合汤，这就形成了升降散类方，体现了以“升清降浊、宣郁清热”的治疗大法和以“僵蚕、蝉蜕”为中心、随证加减变化的用药法度。

【主方】升降散，出自《伤寒瘟疫条辨》[1]。

【组成】白僵蚕（酒炒）二钱，全蝉蜕（去土）一钱，广姜黄（去皮）三分，川大黄（生）四钱。

【用法】称准，上为细末，合研匀。病轻者分四次服，每服重一钱八分二厘五毫，用黄酒一盅，蜂蜜五钱，调匀冷服，中病即止。病重者分三次服，每服重二钱四分三厘三毫，黄酒盅半，蜜七钱五分，调匀冷服。最重者，分二次服，每服重三钱六分五厘，黄酒二盅，蜜一两，调匀冷服。一时无黄酒，稀熬酒亦可，断不可用蒸酒。胎产亦不忌。炼蜜丸，名太极丸，服法同前，轻重分服，用蜜、酒调匀送下。

【功效】清解郁热，通便逐邪。

【主治】温病表里三焦大热，其证不可名状者，此方主之。

《伤寒瘟疫条辨·医方辨·升降散》有“如头痛眩运，胸膈胀闷，心腹疼痛，呕哕吐食者；如内烧作渴，上吐下泻，身不发热者；如憎寒壮热，一身骨节酸痛，饮水无度者；如四肢厥冷，身凉如冰，而气喷如火，烦躁不宁者；如身热如火，烦渴引饮，头面猝肿，其大如斗者；如咽喉肿痛，痰涎壅盛，滴水不能下咽者；如遍身红肿，发块如瘤者；如斑疹杂出，有似丹毒风疮者；如胸高胁起胀痛，呕如血汁者；如血从口鼻出，或目出，或牙缝出，毛孔出者；如血从大便出，甚如烂瓜肉，屋漏水者；如小便涩淋如血，滴点作疼不可忍者；如小便不通，大便火泻无度，腹痛肠鸣如雷者；如便清泻白，足重难移者；如肉瞤筋惕者；如舌卷囊缩者；如舌出寸许，绞扰不住，音声不出者；如谵语狂乱，不省人事，如醉如痴者；如头疼如破，腰痛如折，满面红肿，目不能开者；如热盛神昏，形如醉人，哭笑无常，目不能闭者；如手舞足蹈，见神见鬼，似风癫狂祟者；如误服发汗之药，变为亡阳之证，而发狂叫跳，或昏不识人者。”

《伤寒瘟疫条辨·温病是杂气非六气辨》言：“天地之杂气，种种不一……况杂气为病最多，然举世皆误认为六气……推察既已错认病原，未免误投他药。”《伤寒瘟疫条辨·医方辨·升降散》言：“外证不同，受邪则一。凡未曾服过他药者，无论十日、半月、一月，但服此散，无不辄效。”

【方解】杨栗山《伤寒瘟疫条辨·医方辨·升降散》按：“处方必有君、臣、佐、使，而又兼引导，此良工之大法也。是方以僵蚕为君，蝉蜕为臣，姜黄为佐，大黄为使，米酒为引，蜂蜜为导，六法俱备，而方乃成。

窃尝考诸本草，而知僵蚕味辛苦气薄，喜燥恶湿，得天地清化之气，轻浮而升阳中之阳，故能胜风除湿，清热解郁，从治膀胱相火，引清气上朝于口，散逆浊结滞之痰也。其性属火，兼土与木，老得金水之化，僵而不腐，温病火炎土燥，焚木烁金，得秋分之金气而自衰，故能辟一切怫郁之邪气。夫蚕必三眠三起，眠者，病也，合簿皆病而皆不食也；起者，愈也，合簿皆愈而皆能食也。用此而治合家之温病，所谓因其气相感，而以意使之者也，故为君。

夫蝉气寒无毒，味咸且甘，为清虚之品，出粪土之中，处极高之上，自甘风露而已。吸风得清阳之真气，所以能祛风而胜湿；饮露得太阴之精华，所以能涤热而解毒也。蜕者，退也，盖欲使人退去其痛，亦如蝉之脱然无恙也。亦所谓因其气相感，而以意使之者也，故为臣。

姜黄气味辛苦，大寒无毒，蛮人生啖，喜其祛邪伐恶，行气散郁，能入心脾二经，建功辟疫，故为佐。

大黄味苦，大寒无毒，上下通行。盖亢甚之阳，非此莫抑，苦能泻火，苦能补虚，一举而两得之。人但知建良将之大勋，而不知有良相之硕德也，故为使。

米酒性大热，味辛苦而甘。令饮冷酒，欲其行迟，传化以渐，上行头面，下达足膝，外周毛孔，内通脏腑经络，驱逐邪气，无处不到。如物在高巅，必奋飞冲举以取之。物在远方及深奥之处，更必迅奔探索以取之。且喜其和血养气，伐邪辟恶，仍是华佗旧法，亦屠苏之义也，故为引。

蜂蜜甘平无毒，其性大凉，主治丹毒斑疹，腹内留热，呕吐便秘，欲其清热润燥，而自散温毒也，故为导。

盖蚕食而不饮，有大便无小便，以清化而升阳；蝉饮而不食，有小便无大便，以清虚而散火。君明臣良，治化出焉。姜黄辟邪而靖疫，大黄定乱以致治，佐使同心，功绩建焉。酒引之使上行，蜜润之使下导，引导协力，远近通焉。补泻兼行，无偏胜之弊，寒热并用，得时中之宜。所谓天有覆物之功，人有代覆之能，其洵然哉。”

【溯源】可追溯至明万历十五年龚廷贤《万病回春·瘟疫》的内府仙方：“治肿项大头病、虾蟆瘟病。僵蚕二两，姜黄二钱半，蝉蜕二钱半，大黄四两，上共为细末，姜汁打糊为丸，重一钱一枚，大人服一丸，小儿半丸，蜜水调服，立愈。”

朝鲜许浚《东医宝鉴·杂病篇》“僵黄丸”：白僵蚕一两，大黄二两。上为末，生姜汁为丸，如弹子大，每服一丸，井水研下。主治大头病及喉闭。书中注明本方别名为内府仙方。

明代张鹤腾《伤暑全书》记载了历代名医治暑良方，其中升降散即为其一，用于“凡患瘟疫，未曾服他药，或一二日，或七八日，或至月余未愈者。”

明代吴又可《温疫论·小儿时疫》有小儿太极丸：“天竺黄五钱，胆星五钱，大黄三钱，麝香三分，冰片三分，僵蚕三钱。上为细末，端午日午时修合，糯米饭杵为丸，如芡实大，朱砂为衣。凡遇疫证，姜汤化下，一丸神效。”

清代雍正癸卯间，河南大饥，继以大疫，浙江山阴名医陈良佐将升降散随赈济的粮食一起发放，救治了大量瘟疫患者，故在《二分晰义》中将升降散改名为赔赈散。

清代杨栗山《伤寒瘟疫条辨·医方辨·升降散》：“盖取僵蚕、蝉蜕升阳中之清阳；姜黄、大黄降阴中之浊阴，一升一降，内外通和，而杂气之流毒顿消矣……可与河间双解散并驾齐驱耳。名曰升降，亦双解之别名也。”

从《万病回春》“内府仙方”→《东医宝鉴》“僵黄丸”→《伤暑全书》“升降散”→吴又可《温疫论·小儿时疫》小儿太极丸→《二分晰义》赔赈散→《伤寒瘟疫条辨》升降散，可见“僵蚕为君，蝉蜕为臣，姜黄为佐，大黄为使”有汤剂、丸剂、散剂等不同的剂型和方名，有酒引、蜜导、炼蜜、姜汁等不同的服法，治疗温病热疫，确有效验，救人无算，全活甚众。

【类方的同中辨异】

1. 小儿太极丸

《温疫论》：“今凡遇疫毒流行，大人可染，小儿岂独不染耶？但所受之邪则一，因其气血筋骨柔脆，故所现之证为异耳，务宜求邪以治，故用药与大人仿佛。凡五六岁以上者，药当减半，二三岁者往来者，四分之一可也。又肠胃柔脆，少有差误，为祸更速，临证尤宜加慎。”

小儿太极丸[2]：天竺黄五钱，胆星五钱，大黄三钱，麝香三分，冰片三分，僵蚕三钱。上为细末，端午日午时修合，糯火饭杵为丸，如芡实。朱砂为衣，凡遇疫证，姜汤化下，一丸神效。

治小儿时疫。

2. 加味太极丸

《伤寒瘟疫条辨》："凡杂气流行，大人小儿所受之邪则一，且治法药饵亦相仿，加味太极丸主之，升降散亦妙。四五岁以下者，药当减半，三二岁以下者，三分之一可也，临病之工，宜酌量焉。"

加味太极丸：小儿温病主方[3]。凡治温病方，皆可随证酌用。

白僵蚕二钱（酒炒），全蝉蜕（去土）一钱，广姜黄三分，川大黄四钱，天竺黄一钱，胆星一钱，冰片一分。

上七味，称准为细末，糯米浓汤和丸如芡实大。冷黄酒和蜜泡化一丸，冷服。薄荷熬酒亦可。本方去天竺黄、胆星、冰片，即升降散。炼蜜丸即太极丸是也。用之便而且嘉，看证消息治之。

治小儿温病。

3. 神解散

温病初觉，憎寒体重，壮热头痛，四肢无力，遍身酸痛，口苦咽干，胸腹满闷者，此方主之。

白僵蚕（酒炒）一钱，蝉蜕五个，神曲三钱，金银花二钱，生地二钱，木通、车前子（炒研）、黄芩（酒炒）、黄连、黄柏（盐水炒）、桔梗各一钱。水煎去渣，入冷黄酒半小杯，蜜三匙，和匀冷服。

此方之妙，不可殚述。温病初觉，但服此药，俱有奇验。外无表药而汗液流通，里无攻药而热毒自解，有斑疹者即现，而内邪悉除，此其所以为神解也。

4. 清化汤

温病壮热，憎寒体重，舌燥口干，上气喘吸，咽喉不利，头面猝肿，目不能开者，此方主之。

白僵蚕（酒炒）三钱，蝉蜕十个，金银花二钱，泽兰叶二钱，广皮八分，黄芩二钱，黄连、炒栀、连翘（去心）、龙胆草（酒炒）、玄参、桔梗各一钱，白附子（炮）、甘草各五分。

大便实，加酒大黄四钱。咽痛，加牛蒡子（炒研）一钱。头面不肿，去白附子。水煎去渣，入蜜、酒冷服。

其方名清化者，以清邪中于上焦而能化之，以散其毒也。芩、连、栀、翘清心肺之火，玄参、橘、甘清气分之火，胆草清肝胆之火而且沉阴下行以泻下焦之湿热，僵蚕、蝉蜕散肿消毒、定喘出音、能使清阳上升，银花清热解毒，泽兰行气消毒，白附散头面风毒，桔梗清咽利膈、为药之舟楫，蜜润脏腑，酒性大热而散，能引诸凉药至热处以行内外上下，亦火就燥之意也。其中君明臣良，而佐使同心，引导协力，自使诸证息平矣。

5. 芳香饮

温病多头痛身痛，心痛胁痛，呕吐黄痰，口流浊水，涎如红汁，腹如圆箕，手足搐搦，身发斑疹，头肿舌烂，咽喉痹塞等证，此虽怪怪奇奇，不可名状，皆因肺胃火毒不宣，郁而成之耳。治法急宜大清大泻之。但有气血损伤之人，遽用大寒大苦之剂，恐火转闭塞而不达，是害之也，此方主之。其名芳香者，以古人元旦汲清泉以饮芳香之药，重涤秽也。

玄参一两，白茯苓五钱，石膏五钱，蝉蜕（全）十二个，白僵蚕（酒炒）三钱，荆芥三钱，天花粉三钱，神曲（炒）三钱，苦参三钱，黄芩二钱，陈皮一钱，甘草一钱。

水煎去渣，入蜜、酒冷服。

6. 大清凉散

温病表里三焦大热，胸满胁痛，耳聋目赤，口鼻出血，唇干舌燥，口苦自汗，咽喉肿痛，谵语狂乱者，此方主之。

白僵蚕（酒炒）三钱，蝉蜕（全）十二个，全蝎（去毒）三个，当归、生地（酒洗）、金银花、泽兰各二钱，泽泻、木通、车前子（炒研）、黄连（姜汁炒）、黄芩、栀子（炒黑）、五味子、麦冬（去心）、龙胆草（酒炒）、丹皮、知母各一钱，甘草（生）五钱。

水煎去渣，入蜂蜜三匙，冷米酒半小杯，童便半小杯，和匀冷服。

“此方通泻三焦之热，其用童便者，恐不得病者小便也。《素问》曰轮回酒，《纲目》曰还元汤，非自己小便，何以谓之轮回，何以谓之还元乎？夫以己之热病，用己之小便，入口下咽，直达病所，引火从小水而降甚速也。此古人从治之大法。惜愚夫愚妇未曾晓也，甚且嘲而笑之，眼见呕血人，接自己小便饮一二碗立止，非其明效大验乎？！”

7. 小清凉散

温病壮热烦躁，头沉面赤，咽喉不利，或唇口颊腮肿者，此方主之。

白僵蚕（炒）三钱，蝉蜕十个，银花、泽兰、当归、生地各二钱，石膏五钱，黄连、黄芩、栀子（酒炒）、牡丹皮、紫草各一钱。

水煎去渣，入蜜、酒、童便冷服。

黄连清心火，亦清脾火；黄芩清肺火，亦清肝火；石膏清胃火，亦清肺火；栀子清三焦之火。紫草通窍和血，解毒消胀；银花清热解毒；泽兰行气消毒；当归和血；生地、丹皮凉血以养阴而退阳也。僵蚕、蝉蜕为清化之品，散肿消郁，清音定喘，使清升浊降，则热解而证自平矣。

8. 大复苏饮

温病表里大热，或误服温补和解药，以致神昏不语，形如醉人。或哭笑无常，或手舞足蹈，或谵语骂人，不省人事，目不能闭者，名越经证。及误服表药，而大汗不止者，名亡阳证。并此方主之。

白僵蚕三钱，蝉蜕十个，当归三钱，生地二钱，人参、茯神、麦冬、天麻、犀角（镑、磨汁入汤和服）、丹皮、栀子（炒黑）、黄连（酒炒）、黄芩（酒炒）、知母、甘草（生）各一钱，滑石二钱。

水煎去渣，入冷黄酒、蜜、犀角汁和匀冷服。

“陈来章曰：热入于心经，凉之以连、栀、犀角；心热移于小肠，泄之以滑石、甘草；心热上逼于肺，清之以芩、知、麦冬。然邪之越经而传于心，与夫汗多亡阳者，皆心神不足也，又入人参、茯神以补之。此即导赤泻心各半汤也。子谓应加明天麻（湿纸包、煨，切片、酒炒）使之熄风开窍，以定其搐；再加生地、当归、丹皮，和血凉血以养其阴；仍用僵蚕、蝉蜕以清化之品，涤疵疠之气，方为的确。”

9. 小复苏饮

温病大热，或误服发汗解肌药，以致谵语发狂，昏迷不醒，燥热便秘，或饱食而复者，并此方主之。

白僵蚕三钱，蝉蜕十个，神曲三钱，生地三钱，木通、车前子（炒）

各二钱，黄芩、黄柏、栀子（炒黑）、黄连、知母、桔梗、牡丹皮各一钱。

水煎去渣，入蜜三匙，黄酒半小杯，小便半小杯，和匀冷服。

10. 增损三黄石膏汤

温病主方。表里三焦大热，五心烦热，两目如火，鼻干面赤，舌黄唇焦，身如涂朱，燥渴引饮，神昏谵语，服之皆愈。

石膏八钱，白僵蚕（酒炒）三钱，蝉蜕十个，薄荷二钱，豆豉三钱，黄连、黄柏（盐水微炒）、黄芩、栀子、知母各二钱。

水煎去渣，入米酒、蜜冷服。腹胀疼或燥结加大黄。

寒能制热，故用白虎汤；苦能下热，故用解毒汤；佐以荷、豉、蚕、蝉之辛散升浮者，以温病热毒至深，表里俱实，扬之则越，降之则郁，郁则邪火犹存，兼之以发扬，则炎炎之势皆烬矣。此内外分消其势，犹兵之分击者也。热郁腠理，先见表证为尤宜。

11. 增损大柴胡汤

温病热郁腠理，以辛凉解散，不至还里而成可攻之证，此方主之。乃内外双解之剂也。

柴胡四钱，薄荷二钱，陈皮一钱，黄芩二钱，黄连一钱，黄柏一钱，栀子一钱，白芍一钱，枳实一钱，大黄二钱，广姜黄七分，白僵蚕（酒炒）三钱，全蝉蜕十个。呕加生姜二钱。

水煎去渣，入冷黄酒一两，蜜五钱，和匀冷服。

12. 增损双解散

温病主方。温毒流注，无所不至。上干则头痛目眩耳聋，下流则腰痛足肿，注于皮肤则斑疹疮疡，壅于肠胃则毒利脓血，伤于阳明则腮脸肿痛，结于太阴则腹满呕吐，结于少阴则喉痹咽痛，结于厥阴则舌卷囊缩。此方解散阴阳内外之毒，无所不至矣。

白僵蚕（酒炒）三钱，全蝉蜕十二枚，广姜黄七分，防风一钱，薄荷叶一钱，荆芥穗一钱，当归一钱，白芍一钱，黄连一钱，连翘（去心）一钱，栀子一钱，黄芩二钱，桔梗二钱，石膏六钱，滑石三钱，甘草一钱，大黄（酒浸）二钱，芒硝二钱。

水煎去渣，冲芒硝，入蜜三匙，黄酒半酒杯，和匀冷服。

“栗山曰：……河间以伤寒为杂病，温病为大病，特立双解散以两解温病表里之热毒，以发明温病与伤寒异治之秘奥，其见高出千古，深得长沙不传之秘……惟河间双解散解郁散结，清热导滞，可以救之，必要以双解为第一方……盖温病热郁，自里达表，亦宜解散，但以辛凉为妙。”

13. 加味凉膈散

温病主方。“栗山曰：余治温病，双解、凉膈愈者不计其数，若病大头、瓜瓤等温，危在旦夕，数年来以二方救活者，屈指以算，百十余人，真神方也，其共珍之。”

白僵蚕（酒炒）三钱，蝉蜕（全）十二枚，广姜黄七分，黄连二钱，黄芩二钱，栀子二钱，连翘（去心）、薄荷、大黄、芒硝各三钱，甘草一钱，竹叶三十片。

水煎去渣，冲芒硝，入蜜、酒冷服。若欲下之，量加硝、黄，胸中热加麦冬，心下痞加枳实，呕渴加石膏，小便赤数加滑石，满加枳实、厚朴。

连翘、荷、竹味薄而升浮，泻火于上；芩、连、栀、姜味苦而无气，泻火于中；大黄、芒硝味厚而咸寒，泻火于下；僵蚕、蝉蜕以清化之品，涤疵疠之气，以解温毒；用甘草者，取其性缓而和中也；加蜜、酒者，取其引上而导下也。

14. 加味六一顺气汤

温病主方，治同前证。少阴、厥阴病，口燥咽干，怕热消渴，谵语神昏，大便燥实，胸腹满硬，或热结旁流，绕脐疼痛，厥逆脉沉伏者。

白僵蚕（酒炒）三钱，蝉蜕十个，大黄（酒浸）四钱，芒硝二钱五分，柴胡三钱，黄连、黄芩、白芍、甘草（生）各一钱，厚朴一钱五分，枳实一钱。

水煎去渣，冲芒硝，入蜜、酒和匀冷服。

15. 增损普济消毒饮

“太和年，民多疫疠，初觉憎寒壮热体重，次传头面肿盛，目不能开，上喘，咽喉不利，口燥舌干，俗名大头瘟。东垣曰：半身以上天之阳也，邪气客于心肺，上攻头面而为肿耳。经谓‘清邪中于上焦’，即东垣之言益信矣。”

玄参三钱，黄连二钱，黄芩三钱，连翘（去心）、栀子（酒炒）、牛蒡子（炒研）、蓝根（如无，以青黛代之）、桔梗各二钱，陈皮、甘草（生）各一钱，全蝉蜕十二个，白僵蚕（酒炒）、大黄（酒浸）各三钱。水煎去渣，入蜜、酒、童便冷服。

芩、连泻心肺之热为君，玄参、陈皮、甘草泻火补气为臣，翘、栀、蒡、蓝、蚕、蝉散肿消毒定喘为佐，大黄荡热斩关、推陈致新为使，桔梗为舟楫，载药上浮，以开下行之路也。

16. 解毒承气汤

温病三焦大热，痞满燥实，谵语狂乱不识人，热结旁流，循衣摸床，舌卷囊缩，及瓜瓤、疙瘩温，上为痈脓，下血如豚肝等证，厥逆脉沉伏者，此方主之。加瓜蒌一个，半夏二钱，名陷胸承气汤，治胸满兼有上证者。

白僵蚕（酒炒）三钱，蝉蜕（全）十个，黄连一钱，黄芩一钱，黄柏一钱，栀子一钱，枳实（麸炒）二钱五分，厚朴（姜汁炒）五钱，大黄（酒洗）五钱，芒硝三钱（另入）。甚至痞满燥实坚结非常，大黄加至两余，芒硝加至五七钱始动者，又当知之。

按：此乃温病要药也。然非厥逆脉伏，大热大实，及热结旁流，舌卷囊缩，循衣摸床等证，见之真而守之定，不可轻投。予用此方，救坏证、危证、大证而愈者甚众。虚极加人参二钱五分，如无参用熟地黄一两、归身七钱、山药五钱，煎汤入前药煎服，亦累有奇验……加人参取阳生阴长，所谓无阳则阴无以生。加熟地等取血旺气亦不陷，所谓无阴则阳无以化，其理一也。

17. 三和汤

加减生化、小柴胡、小清凉三方而一之。治产后温病，大热神昏，四肢厥逆，谵语或不语等证。若发狂燥结，量加大黄、芒硝。《内经》曰：热淫于内，治以咸寒，佐之以苦。又曰：有病则病当之是也。

当归八钱（酒洗），川芎三钱，桃仁（不去皮尖、炒研）一钱，红花一钱（酒洗），益母草（去老梗）五钱，软柴胡四钱，黄芩三钱，栀子三钱，粉丹皮三钱，白僵蚕（酒炒）三钱，蝉蜕（全）十二个，金银花三钱，泽兰叶三钱，生甘草一钱。水煎去渣，入蜜、酒、童便和匀服。

【结语】升降散类方方证的证候，有憎寒壮热，头痛，骨节酸痛；或口渴饮水无度，口气如火，心烦不宁；或头面猝肿，咽喉肿痛，痰涎壅盛；或上吐下泻，呕吐血汁，丹毒发斑，雷鸣腹痛；或舌卷囊缩，腰痛如折，大便火泻，小便淋涩，癫狂等症状。诸症虽异，病机则一，皆杂气内郁化热所致。升降散类方体现了以“升清降浊、宣郁清热”的治疗大法和以僵蚕、蝉蜕为中心随证加减变化的用药法度。①卫表郁热，加防风、荆芥、柴胡、薄荷、豆豉透表泄热以“外消其势”；咽痛，加炒牛蒡子、桔梗、玄参、甘草；头面肿，加白附子；食积，加神曲，心下痞满加陈皮、枳实、厚朴。②气分无形热炽证，“轻则清之”，加石膏、知母、金银花、连翘、黄连、黄芩、黄柏、栀子、龙胆、板蓝根、青黛等。③气分有形热结之证，从内通利二便以“分消其势”，“重则泻之”，加大黄、芒硝、枳实、厚朴通大肠之腑而泄热；水湿，加白茯苓、泽泻；小便赤数，加滑石、竹叶、生地黄、木通、车前子（炒研）、苦参，利小便通小肠而泄热。④血中郁热，加广姜黄、当归、川芎、桃仁、红花、牡丹皮、泽兰、紫草、益母草活血清热。⑤神乱，加全蝎、茯神、天麻、犀角、天竺黄、胆南星、冰片等安神清热。⑥胸中热，加麦冬、天花粉养阴清热，虚极加人参、熟地黄、当归身、山药、白芍、五味子益气敛阴。

升降散类方的剂型：个体治病多为汤剂以水煎去渣，入蜜、酒冷服；群体防治多为散剂、丸剂。

杨栗山《伤寒瘟疫条辨·医方辨·升降散》载：“按：温病总计十五方。轻则清之，神解散、清化汤、芳香饮、大小清凉散、大小复苏饮、增损三黄石膏汤八方；重则泻之，增损大柴胡汤、增损双解散、加味凉膈散、加味六一顺气汤、增损普济消毒饮、解毒承气汤六方；而升降散，其总方也，轻重兼可酌用。察证切脉，斟酌得宜，病之变化，治病之随机应变，又不可执方耳。”

参考文献

［1］杨栗山．伤寒瘟疫条辨［M］// 宋乃光，李瑞，赵自强，编校，温病八大名著．北京：中国中医药出版社，1995：387-389.

［2］吴又可．温疫论［M］// 宋乃光，李瑞，赵自强，编校，温病八大名著．北京：中国中医药出版社，1995：64.

［3］杨栗山．伤寒瘟疫条辨［M］// 宋乃光，李瑞，赵自强，编校，温病八大名著．北京：中国中医药出版社，1995：380.

四十九、银翘散类方辨证

【提要】银翘散类方方证，病位、病性的共性是温邪侵犯上焦卫分。银翘散类方辨证包括了对太阴伏暑、邪在血分而表实之证，阳明温病热毒深重、热毒外郁肌表血分之证，热壅上焦、咽喉肿痛，以及风热牙痛、风热感冒、流行性乙型脑炎、麻疹、钩端螺旋体病等疾病的治疗方法；体现了以金银花、连翘辛凉透邪清热、芳香辟秽解毒为中心，随证加减变化的用药法度。

【主方】银翘散，出自《温病条辨》。

【组成】辛凉平剂银翘散方：连翘一两，银花一两，苦桔梗六钱，薄荷六钱，竹叶四钱，生甘草五钱，芥穗四钱，淡豆豉五钱，牛蒡子六钱。

【用法】上杵为散，每服六钱，鲜苇根汤煎，香气大出，即取服，勿过煎。肺药取轻清，过煎则味厚而入中焦矣。病重者，约二时一服，日三服，夜一服；轻者，三时一服，日二服，夜一服；病不解者，作再服。

盖肺位最高，药过重，则过病所，少用又有病重药轻之患，故从普济消毒饮时时轻扬法。今人亦间有用辛凉法者，多不见效，盖病大药轻之故。一不见效，随改弦易辙，转去转远，即不更张，缓缓延至数日后，必成中下焦证矣。

胸膈闷者，加藿香三钱、郁金三钱，护膻中；渴甚者，加花粉；项肿咽痛者，加马勃、玄参；衄者，去芥穗、豆豉，加白茅根三钱、侧柏炭三钱、栀子炭三钱；咳者，加杏仁利肺气，二三日病犹在肺，热渐入里，加细生地、麦冬保津液；再不解，或小便短者，加知母、黄芩、栀子之苦寒，与麦、地之甘寒，合化阴气，而治热淫所胜。

【主治】温病初起，“但热不恶寒而渴者”。症见发热，微恶风寒，无汗或有汗不畅，口渴头痛，咽痛咳嗽，舌尖红，苔薄白或薄黄，脉浮数。

【方解】银翘散为治疗温病初起邪在卫分的代表方剂。

银翘散方证为温邪侵犯肺卫，温病初起，治当清热解毒、逐邪外出。

伤寒以发表为先，温病以清里为主。《温病条辨·卷一》：“温病忌汗，汗之不惟不解，反生他患，盖病在手经，徒伤足太阳无益。病自口鼻吸受而生，徒发其表亦无益也。”

银翘散是清代温病学家吴鞠通根据《素问·至真要大论》：“风淫于内，治以辛凉，佐以苦，以甘缓之，以辛散之。热淫于内，治以咸寒，佐以甘苦，以酸收之，以苦发之”之训，又宗喻嘉言芳香逐秽之说，叶天士辛凉清上法，用东垣清心凉膈散（竹叶、薄荷、桔梗、黄芩、山栀子、连翘、甘草，具清透胸膈积热之效）去黄芩、山栀子，加金银花、荆芥穗、牛蒡子、淡豆豉、芦根而成。

方中重用金银花、连翘以清热解毒为君，既有辛凉透邪清热之效，又有芳香辟秽解毒之功，在清透卫表温热毒邪的同时，兼顾温热毒邪多夹秽浊之气的特点，切合于温病初起之证，故以银翘名方。

薄荷芳香辟秽，辛凉疏风，宣毒透疹，通窍透热；牛蒡子味辛能宣肺透疹、外散风热，性寒能解毒消肿、利咽滑肠，下泄温毒；荆芥穗、淡豆豉辛而不烈，微温不燥，与大队辛凉药配伍而增辛散透表之力，还防凉遏冰伏。以上四味药为臣，助君辛散疏风、通窍透热、解毒消肿、利咽滑肠、逐邪外出。

苇根、淡竹叶清热生津、预护其虚，且能利尿使热从小便而下出，桔梗宣肺止咳且使痰热从上排出，以上三味药为佐。

甘草既可调和诸药，护胃安中，又可合桔梗清利咽喉，为使。

诸药合济，共奏透邪清热、避秽解毒之功。

【辛凉三剂的鉴别】“辛凉三剂”是指：“桑菊饮为辛凉轻剂，银翘散为辛凉平剂，白虎汤为辛凉重剂。”所谓轻、平、重，是区分温病从卫到气疾病发展过程中，病邪从浅入深，热势由轻变重，津伤自微转甚，清热力量由弱到强而猛的标志。主要区别是方剂清热力量的强弱。

《温病纵横》言：“此方（白虎汤）与银翘散、桑菊饮均为辛凉之剂，但银翘散、桑菊饮多用轻清宣透之品，以清透肺卫之邪，病位浅而药平和故称辛凉轻剂、辛凉平剂。白虎汤药重力猛功专，清气分之大热，故称辛凉重剂。”

辛凉轻剂桑菊饮，功能疏散风热、宣肺止咳，主治风温太阴风温初起、表热轻证，以“但咳，身不甚热，微渴者”为辨证要点。温邪上受、首先犯肺、郁而化热，其病位在热伤肺络，邪热津伤程度轻微。桑菊饮方药，质轻浮，性平和，量亦轻，清热力较弱。

辛凉平剂银翘散，兼具清热、透表之长，主治温病初起、表热证明显，“但热不恶寒而渴者”，以发热、口渴为辨证要点，温邪上受、郁遏肺气而化热，其病位在上焦肺，邪热津伤均较桑菊饮证为重。银翘散方药轻以去实，预护其虚、清热力较强。

辛凉重剂白虎汤，具有辛凉透泄之功，主治气分实热证。以“身大热，口大渴，汗大出，脉洪大”为辨证要点。温邪犯肺，大热伤津，其病位在肺经气分，其邪热津伤均较桑菊饮证、银翘散证为甚。白虎汤方药重用辛寒之石膏，外透肺卫之邪热，内清肺胃之实热，合苦寒之知母，大清气分热邪而护阴保津液，清热力甚猛。

【类方的同中辨异】银翘散类方渊源于宋金，成熟于清代，发展于新中国[1]。

1.《温病条辨》中的银翘散类方

银翘散加生地丹皮赤芍麦冬方、银翘散去豆豉加细生地大青叶玄参丹皮汤、加减银翘散、银翘马勃散、银翘汤，均出自《温病条辨》，前三方着重轻清透表、清营凉血，均能治疗温热邪气外郁肌表、内侵营血之证。银翘散加生地丹皮赤芍麦冬方，透表和清营凉血之力均强，宜于太阴伏暑，舌赤口渴，无汗，邪在血分而表实之证；银翘散去豆豉加细生地大青叶丹皮玄参汤，凉血解毒力强，宜于阳明温病热毒深重，热毒外郁肌表血分而发热出疹者；加减银翘散配有玄参、麦冬、犀角，既可清肺与心包邪热，又可逐邪外出，对于邪热始受在肺，逆传心包，热多昏狂，谵语烦渴，舌赤中黄，脉弱而数者可以选用；银翘马勃散配伍牛蒡子、射干、马勃，专施清热解毒利咽喉，主治湿温喉阻咽痛，临床多用于治疗急性扁桃体炎；银翘汤配有生地黄、麦冬，可滋阴生津，适用于邪热伤阴而又外有表热者。

2. 薄荷连翘方

薄荷连翘方是清代冰玉堂验方，配有知母、生地黄、竹叶、绿豆衣，重在清热解毒、散上焦邪热，凉血之力较差，对热壅上焦，累及血分，牙龈肿痛，腮肿，发热、口渴，舌红，脉浮数者较为适宜，主治风热牙痛。现代可用本方加减治疗各种牙病，如牙痛、龈肿，兼见风热表证者。

3. 大剂加减银翘散

大剂加减银翘散出自《福建中医》(1957年)，配有石膏、知母及薄荷、僵蚕，透表和清气之力均优，宜于流行性乙型脑炎属于卫气同病，发热较重者。

4. 加减银翘散1号、2号

加减银翘散1号、2号均出自《中医争鸣》(1958年)，皆可清热解毒透疹，治疗麻疹热毒较重者。加减银翘散1号除配有牛蒡子、葛根，还有蝉蜕、紫草，透疹解表力强，宜于麻疹初起，疹出不畅，发热微恶风寒者；加减银翘散2号方配伍蒲公英、薄荷、竹茹、芦根，着重清热解毒生津，宜于麻疹后期、余热未尽、发热咳嗽者。

5. 羚翘解毒丸

羚翘解毒丸出自《北京市中药成方选集》，配有羚羊角、赤芍，清热解毒力强，且能疏风清热，常用于风热感冒，症见恶寒发热、头晕目眩、咳嗽、咽痛、鼻塞、流黄涕等。

6. 疏风清热汤

疏风清热汤出自《中医喉科学讲义》，除配有牛蒡子、甘草、桔梗，还有荆芥、防风、黄芩、赤芍与桑白皮、天花粉、玄参、贝母，清散兼备而又可养阴散结，宜于咽痛较重而又有表证和阴伤者。主治喉痹初起，症见咽喉部干燥灼热，微红、微肿、微痛，或仅起红点，吞咽感觉不利，红肿逐渐加重，疼痛也相应增剧。

7. 消炎透疹汤

消炎透疹汤出自《江苏中医》(1964 年)，除配有牛蒡子、葛根，并有甘草、桔梗、杏仁、瓜蒌，透疹而又清肺止咳，故麻疹发疹期合并肺炎，疹点透而未齐，或因风早没，或调护失当，致高热少汗，咳嗽气促者用之有效。

8. 钩体病方

钩体病方出自《中草药新医疗法选编》，配有黄芩、栀子及藿香、通草、白茅根，清热解毒力强，且兼化湿利湿，凉血止血，宜于钩端螺旋体病初期湿热较重或有出血倾向者。

9. 感冒片

感冒片出自《中医方剂临床手册》，配有桑叶、菊花、钩藤，清利头目之功较著，兼能透解卫分与上焦邪热，宜于外感风热，邪在卫分上焦之证。如头昏痛较著者，可选用感冒片。

10. 新订加减银翘汤

新订加减银翘汤出自张菊人《菊人医话》，由主方去荆芥穗、淡豆豉、桔梗、牛蒡子、甘草加杏仁、黄芩、知母、瓜蒌皮而成。具有辛香透达，宣肺泄热之效。若舌苔垢腻，加枳实、瓜蒌，去瓜蒌皮；若苔薄，加枳壳；若恶寒、无汗，加栀子、豆豉；若呕吐，加芦根、竹茹。

【结语】银翘散为辛凉平剂，有透邪清热、避秽解毒之功。清代吴鞠通《温病条辨》称："此方之妙，预护其虚，纯然清肃上焦，不犯中下，无开门揖盗之弊，有轻以去实之能，用之得法，自然奏效，此叶氏立法，所以迥出诸家也。"主方与类方的加减衍变，有如下规律：①外感风热，邪在卫分上焦之证，加荆芥、豆豉、薄荷、竹叶等辛凉透邪清热，使温邪达表外解，以防凉遏冰伏郁闭；②温邪伤卫，化热入于气分之卫气同病，加芦根、黄芩、栀子、石膏、知母、麦冬、生地黄等清热养阴生津、预护其虚，以防热灼津伤；③温热邪气外郁肌表，内侵营血，加生地黄、麦冬、牡丹皮、玄参等滋阴清营、凉血生津，以防伤阴耗血；④麻疹热毒较重者，配牛蒡子、葛根、紫草与蒲公英、生甘草等以清热透邪、活血解毒；⑤热壅上焦，咽喉肿痛，配牛蒡子、射干、甘草、桔梗等以清热解毒、利咽散结。

参考文献

［1］何伦，顿宝生.常用类方鉴别运用（七）［J］.陕西中医，1984，5（7）：41.

五十、清营汤类方辨证

【提要】清营汤类方方证，病位、病性的共性为热入营分。辨证要点是身热夜甚，神烦少寐，斑疹隐隐，舌绛而干，脉虚数。苔白滑为湿郁之象，当于湿温中求之，不可与清营汤类方，以防滋腻而助湿留邪。清营汤类方主治温病热邪传入营分证，包括热邪初入营分证；心营热盛、营阴耗伤等证；营热动风；邪传包络，化燥伤阴；外感温热暑邪，热扰营血，迫血妄行；肝胆二经风热血燥；温邪乘胃，热蒸心包；温热暑疫之邪乍入营分或温热发斑；痧麻邪毒化火，燔灼气血等，体现了以犀角（水牛角）、生地黄清营透热、养阴解毒、凉血活血为中心，随证加减变化的用药法度。

【主方】清营汤，出自《温病条辨·卷一·上焦篇》。

【组成】清营汤方（咸寒苦甘法）：犀角三钱，生地五钱，玄参三钱，竹叶心一钱，麦冬三钱，丹参二钱，黄连一钱五分，银花三钱，连翘（连心用）二钱。

【用法】水八杯，煮取三杯，日三服。

【主治】清营汤适用于热入营分证。主要证候为脉虚，夜寐不安，心烦，口渴，舌赤；时有谵语，目常开不闭或喜闭不开，或猝然痉厥，或身热夜甚，口或不渴，或斑疹隐隐，或舌绛而干，脉细数。

《温病条辨·卷一·上焦篇·三十》："脉虚，夜寐不安，烦渴，舌赤，时有谵语，目常开不闭，或喜闭不开，暑入手厥阴也。手厥阴暑温，清营汤主之；舌白滑者，不可与也。夜寐不安，心神虚而阳不得入阴也。烦渴舌赤，心用恣而心体亏也。时有谵语，神明欲乱也。目常开不闭：目为火户，火性急，常欲开以泄其火，且阳不下交于阴也；或喜闭不喜开者，阴为亢阳所损，阴损则恶见阳光也。故以清营汤急清营中之热，而保离中之虚也。若舌白滑，不惟热重，湿亦重矣，湿重忌柔润药，当于湿温例中求之，故曰不可与清营汤也。"

《温病条辨·卷一·上焦篇·三三》："小儿暑温，身热，卒然痉厥，名曰暑痫，清营汤主之，亦可少与紫雪丹。小儿之阴，更虚于大人，况暑月乎！得暑温，不移时有过卫入营者，盖小儿之脏腑薄也。血络受火邪逼迫，火极而内风生，俗名急惊，混与发散消导，死不旋踵，惟以清营汤清营分之热而保津液，使液充而阳和，自然汗出而解，断断不可发汗也。可少与紫雪者，清包络之热而开内窍也。"

《温病条辨·卷二·中焦篇·二十》："阳明温病，舌黄燥，肉色绛，不渴者，邪在血分，清营汤主之。若滑者，不可与也，当于湿温中求之。温病传里，理当渴甚，今反不渴者，以邪气深入血分，格阴于外，上潮于口，故反不渴也。曾过气分，故苔黄而燥。邪居血分，故舌之肉色绛也。若舌苔白滑、灰滑、淡黄而滑，不渴者，乃湿气蒸腾之象，不得用清营柔以济柔也。"

【方解】清营汤方证乃邪热内传营分，耗伤营阴所致。邪热传营，伏于阴分，入夜阳气内归营阴，与热相合，故身热夜甚；营气通于心，热扰心营，故神烦少寐，时有谵语；邪热深入营分，则蒸腾营阴，使血中津液上潮于口，故本应口渴而反不渴；若邪热初入营分，气分热邪未尽，灼伤肺胃阴津，则必见身热口渴，苔黄燥；目喜开、闭不一，是为火热欲从外泄，阴阳不相既济所致；斑疹隐隐，乃热伤血络，血不循经，溢出脉外之征；舌绛而干，脉细数，亦为热伤营阴之象。

遵《素问·至真要大论》“热淫于内，治以咸寒，佐以甘苦”之旨，治宜咸寒清营解毒为主，辅以透热养阴。故方用苦咸寒之犀角（可代之以水牛角 30 ~ 60 克）清解营分之热毒，为君。热伤营阴，又以生地黄凉血滋阴、麦冬清热养阴生津、玄参滋阴降火解毒，三药共用，既可甘寒养阴保津，又可助君药清营凉血解毒，共为臣。君臣相配，咸寒与甘寒并用，清营热而滋营阴，祛邪扶正兼顾。温邪初入营分，故用金银花、连翘、竹叶清热解毒，轻清透泄，使营分热邪有外达之机，促其透出气分而解，此即“入营犹可透热转气”之具体应用；黄连苦寒，清心解毒；四药为佐。丹参清热凉血，并能活血散瘀，可防热与血结，且又引领诸药入心而清热，为使。诸药合用，共奏清营透热、养阴解毒、凉血活血之功。

清营汤的配伍特点是以清营解毒为主，配以养阴生津、凉血活血和“透热转气”，使入营之邪透出气分而解，诸症自愈。

【使用注意】舌诊，以舌体色赤或绛为使用清营汤之标准，舌白滑者，则不可使用清营汤。

《温病条辨·卷一·上焦篇·三十》：“舌白滑者，不可与也。……若舌白滑，不惟热重，湿亦重矣，湿重忌柔润药，当于湿温例中求之，故曰不可与清营汤也。”

《温病条辨·卷二·中焦篇·二十》：“舌白滑，不惟热重，湿亦重矣，湿重忌柔润药，以防滋腻而助湿留邪。”

清代汪廷珍按：“此条以舌绛为主。绛而中心黄苔，当气血两清，纯绛鲜红，急涤包络；中心绛干，两清心胃；尖独干绛，专泄火腑；舌绛而光，当濡胃阴；绛而枯痿，急用胶、黄；干绛无色，宜投复脉（此二证俱属下焦）。以上俱仍合脉证参详。若舌绛兼有白苔，或黄白相兼，是邪仍在气分；绛而有滑苔者，则为湿热熏蒸，误用血药滋腻，邪必难解，不可不慎也。[1]”

【类方的同中辨异】

1. 清营汤类方皆可清营凉血，用于治疗热入营分之证

（1）清营汤去黄连：《温病条辨·卷一·上焦篇·十五》："太阴温病，寸脉大，舌绛而干，法当渴，今反不渴者，热在营中也，清营汤去黄连主之。"

犀角三钱，生地五钱，玄参三钱，竹叶心一钱，麦冬三钱，丹参二钱，银花三钱，连翘（连心用）二钱。

"渴乃温之本病，今反不渴，滋人疑惑；而舌绛且干，两寸脉大，的系温病。盖邪热入营，蒸腾营气上升，故不渴，不可疑不渴非温病也，故以清营汤清营分之热。去黄连者，不欲其深入也。"

手太阴温病之卫分证或气分证不解，深入发展致热入营分，而出现心营热盛、营阴耗伤等证，因口不渴是热蒸营阴、津液耗伤重之表现，故去苦燥之黄连。

（2）清营汤加钩藤、牡丹皮、羚羊角：《温病条辨·卷一·上焦篇·三四》："大人暑痫，亦同上法。热初入营，肝风内动，手足瘛疭，可于清营汤中加钩藤、丹皮、羚羊角。"

犀角三钱，生地五钱，玄参三钱，竹叶心一钱，麦冬三钱，丹参二钱，黄连一钱五分，银花三钱，连翘（连心用）二钱。加钩藤、丹皮、羚羊角。

一得暑温，火极而内风生。证属心营热扰动肝风，唯以清营汤清营分之热而保津液，使液充阳和，自然汗出而解，断断不可发汗也。加钩藤、丹皮、羚羊角以清热凉肝、息风止痉。

《吴鞠通医案·瘛疭》[2]："尹，十五岁，卒中暑风，瘛疭，口歪，四肢抽掣，头微痛，与清少阳胆络法：羚羊角二钱，连翘二钱，粉丹皮一钱，苦桔梗一钱五分，银花二钱，冬桑叶一钱，茶菊花二钱，薄荷八分，生甘草一钱，钩藤钩一钱。五帖痊愈。"

（3）石氏犀地汤：本方出自戴天章著《广温热论》。邪传包络，化燥伤阴者，石氏犀地汤主之。

石氏犀地汤：白犀角（一钱），鲜生地（一两），青连翘（三钱），银花（二钱），广郁金（三钱），雅梨汁（一瓢），淡竹沥（一瓢），姜汁（二滴），鲜石菖蒲根叶（一钱半），先用活水芦根（二两），灯心（一钱），煎汤代水。凉血开闭，泻热化湿。主治湿热证，邪传心包，化燥伤阴，舌绛干光，或鲜红起刺，日轻夜重，神昏谵妄，烦躁不宁，左脉玄数者。

此方凉血开闭，泄热化湿，凉而不遏，润而不腻，用药最为空灵；善治邪传包络，化燥伤阴，神昏谵妄，舌赤无苔等证，屡用辄效。如或不应，再用瓜霜紫雪丹，或新定牛黄清心丸，透热宣窍，功力尤胜。

清代俞根初《重订通俗伤寒论》："舌绛干光，或鲜红起刺，症若闷瞀厥逆，日轻夜重，烦躁不宁，左脉弦数者，必邪伏血分，深入阴经也，病多凶变。挽救之法，须审其火重而便通者宜清，石氏犀角地黄汤主之。兼神昏蒙闭者，重加瓜霜紫雪丹，以宣心脑之络热。火重而便闭者宜下，拔萃犀角地黄汤主之。"

（4）羚角清营汤：本方出自清代俞根初《重订通俗伤寒论》。外感温热暑邪，热扰营血，迫血妄行者，羚角清营汤主之。

羚角清营汤（《重订通俗伤寒论》）由羚角片、鲜生地、焦山栀子、连翘、金银花、血见愁、生蒲黄组成。水煎，去滓，入童便适量温服。清营凉血止血。主治外感温热暑邪，热扰营血，迫血妄行而失血，身热，烦躁不卧。

方中除配有生地黄、连翘、金银花清热解毒凉血，还配有蒲黄、血见愁以止血，本方清营解毒、止血作用强。

（5）当归清营汤：本方出自清代高秉钧撰《疡科心得集》卷中。肝胆二经，风热血燥者，当归清营汤主之。

当归清营汤：当归、生地、山栀、赤芍、白芍、柴胡、川芎、甘草、贝母、丹皮、花粉、连翘各 10 克。水煎服，每日一剂。主治肝胆二经风热血燥，筋挛结核，乳痈、乳痞，并一切耳项肝火之证。

方中生地黄、山栀子、牡丹皮、连翘主清热泻火解毒，当归、赤芍、白芍、柴胡、川芎、贝母、天花粉主活血消肿，牡丹皮、生地黄清热凉血。全方共奏清热泻火，解毒消肿之功。

（6）加味清营汤：本方出自黄镐京撰《镐京直指医方》。温邪乘胃，热蒸心包者，加味清营汤主之。

加味清营汤：鲜生地六钱，鲜石斛五钱，玄参心五钱，原麦冬四钱，连翘三钱，银花三钱，天花粉三钱，鲜竹叶一钱，生石膏五钱，川黄连一钱，丹参三钱。竹沥五茶匙冲入服。主治温邪乘胃，热蒸心包，舌红而燥，口渴唇焦，脉数，或神昏谵语。

此苦辛寒法也。知母泻阳明独胜之热，而保肺清金；金银花败毒而清络；竹沥除胸中大热，止烦闷消渴；合清宫汤为暑延三焦血分之治也。

（7）犀地桑丹汤：本方出自《湿温时疫治疗法》。温热暑疫之邪乍入营分者，犀地桑丹汤主之。

犀地桑丹汤：白犀角八分，鲜生地八钱，冬桑叶三钱，丹皮二钱，生山栀三钱，青连翘三钱，老紫草三钱，青子芩一钱五分，青蒿脑一钱五分，玄参心二钱，池菊花三钱，知母三钱。先用活水芦根二两、鲜茅根二两、嫩桑枝一两、鲜竹叶十片煎汤代水。主治温热暑疫之邪，乍入营分，灼热无汗，神情烦躁，夜甚无寐，间有谵语；舌赤无苔或质绛微有薄苔，或温热发斑，色红而鲜润者。

《湿温时疫疗法》："治伤寒、副伤寒胆胃热炽，入营发斑，壮热而渴，不恶寒反恶热，目眩耳聋，口苦干呕，胸腹热甚，按之灼手，热汗时出，神多烦躁，甚至如醉如狂，扰乱撮空，胸腹斑疹，小便短赤灼热，舌深红，苔薄黄方（近代樊开周经验方）。"

方中除配有牡丹皮、栀子、芦根、白茅根，并分别选用了芩、知与桑、菊之类清热解毒药物，全方清营养阴与透热解毒之力均强。

（8）凉营清气汤：本方出自丁甘仁《喉痧症治概要》。邪毒化火，燔灼气血者，凉营清气汤主之。

凉营清气汤：犀角尖五分（磨，冲），鲜石斛八钱，黑山栀二钱，牡丹皮二钱，鲜生地八钱，薄荷叶八分，川雅连五分，京赤芍二钱，京玄参三钱，生石膏八钱，生甘草八分，连翘壳三钱，鲜竹叶三十片，茅根一两，芦根一两，金汁一两（冲服）。痰多，加竹沥一两，冲服珠黄散，每日二分。凉营透气，清热凉血。主治痧麻虽布，壮热烦躁，渴欲冷饮，甚则谵语妄言，咽喉肿痛腐烂，脉洪数，舌红绛，或黑糙无津之重症。气热亢盛而汗出涔涔，营血热炽而丹痧密布。

方中连翘、石膏、山栀子、竹叶清解气分热毒，犀角尖（水牛角代）、生地黄、牡丹皮、赤芍凉营解毒活血，玄参、薄荷利咽解毒，金汁、石斛、芦根、茅根清热生津护阴。凉营清气汤配有金汁，生甘草、赤芍，对温热入营、热重深重甚，致高热烦躁口渴，咽喉红肿糜烂，肌肤密布丹疹，舌质干绛起刺者较为适宜。

本方配有连翘、石膏、栀子、金汁清热解毒，牡丹皮、芦根养阴生津，故本方清营养阴与透热解毒之力均强。

2. 清营汤类方的鉴别运用

（1）邪热内传营分：①耗伤营阴，用清营汤；②热入营分，津液受伤者，用清营汤去黄连；③热初入营，肝风内动，手足瘛疭，痉厥抽搐，用清营汤加钩藤、牡丹皮、羚羊角清肝止痉，可加紫雪丹清包络之热而开内窍。

（2）邪毒化火，燔灼营血：①若为外感温热暑邪，热扰营血，迫血妄行者，羚角清营汤主之。清营解毒、止血作用强；②若为温热暑疫之邪乍入营分者，犀地桑丹汤主之。清营养阴与透热解毒之力均强；③若为邪毒化火，燔灼气血者，凉营清气汤主之。清营养阴与透热解毒之力均强。

（3）邪传包络：①邪传包络，化燥伤阴者，石氏犀地汤主之。屡用辄效。如或不应，再用瓜霜紫雪丹，或新定牛黄清心丸，透热宣窍，功力尤胜；②肝胆二经，风热血燥者，当归清营汤主之。有清热泻火，解毒消肿之功；③温邪乘胃，热蒸心包者，加味清营汤主之。此苦辛寒法也；合清宫汤为暑延三焦血分之治也。

【结语】凡属营分热证者以清营汤主之，或用清营汤类方治之。温邪病因有杂气、异气、戾气、疫气、种种不一，证有热邪初入营分、营阴耗伤、营热动风、邪传包络、窍闭神昏、迫血妄行等不同。清营汤证与各类方方证之间病位、病性的差异，是清营汤与各类方之间药味变化的内在依据。

①手太阴温病热入营分，心营热盛、营阴耗伤而出现口不渴、寸脉大，舌干较甚者，是热蒸营阴、津液耗伤重之表现，故清营汤去苦燥之黄连，以免苦燥伤阴；因不配黄连，其清热解毒之力减弱，故只宜于热邪入营，营阴受损，而热不甚深重者。②营热系由气分传入，气分热邪犹盛，加紫草、青蒿、牡丹皮、栀子、芦根、白茅根、黄芩、冬桑叶、菊花、薄荷叶、石膏、知母、大青叶、板蓝根、贯众之属，增强清营养阴与透热解毒之力而等“犹可透热转气”。兼热痰，可加竹沥、天竺黄、川贝母之属，清热涤痰。③邪传包络，化燥伤阴，配竹沥、姜汁、梨汁、广郁金、鲜石菖蒲根叶、灯心，可化痰开闭通窍。④热初入营，肝风内动而见手足瘛疭、痉厥抽搐者，清营汤可配用紫雪，或酌加羚羊角、钩藤、牡丹皮、地龙以清热凉肝、息风止痉。⑤热陷心包而窍闭神昏者，可加瓜霜紫雪丹、新定牛黄清心丸、安宫牛黄丸或至宝丹合用以透热清心开窍；神昏窍闭较重者，配紫雪丹与大黄，不仅开窍醒神力强，且可泄热。⑥温热入营，邪毒化火，燔灼气血者，加石膏、栀子、金汁清热解毒，茅根、芦根、鲜石斛养阴生津，生甘草、牡丹皮、赤芍凉血活血解毒；蒲黄、血见愁凉血止血、清营解毒。⑦肝胆二经风热血燥而筋挛结核、乳痈、乳痞、项肿者，加山栀子、牡丹皮、当归、赤芍、白芍、柴胡、川芎、贝母、天花粉等，泻火解毒、解郁化痰、活血消肿。

参考文献

[1] 杨进，王灿晖. 温病条辨临床学习参考[M]. 北京：人民卫生出版社，2002：276.

[2] 吴鞠通. 吴鞠通医案[M]//严冰，严晓枫. 吴鞠通医书合编. 北京：中国古籍出版社，2007：357.

五十一、增液汤类方辨证

【提要】增液汤类方方证，病位、病性的共性为阴虚液亏。增液汤类方辨证包括了对温病热结液干之不大便，温病小肠热结与肺气不化之小便不通，口燥咽干，温病阴虚热瘀、气血两燔，温病下后无汗、脉不浮而数，邪气不净、复聚于胃，应下失下、正虚不能运药，脏燥太甚、结粪不下，口鼻干燥，咽喉肿痛，白喉等病症的具体治法；主方与类方之间的加减衍变，体现了以“生地黄、麦冬、玄参”滋阴增液为中心，随证加减变化的用药法度。

【主方】增液汤，出自《温病条辨》。

《温病条辨·卷二·中焦篇·十一》：“阳明温病，无上焦证，数日不大便，当下之，若其人阴素虚，不可行承气者，增液汤主之。服增液汤已，周十二时观之，若大便不下者，合调胃承气汤微和之。

此方所以代吴又可承气养荣汤法也。妙在寓泻于补，以补药之体，作泻药之用，既可攻实，又可防虚。余治体虚之温病，与前医误伤津液、不大便、半虚半实之证，专以此法救之，无不应手而效。”

《温病条辨·卷二·中焦篇·十五》：“下后数日，热不退，或退不尽，口燥咽干，舌苔干黑，或金黄色……脉沉而弱者，增液汤主之。”

《温病条辨·卷二·中焦篇·十六》：“阳明温病，下后二三日，下证复现，脉下甚沉，或沉而无力，止可与增液，不可与承气。此恐犯数下之禁也。”

【组成】增液汤方（咸寒苦甘法）：玄参一两，麦冬（连心）八钱，细生地八钱。

【用法】水八杯，煮取三杯，口干则与饮令尽；不便，再作服。

【方解】吴鞠通言：“温病之不大便，不出热结、液干二者之外。其偏于阳邪炽甚，热结之实证，则从承气法矣；其偏于阴亏液涸之半虚半实证，则不可混施承气，故以此法代之。独取玄参为君者，玄参味苦咸微寒，壮水制火，通二便，启肾水上潮于天，其能治液干，固不待言，《本经》称其主治腹中寒热积聚，其并能解热结可知。麦冬主治心腹结气，伤中伤饱，胃络脉绝，羸瘦短气，亦系能补能润能通之品，故以为之佐。生地亦主寒热积聚，逐血痹，用细者，取其补而不腻，兼能走络也。三者合用，作增水行舟之计，故汤名增液，但非重用不为功。

本论于阳明下证，峙立三法：热结液干之大实证，则用大承气；偏于热结而液不干者，旁流是也，则用调胃承气；偏于液干多而热结少者，则用增液，所以回护其虚，务存津液之心法也。

按：吴又可纯恃承气以为攻病之具，用之得当则效，用之不当，其弊有三：一则邪在心包、阳明两处，不先开心包，徒攻阳明，下后仍然昏惑谵语，亦将如之何哉？吾知其必不救矣。二则体亏液涸之人，下后作战汗，或随战汗而脱，或不蒸汗徒战而脱。三者下后虽能战汗，以阴气大伤，转成上嗽下泄，夜热早凉之怯证，补阳不可，救阴不可，有延至数月而死者，有延至岁余而死者，其死均也。在又可当日，温疫盛行之际，非寻常温病可比，又可创温病治法，自有矫枉过正不暇详审之处，断不可概施于今日也。本论分别可与不可与、可补不可补之处，以俟明眼裁定，而又为此按语于后，奉商天下之欲救是证者。至若张氏（张景岳）、喻氏（喻嘉言），有以甘温辛热立法者，湿温有可用之处，然须兼以苦泄淡渗，盖治外邪，宜通不宜守也，若风温、温热、温疫、温毒，断不可从。”

张秉成《成方便读·卷三》：“夫大便闭结一证，有虚有实。其实者，或热积于中，或寒结于内，而寒下、温下之法，固当详察。至其虚者，或因气馁，或因津枯。气馁者，宜用辛温补运，以助其传送。其津枯者，非甘寒养阴、增水行舟之法，何以使肠中坚结之浊顺流而下？此方妙在寓泻于补，以补药之体，作泻药之用，既可攻实，又可防虚。玄参味苦咸微寒，壮水制火通二便，启肾水上潮于天，其能治液涸，固不待言。《本经》称其主治腹中寒热积聚，又能解热结可知。麦冬、生地补肺阴，壮肾水，使金水相生，津自充而肠自润，热邪自解，闭结自通矣。”

增液汤重用养阴生津之品，而达增水行舟之效。增液有余，攻下不足，是为津液少，而燥结不甚者而设，适用于阳明温病，津亏便秘证，以大便干燥或秘结，口渴咽干，舌红少津，脉细数为其辨证要点。

温病迁延日久，或素体阴虚，使液涸肠燥，肠失濡润，传导不利，故大便秘结，即所谓“无水行舟”；阴津亏损，津不上潮，故口渴、舌干；阴虚内热，故舌红、脉细数无力。此证乃“液干多而热结少者”，其治不可用承气汤重竭其津，当用增液润燥之法，以“增水行舟”。凡属阴津不足之热性病、失水、肛裂、慢性牙周炎、慢性咽喉炎、复发性口腔溃疡、糖尿病、痔疮、慢性胰腺炎等病症，用治有效。

若阳明里实热结所致便秘，则非所宜，如津液不足、燥结正甚者，亦非本方所能胜任；体质虚寒者由于阳气虚弱，会有畏寒怕冷、手足不温等不适，增液汤中玄参、麦冬、生地黄均为性质寒冷的药物，使用不当会损伤人体阳气，不利于虚寒体质恢复，因此体质虚寒者不能使用增液汤；脾虚腹泻者是由于脾气虚弱、运化水湿的功能减退，导致水湿内停，水湿注入大肠引起的腹泻，需健脾止泻，而增液汤的功效是增液润燥、润肠通便，治疗肠燥便秘，增液为增水，加重体内的水湿邪气，使用不当会加重病情，危害人体健康。

【加减法】若症见五心烦热者，加连翘心、竹叶心，以清热祛烦；呕吐者，加竹茹、枇杷叶，以止呕恶；阴虚牙痛者，可加牛膝、牡丹皮以凉血、泻火、解毒；胃阴不足、舌质光绛、口干唇燥者，可加沙参、玉竹、石斛等以养阴生津。

《吴鞠通医案》：“初四日，老年温病日久，误用风药过多，汗出伤津，以致大便坚结不下，口干舌黄，系阳明证，当下之。但气血久虚，恐不任承气。议增液汤，一面增液而补正，一面去积聚以驱邪，增水行舟计也。”

【类方的同中辨异】

1. 养阴以增液

冬地三黄汤：出自清代吴鞠通《温病条辨》。

《温病条辨·卷二·中焦篇·二十九》：“阳明温病，无汗，实证未剧，不可下；小便不利者，甘苦合化，冬地三黄汤主之。”

“大凡小便不通，有责之膀胱不开者，有责之上游结热者，有责之肺气不化者。温热之小便不通，无膀胱不开证，皆上游（指小肠而言）热结，与肺气不化而然也。小肠火腑，故以三黄苦药通之；热结则液干，故以甘寒润之；金受火刑，化气维艰，故倍用麦冬以化之。”

冬地三黄汤方（甘苦合化阴气法）：麦冬八钱，黄连一钱，苇根汁半酒杯（冲），玄参四钱，黄柏一钱，银花露半酒杯（冲），细生地四钱，黄芩一钱，生甘草三钱。水八杯，煮取三杯，分三次服，以小便得利为度。

本方主治津液大伤，阳明热盛，腑实未成。症见小便短涩、疼痛不利。

冬地三黄汤为甘苦合化阴气法的代表方。方中重用麦冬、玄参、生地黄（即增液汤）“滋其干”，配合少量黄芩、黄连、黄柏苦寒清泄小肠热结，以宗《黄帝内经》“甘苦合化”之意，生化阴气。佐以苇根汁、金银花露甘凉濡润以滋养阴液，且金银花露气味芳香，既清热养阴，又醒胃悦脾以启化源。全方苦寒与甘寒合用共奏泄热结、滋阴液之功。

治疗热结阴伤之小便不利，若仅用甘寒药则不足以清热，而仅用苦寒药又有伤阴之弊，若用淡渗法利水则更会耗伤阴液。冬地三黄汤无一味淡渗之品，十分注意用药比例，苦寒之品味少量小，黄芩、黄连、黄柏三药均仅用一钱。而麦冬则重用八钱，甘寒之品味多量重，“用苦慎苦，众润以制苦”以防化燥伤阴。《温病条辨》“苦寒之禁”言：“举世皆以苦能降火，寒能泻热，坦然用之而无疑，不知苦先入心，其化以燥，服之不应，愈化愈燥。……盖化气比本气更烈。”兼有湿邪者慎用本方，以防寒凉滋腻之弊。

2. 养阴以祛瘀

温热邪气致病最易伤津耗液，导致阴津不足，“津血同源”，热伤于阴，津液耗伤，一方面津不得入于血脉而形成血；另一方面血液中津要出血脉以补津之不足[1]，从而形成温病热瘀，所以要养阴祛瘀，如清营汤、玉女煎去熟地、牛膝，加细生地、玄参。

（1）清营汤：《温病条辨》清营汤主热在营分，是“入营犹可透热转气”[2]治则的具体体现。清营汤去黄连，是因津液耗伤甚重。热入营分过程中热伤营阴致“津伤血滞”而为“血瘀”。清营汤组成中，金银花、连翘、竹叶性凉质轻以“透热转气”；犀牛角咸寒清营分之热；生地黄、麦冬、玄参、丹参滋营阴、清营热、化瘀滞，体现了“养阴祛瘀”。

（2）玉女煎去牛膝熟地加细生地玄参方：《温病条辨·卷一·上焦篇·十》：“太阴温病，气血两燔者，玉女煎去牛膝加玄参主之。”

玉女煎去牛膝熟地加细生地玄参方（辛凉合甘寒法）：生石膏一两，知母四钱，玄参四钱，细生地六钱，麦冬六钱。水八杯，煮取三杯，分二次服，渣再煮一盅服。

《温病学释义》：“春温、秋燥，壮热口渴，烦躁不宁，苔黄舌绛，或肌肤发斑，甚或吐血衄血，属气血两燔者。”

《温病条辨·卷一·上焦篇·十》：“气血两燔，不可专治一边，故选用张景岳气血两治之玉女煎。去牛膝者，牛膝趋下，不合太阴证之用。改熟地为细生地者，亦取其轻而不重，凉而不温之义，且细生地能发血中之表也。加玄参者，取其壮水制火，预防咽痛失血等证也。”

玉女煎出自《景岳全书》，方由石膏、熟地黄、麦冬、知母、牛膝组成，具有清胃泻火、滋阴增液之功。原治水亏火盛，少阴不足，阳明有余，烦热干渴，头痛牙痛，失血，六脉浮洪滑大等。

本方系从《景岳全书》玉女煎加减而成。方中石膏、知母为辛凉重剂白虎汤的主药，清气分之热以生津；玄参、生地黄、麦冬是“增液汤”，甘寒养阴、凉营养阴；诸药合用，乃辛凉合甘寒法，清气凉营、养阴生津，以化血中之瘀滞，共奏气血两清之功。

3. 养阴以清热

温病进一步发展，津液耗伤严重，阴阳失衡，阴不敛阳，虚阳上浮、阴虚火旺，故养阴以清热，阳病治阴，如清燥汤、清营汤。

（1）清燥汤：《温病条辨·卷二·中焦篇·十四》：“下后无汗，脉不浮而数，清燥汤主之。”

清燥汤方（甘凉法）：麦冬五钱，知母二钱，人中黄一钱五分，细生地五钱，玄参三钱。上以水八杯，煮取三杯，分三次服。加减法：咳嗽胶痰，加沙参三钱，桑叶一钱五分，梨汁半酒杯，牡蛎三钱，牛蒡子三钱。

本证属于温病下后，邪热未尽，阴虚内热者，故用增液汤滋阴清热，加知母清热润燥，人中黄泻火解毒。全方以甘清热凉为主，佐以泻火解毒，共奏滋水清火之功。吴鞠通曰：“清燥汤，增水敌火，使不致为灾。”

（2）清营汤：《温病条辨·卷二·中焦篇·二十》：“阳明温病，舌黄燥，肉色绛，不渴者，邪在血分，清营汤主之。若滑者，不可与也，当于湿温中求之。温病传里，理当渴甚，今反不渴者，以邪气深入血分，格阴于外，上潮于口，故反不渴也。曾过气分，故苔黄而燥。邪居血分，故舌之肉色绛也。若舌苔白滑、灰滑、淡黄而滑，不渴者，乃湿气蒸腾之象，不得用清营柔以济柔也。”

清营汤方、方解、注意事项（见清营汤类方辨证）。

4. 养阴以托邪

温病发展迅速，津液极易耗伤而阴液耗伤、邪气充实，故攻实与防虚并重，如增液承气汤、护胃承气汤、新加黄龙汤。

（1）护胃承气汤：增液补阴兼清热。护胃承气汤出自《温病条辨·中焦篇》。《温病条辨·卷二·中焦篇·十五》：“下后数日，热不退，或退不尽，口燥咽干，舌苔干黑，或金黄色，脉沉而有力者，护胃承气汤微和之……温病下后，邪气已净，必然脉静身凉，邪气不净，有延至数日邪气复聚于胃，须再通其里者，甚至屡下而后净者，诚有如吴又可所云。但正气日虚一日，阴津日耗一日，须加意防护其阴，不可稍有鲁莽，是在任其责者临时斟酌尽善耳。吴又可于邪气复聚之证，但主以小承气，本论于此处分别立法。”

护胃承气汤方（苦甘法）：生大黄三钱，玄参三钱，细生地三钱，丹皮二钱，知母二钱，麦冬（连心）三钱。水五杯，煮取二杯，先服一杯，得结粪止后服，不便，再服。

方中用生大黄苦寒清热泄结，通下去实，麦冬甘凉滋阴清热，增液润燥共为主药，吴氏称此为“苦甘法”；玄参、细生地甘凉滋阴，润燥护胃为辅药；知母甘寒清胃热，润燥热，丹皮苦甘寒清阴分伏热共为佐使。共奏清热润燥、缓下热结之功。依赖增液汤加丹、知滋阴润燥，增液护胃为后盾，取法大黄泻下热结，故名“护胃承气汤”。

（2）新加黄龙汤增液托邪：《温病条辨·卷二·中焦篇·十七》：“阳明温病，下之不通……应下失下，正虚不能运药者死，新加黄龙汤主之。”

“《经》谓下不通者死，盖下而至于不通，其为危险可知，不忍因其危险难治而遂弃之。兹按温病中下之不通者共有五因：其因正虚不运药者，正气既虚，邪气复实，勉拟黄龙法，以人参补正，以大黄逐邪，以冬、地增液，邪退正存一线，即可以大队补阴而生，此邪正合治法也。”

新加黄龙汤（苦甘咸法）：细生地五钱，生甘草二钱，人参一钱五分（另煎），生大黄三钱，芒硝一钱，玄参五钱，麦冬（连心）五钱，当归一钱五分，海参（洗）二条，姜汁六匙。水八杯，煮取三杯。先用一杯，冲参汁五分、姜汁二匙，顿服之，如腹中有响声，或转矢气者，为欲便也；候一二时不便，再如前法服一杯；候二十四刻，不便，再服第三杯。如服一杯，即得便，止后服，酌服益胃汤一剂（益胃汤方见前），余参或可加入。

“旧方（黄龙汤）用大承气加参、地、当归，须知正气久耗，而大便不下者，阴阳俱惫，尤重阴液消亡，不得再用枳、朴伤气而耗液。故改用调胃承气汤，取甘草之缓急，合人参补正；微点姜汁，宣通胃气，代、朴之用，合人参最宣胃气；加麦、地、玄参保津液之难保，而又去血结之积聚。姜汁为宣气分之用，当归为宣血中气分之用。再加海参者，海参咸能化坚，甘能补正。按海参之液，数倍于其身，其能补液可知，且蠕动之物，能走络中血分，病久者必入络，故以之为使也。”

新加黄龙汤含有下面几组药：大黄、芒硝、甘草，即“调胃承气汤”攻下热结；生地黄、麦冬、玄参，即“增液汤”滋阴增液；人参，益气扶正；当归散血之瘀；生姜宣气之滞；海参滋软坚。“正虚不能运药”其功在祛邪扶正，着眼点在于增液托邪。

（3）增液承气汤：滋阴攻下。《温病条辨·卷二·中焦篇·十七》：“阳明温病下之不通……津液不足，无水舟停者，间服增液，再不下者，增液承气汤主之。”

“其因阳明太热，津液枯燥，水不足以行舟，而结粪不下者，非增液不可。服增液两剂，法当自下，其或脏燥太甚之人，竟有不下者，则以增液合调味承气汤，缓缓与服，约二时服半杯沃之，此一腑中气血合治法也。”

“增液承气汤：即于增液汤内加大黄三钱，芒硝一钱五分。”

增液承气汤：玄参一两，麦冬（连心）八钱，细生地八钱，大黄三钱，芒硝一钱五分。水八杯，煮取三杯，先服一杯，不知，再服。

增液承气汤有两个部分：一个是增液汤，功在滋阴增液；一个是调胃承气汤去甘草，功在泻下软坚；增液通便，邪正兼顾，共成“增水行舟”，滋阴增液，泄热通便之剂。

5. 养阴以清肺

（1）玄麦甘桔汤：本方出自清代顾世澄《疡医大全》。

玄麦甘桔汤：玄参 15 克，麦冬 15 克，甘草 6 克，桔梗 10 克。水煎服。

本方主治阴虚火旺、虚火上浮，症见口鼻干燥、咽喉肿痛、咽痛声嘶、大便秘结。

本方由《伤寒论》的桔梗汤（桔梗、甘草）的基础上加玄参、麦冬而成。玄参清热凉血、滋阴降火、解毒散结，麦冬养阴润肺、益胃生津、清心除烦，甘草补脾益气、滋咳润肺、缓急解毒，桔梗开宣肺气、祛痰排脓。共奏清热滋阴，祛痰利咽之功。畏寒肢冷以及脾胃虚寒，大便溏稀者应忌用。

（2）养阴清肺汤：本方出自清代郑梅涧《重楼玉钥》。

养阴清肺汤：大生地二钱，麦冬一钱二分，生甘草五分，玄参一钱半，贝母八分（去心），丹皮八分，薄荷五分，炒白芍八分。水煎服（原书未著用法）。养阴清肺，解毒利咽。主治白喉。喉间起白如腐，不易拭去，咽喉肿痛，初起或发热或不发热，鼻干唇燥，或咳或不咳，呼吸有声，似喘非喘，脉数无力或细数。

《重楼玉钥》言：“按白腐一证，即所谓白缠喉是也。诸书皆未论及，惟《医学心悟》言之。至于论治之法，亦未详备。缘此症发于肺肾，凡本质不足者，或遇燥气流行，或多食辛热之物，感触而发。初起者发热，或不发热，鼻干唇燥，或咳或不咳，鼻通者轻，鼻塞者重。音声清亮，气息调匀易治；若音哑气急，即属不治。近有好奇之辈，一遇此症，即用象牙片动手于喉中，妄刮其白，益伤其喉，更速其死，岂不哀哉！余与既均三弟疗治以来，未尝误及一人，生者甚众。经治之法，不外肺肾，总要养阴清肺，兼辛凉而散为主。”

方中重用大生地甘寒入肾，养阴清热，为君。玄参养阴生津，泻火解毒；麦冬养阴清肺，共为臣。佐以牡丹皮清热凉血消肿，白芍益阴养血；贝母润肺化痰，清热散结；少量薄荷辛凉而散，疏表利咽。生甘草泻火解毒、调和诸药为使。共奏养阴清肺，解毒利咽之功。

白喉忌表，尤忌辛温发汗。据《重楼玉钥》原方后记载：“如有内热及发热，不必投表药，照方服去，其热自除。”并可配合应用《重楼玉钥》之吹药方：青果炭二钱，黄柏一钱，川贝母一钱，冰片五分，儿茶一钱，薄荷一钱，凤凰衣五分。各研细末，再入乳钵内和匀，加冰片研细，瓶装备用。

本方为治疗白喉的常用方剂。一般日服 1 剂，重证可以日服 2 剂。以喉间起白如腐，不易拭去，咽喉肿痛，鼻干唇燥，脉数为证治要点。初起挟表证者，可加桑叶、葛根等以轻扬宣散；热毒重者，选加连翘、金银花、土牛膝以清热解毒。阴虚甚者，加大熟地黄以滋阴补肾；燥甚者，加天冬、鲜石斛以养阴润燥。可用于急性扁桃体炎、急性咽喉炎、鼻咽癌等属阴虚燥热者。

【结语】温病是由温热邪气引起的以发热为主要临床特征的急性热病[3]。温热邪气致病最易耗伤津液，故津液耗伤贯穿温病始终，治疗必须“处处顾护阴液”。增液汤类方体现了顾护阴液的具体治法：①养阴以增液，如增液汤、冬地三黄汤；②养阴以清热，亦即阳病治阴，如清燥汤；③养阴以祛瘀，如清营汤、清营汤去黄连、玉女煎去熟地黄牛膝加生地黄玄参；④养阴以托邪，如增液承气汤、护胃承气汤、新加黄龙汤；⑤养阴以清肺，如玄麦甘桔汤、养阴清肺汤。

证变则治变，治变则方药变。增液汤证与各类方方证之间病位、病性的差异，是增液汤与各类方之间药味变化的内在依据。凡属阴津不足之热性病、失水、便秘、肛裂、慢性牙周炎、慢性咽喉炎、复发性口腔溃疡、糖尿病、痔疮、慢性胰腺炎等病症，皆可辨证应用增液汤类方。

参考文献

［1］印会河，张伯讷. 中医基础理论［M］. 上海：上海科学技术出版社，2006：63.

［2］叶天士. 温热论［M］. 天津：天津人民出版社，1962：1.

［3］彭胜权，张之文，杨进，等. 温病学［M］. 上海：上海科学技术出版社，1997：7.

五十二、血府逐瘀汤类方辨证

【提要】血府逐瘀汤类方方证，病位、病性的共性是血瘀。血府逐瘀汤类方辨证包括了对头面四肢、周身血管血瘀之证，胸中血府血瘀之证，肚腹（大腹）血瘀之证，小腹瘀血证，会厌瘀血证，瘀血痹阻经络证，气虚血瘀痿证半身不遂，瘟毒吐泻转筋初病人壮毒胜证，瘟毒吐泻转筋毒败人弱气衰血瘀证等的治疗方法，体现了以桃仁、红花、四物汤活血化瘀为中心，随证加减变化的用药法度。

【主方】血府逐瘀汤，出自清代王清任《医林改错·方叙》。

【组成】当归三钱，生地三钱，桃仁四钱，红花三钱，枳壳二钱，赤芍二钱，柴胡一钱，甘草二钱，桔梗一钱半，川芎一钱半，牛膝三钱。水煎服。

【功效】活血祛瘀，行气止痛。

【主治】胸中血府血瘀之证。主要表现为胸痛，头痛，日久不愈，痛如针刺而有定处，或呃逆日久不止，或饮水即呛，干呕，或内热瞀闷，或心悸怔忡，失眠多梦，急躁易怒，入暮潮热，唇黯或两目黯黑，舌质黯红，或舌有瘀斑、瘀点，脉涩或弦紧。

【方解】血府逐瘀汤由桃红四物汤加减而成。方中桃仁破血行滞而润燥，红花活血祛瘀以止痛，共为君药。赤芍、川芎助君药活血祛瘀；牛膝活血通经，祛瘀止痛，引血下行，共为臣药。生地黄、当归养血益阴，清热活血；桔梗、枳壳，一升一降，宽胸行气；柴胡疏肝解郁，升达清阳，与桔梗、枳壳同用，尤善理气行滞，使气行则血行，以上均为佐药。桔梗并能载药上行，兼有使药之用；甘草调和诸药，亦为使药。合而用之，使血活瘀化气行，则诸症可愈，为治胸中血瘀证之良方。

【类方的同中辨异】

1. 通窍活血汤

本方出自《医林改错·方叙》。赤芍一钱，川芎一钱，桃仁三钱（研泥），红花三钱，老葱三根（切碎），鲜姜三钱（切碎），红枣七个（去核），麝香五厘（绢包）。用黄酒半斤，将前七味煎一盅，去渣；将麝香入酒内，再煎二沸，临卧服。

“方内黄酒，各处分量不同，宁可多二两，不可少。煎至一盅，酒亦无味，虽不能饮酒之人，亦可服。方内麝香，市井易于作假，一钱真，可合一两假，人又不能辨。此方麝香最要紧，多费数文，必买好的方妥，若买当门子更佳。大人一连三晚，吃三付，隔一日再吃三付。若七八岁小儿，两晚吃一付；三两岁小儿，三晚吃一付。麝香可煎三次，再换新的。”

通窍活血汤是王清任《医林改错·方叙》第一方，即“表里通经第一方”，具有活血化瘀通窍之功。该方由主方去当归、生地黄、牛膝、桔梗、枳壳、甘草、柴胡，加调和营卫之老葱三根（切碎）、鲜姜三钱（切碎）、红枣七个（去核）以及通络散瘀之麝香五厘（绢包）而成。

通窍活血汤的适应证颇为广泛：头发脱落、眼疼白珠红（眼底出血）、糟鼻子（酒渣鼻）、耳聋年久、白癜风、紫癜风、紫印脸、青记脸如墨、牙疳、出气臭（口臭）、妇女干劳、男子劳病、交节病作（瘀血病）、小儿疳症等多种疾病。现广泛用于神经内科疾病、眼科疾病、耳鼻喉科疾病、肿瘤（尤其是脑肿瘤、淋巴瘤、白血病和鼻咽癌等）、各种血栓以及结核病等的治疗。

2. 膈下逐瘀汤

本方出自《医林改错·方叙》。灵脂二钱（炒），当归三钱，川芎三钱，桃仁三钱（研泥），丹皮二钱，赤芍二钱，乌药二钱，元胡一钱，甘草三钱，香附钱半，红花三钱，枳壳钱半。水煎服。行气止痛作用较强。主治膈下瘀阻气滞证。

膈下逐瘀汤所治之症有：①积块。“无论积聚成块在左肋、右肋、脐左、脐右、脐上、脐下，或按之跳动，皆以此方治之，无不应手取效。病轻者少服，病重者多服，总是病去药止，不可多服。倘病人气弱，不任克消，原方加党参三五钱皆可，不必拘泥。”②小儿痞块。“……肚大青筋，始终总是血瘀为患。此方与前通窍活血汤、血府逐瘀汤，三方轮转服之月余，未有不成功者。”③痛不移处。“凡肚腹疼痛，总不移动，是血瘀。用此方治之极效。”④卧则腹坠。“病人夜卧，腹中似有物，左卧向左边坠，右卧向右边坠，此是内有血瘀。以此方为主，有杂症兼以他药。”⑤肾泻。“五更天泻三两次，古人名曰肾泄。言是肾虚，用二神丸、四神丸等药，治之不效，常有三五年不愈者。病不知源，是难事也。不知总提上有瘀血，卧则将津门挡严，水不能由津门出，由幽门入小肠，与粪合成一处，粪稀溏，故清晨泻三五次。用此方逐总提上之瘀血，血活津门无挡，水出泻止，三五付可全愈。”⑥久泻。“泻肚日久，百方不效，是总提瘀血过多，亦用此方。”若见积聚痞块，痛不移处，卧则腹坠，久泻不止，由瘀血所致者，治宜活血逐瘀、破癥消结，故由主方去生地黄、牛膝、桔梗、柴胡，加活血通经之五灵脂、牡丹皮、延胡索以及疏肝调气之乌药、香附而成膈下逐瘀汤。

3. 补阳还五汤

本方出自《医林改错·瘫痿论》：“或曰：元气归并左右，病半身不遂。有归并上下之症乎？余曰：元气亏五成，下剩五成，周流一身，必见气亏诸态。若忽然归并于上半身，不能行于下，则病两腿瘫痿。奈古人论痿症之源，因足阳明胃经湿热，上蒸于肺，肺热叶焦，皮毛憔悴，发为痿证，盖用清凉攻下之方。余论以清凉攻下之药，治湿热腿疼痹症则可，治痿症则不相宜。岂知痹症疼痛，日久能令腿瘫，瘫后仍然腿疼。痿症是忽然两腿不动，始终无疼痛之苦。倘标本不清，虚实混淆，岂不遗祸后人!

此方治半身不遂，口眼㖞斜，语言謇涩，口角流涎，大便干燥，小便频数，遗尿不禁。

黄芪四两（生），归尾二钱，赤芍钱半，地龙一钱（去土），川芎一钱，桃仁一钱，红花一钱。水煎服。

初得半身不遂，依本方加防风一钱，服四五剂后去之。如患者先有入耳之言，畏惧黄芪，只得迁就人情，用一二两，以后渐加至四两，至微效时，日服两剂，岂不是八两。两剂服五六日，每日仍服一剂。如已病三两个月，前医遵古方用寒凉药过多，加附子四五钱；如用散风药过多，加党参四五钱。若未服，则不必加。此法虽良善之方，然病久气太亏，肩膀脱落二三指缝，胳膊曲而搬不直，脚孤拐骨向外倒，哑不能言一字，皆不能愈之症。虽不能愈，常服可保病不加重。若服此方愈后，药不可断，或隔三五日吃一付，或七八日吃一付。不吃恐将来得气厥之症。方内黄芪，不论何处所产，药力总是一样，皆可用。”

王清任将人体阳气比拟为有十成，“分布周身，左右各得其半”。若亏五成还剩五成，十去其五则气亏，归并一侧则半身不遂，故创用本方，使气足、血行、瘀去、络通而“还五”，气行周身则“十全”。故方名为“补阳还五汤”。

本方重用生黄芪，补益元气，意在气旺则血行，瘀去络通，为君药。当归尾活血通络而不伤血，用为臣药。赤芍、川芎、桃仁、红花协同当归尾以活血祛瘀；地龙通经活络，力专善走，周行全身，以行药力，亦为佐药。诸药合用，共奏补气活血通络之功。

4. 解毒活血汤

本方出自《医林改错·瘟毒吐泻转筋说》：“上吐下泻转筋一症，古人立名曰霍乱，宋朝太医院立方，名曰局方，立藿香正气散以治之。以邪气伤正气之病，反用攻伐正气之药，岂不愧太医之名！……不分男女老少，众人同病，乃瘟毒也。或曰：既是瘟毒，姜附热，芩连凉，皆有见效者，何也？余曰：芩连效在初病，人壮毒胜时。姜附效在毒败，人弱气衰时。又曰：有芩连姜附服之不效，而反有害者，何也？

余曰：试看针刺而愈者，所流尽是黑紫血，岂不是瘟毒烧炼？……初得，用针刺其胳膊肘里弯处血管，流紫黑血，毒随血出而愈。或曰：所刺是何穴？……是穴名曰尺泽。……尺泽上下，刺之亦可愈。总之，用针所刺而愈，皆风火气有余之症；不足之症，愈针愈坏，此针灸家隐讳不肯言也。仓促之时，用针刺，取其捷便也。一面针刺，一面以解毒活血汤治之，活其血，解其毒，未有不一药而愈者。"

"连翘二钱，葛根二钱，柴胡三钱，当归二钱，生地五钱，赤芍三钱，桃仁八钱（研），红花五钱，枳壳一钱，甘草二钱。水煎服。

此方谓初得吐泻而言，若见汗多、肢冷、眼塌，不可用。"

5. 急救回阳汤

本方出自《医林改错·瘟毒吐泻转筋说》："但此症得之最速，伤元气最快，一半日可伤生。若吐泻一两时后，或半日后，一见腿抽，便是腿上气少；一见胳膊抽，便是胳膊上气少。如见眼胞塌陷、汗出如水、肢冷如冰，漫言凉药有害，即余所立解毒活血汤，亦有过无功。此时无论舌干口燥，大渴饮冷，一时饮水数碗，放心用姜附回阳汤，一副可夺命。此法非浅医所能知也。"

"若吐泻一见转筋、身凉、汗多，非此方不可，莫畏病人大渴饮冷不敢用。

急救回阳汤：党参八钱，附子八钱（大片），干姜四钱，白术四钱，甘草三钱，桃仁二钱（研），红花二钱。水煎服。"

"解毒活血汤与急救回阳汤，两方界限分清，未有不应手而愈者。慎之！慎之！"

6. 会厌逐瘀汤

本方出自《医林改错·论出痘饮水即呛》："出痘有四五天，七八天饮水即呛者，古人论毒火壅于咽喉，列于不治之症。……今痘毒烧炼，会厌血凝，不能盖严气门，故饮水渗入即呛。食不呛者，因微微小缝，能渗水而食不能入，故不呛。化开会厌中瘀血，其呛立止。”

“此方治痘五六天后，饮水即呛。

桃仁五钱（炒），红花五钱，甘草三钱，桔梗三钱，生地四钱，当归二钱，玄参一钱，柴胡一钱，枳壳二钱，赤芍二钱。水煎服。

此方指五六天后呛水而言，若痘后抽风兼饮水即呛者，乃气虚不能使会厌盖严气管，照抽风方治之。”

本方是由主方去牛膝、川芎，加滋阴降火之玄参而成，具有行气活血、解毒利咽之功。主治瘀血凝滞之呃逆，或见小儿痘发五六天后，饮水即呛。现代多用此方加减治疗喉系疾病，如慢性咽炎、喉炎、声带小结等。

7. 少腹逐瘀汤

本方出自《医林改错·少腹逐瘀汤说》：“此方治少腹积块疼痛，或有积块不疼痛，或疼痛而无积块，或少腹胀满，或经血见时先腰酸、少腹胀，或经血一月见三五次，接连不断，断而又来，其色或紫或黑，或块，或崩漏兼少腹疼痛，或粉红兼白带，皆能治之，效不可尽述。更出奇者，此方种子如神。……此方去疾，种子，安胎，尽善尽美，真良善方也。

少腹逐瘀汤：小茴香七粒（炒），干姜二分（炒），元胡一钱，没药二钱（研），当归三钱，川芎二钱，官桂一钱，赤芍二钱，蒲黄三钱（生），灵脂二钱（炒）。水煎服。”

本方活血祛瘀、温经止痛，主治少腹寒凝血瘀证，故由主方去桃仁、生地黄、牛膝、桔梗、枳壳、甘草、柴胡，加小茴香、干姜、官桂、延胡索、没药、五灵脂、蒲黄而成。

8. 身痛逐瘀汤

本方出自《医林改错·痹症有瘀血说》：“凡肩痛、臂痛、腰疼、腿疼，或周身疼痛，总名曰痹症。明知受风寒，用温热发散药不愈；明知有湿热，用利湿降火药无功。久而肌肉消瘦，议论阴亏，随用滋阴药，又不效。至此便云：病在皮脉，易于为功；病在筋骨，实难见效。因不思风寒湿热入皮肤何处作痛，入于气管，痛必流走；入于血管，痛不移处。如论虚弱，是因病致虚，非因虚而致病。总滋阴，外受之邪归于何处？总逐风寒，去湿热，已凝之血更不能活。如水遇风寒，凝结成冰，冰成风寒已散。明此义，治痹症何难！古方颇多，如古方治之不效，用身痛逐瘀汤。”

身痛逐瘀汤：秦艽一钱，川芎二钱，桃仁三钱，红花三钱，甘草二钱，羌活一钱，没药二钱，当归三钱，灵脂二钱，香附一钱，牛膝三钱，地龙二钱（去土）。水煎服。

“若微热加苍术、黄柏，若虚弱量加黄芪一二两。”

本方主治瘀血痹阻经络证。若见肩痛、臂痛、腰痛、腿痛，或周身疼痛经久不愈，宜活血行气、祛风除湿、通痹止痛，故由主方去生地黄、桔梗、赤芍、枳壳、柴胡，加通络宣痹止痛的秦艽、羌活、地龙以及行气之没药、五灵脂而成身痛逐瘀汤。现代常用于风湿性关节炎，类风湿关节炎，坐骨神经痛，腰腿痛，过敏性紫癜等属血瘀、气滞、风湿痹阻经络所致者。

【结语】王清任著《医林改错·脏腑图记》后，将平素所治气虚、血瘀之症，记数条示人以规矩。王氏按部位，对因对症创主方，分治全身各处瘀血。

主方与类方之间的加减衍变，有如下规律：①祛诸窍周身血管之血瘀，加麝香、老葱、鲜姜等辛香通窍之药；②治膈上胸中之瘀血，配以柴胡、枳壳、桔梗、牛膝等行气宽胸之品；③治膈下大腹气滞瘀阻证，加五灵脂、延胡索、乌药、香附、枳壳行气止痛；④治少腹寒凝血瘀证，配伍小茴香、干姜、官桂、没药、五灵脂、蒲黄暖肝温宫散寒；⑤治瘀血痹阻经络证，配伍秦艽、羌活、地龙以祛风通络，再加五灵脂、没药活血止痛；⑥治会厌部之瘀毒，加桔梗、甘草载药上达咽喉部，再加柴胡、玄参解其热毒；⑦治瘟毒吐泻转筋初病人壮毒胜证，加连翘、葛根、柴胡、枳壳、甘草以解毒升清；⑧治瘟毒吐泻转筋毒败人弱气衰血瘀证，加理中四逆辈（党参、附子、干姜、白术、甘草）以温阳守中；⑨治气虚血瘀痿证半身不遂，重用生黄芪补气行瘀，加地龙通经活络。

附　录

一、药物用量古今换算

药物剂量古今折算，是个长期困扰大家的问题。读经典，搞清《伤寒论》《金匮要略》方剂的剂量、每味药物的用量、煮法、服法，对于“做临床”有着十分重要的现实意义。

因古今度量衡的变迁，对《伤寒论》《金匮要略》药量，现代有多种意见，具体如下。

1.“小其方”

刘渡舟[1]等遵从明代李时珍《本草纲目》：“古今异制，古之一两，今用一钱可也。”他认为《伤寒论》的“一两”是“量词，约合今制 3 克”。这种计算方法的缺点是用枚、升、尺等体积、容量单位计量的药物用量不便转换而容易计量失真。

2.“大其制”

国家计量总局等单位合作编写的《中国古代度量衡图集》，对出土的汉代各种“权”进行了实测，结论是：汉一斤 = 250 克，一两 = 15.625 克，一铢 = 0.65 克。据文物实测：汉一合 = 20 毫升，一升 = 200 毫升，一斗 = 2 000 毫升，一斛 = 20 000 毫升。汉一寸 = 23 毫米，一尺 = 230 毫米，一丈 = 2 300 毫米，一引 = 23 000 毫米。据此，郝万山[2]等认为宋以前方剂中以重量计量的药物，可以直接折算为现代计量单位（如一两 =15 克）；以容量和尺度计量的药物，可折算为现代的容量和尺度后再称重；以数量计量的药物，可直接用原数量（如大枣、乌梅、瓜蒌），需称重者，可按原数再称重。通过这样的折算。每味药的药量有多数远较今天的为大。这种计算方法的缺点是用量超过现代药典规定用量的上限，存在很大医疗风险。若超出药典规定用于施治，一旦出现不良后果，易出纠纷和麻烦，或受处罚。

3.“按比例”

崔文成[3]等认为《伤寒论》《金匮要略》中处方药物用量的不传之妙在比例。《伤寒论》为众方之祖，仲景之法，重在配伍，主要体现为不同药物用量的配方比例。《伤寒论》和《金匮要略》原文反映了张仲景的用药法度，药物剂量或以体积计，或以重量计，自有比例。从原文中寻找线索，内部自证，可得不传之秘；较辗转证明更可信，可避免传抄之误导致的文献失真。

临证治疗必须要有效，处方用量还须要符合《中华人民共和国药典》的规定，以保证用药安全、防范纠纷。如经方治疗小儿病证的剂量计算，可根据《金匮要略·肺痿肺痈咳嗽上气病脉证治第七》小青龙加石膏汤“上九味，以水一斗，先煮麻黄去上沫，内诸药，煮取三升。强人服一升，羸者减之，日三服，小儿服四合”的比例，还须符合药典的规定。

强人一日用一剂，药物重量为：麻黄三两（45克），芍药三两（45克），桂枝三两（45克），细辛三两（45克），甘草二两（45克），干姜三两（45克），五味子半升（45克），半夏半升（60克），石膏二两（30克）。以水一斗（2000毫升），先煮麻黄去上沫，内诸药，煮取三升（600毫升）。服一升（200毫升），日三服。

小儿一服的药量是四合（80毫升），是强人一服药量的2/5，按照这个比例，小儿一日用的药物重量为：麻黄18克，芍药18克，桂枝18克，细辛18克，甘草18克，干姜18克，五味子18克，半夏24克，石膏12克。如此大的剂量远远超过了当前临床处方的剂量，特别是细辛药量超过现行药典规定的标准。

如果按每剂细辛3克的比例来计算，则小儿每日用小青龙加石膏汤的药物重量为：麻黄3克，芍药3克，桂枝3克，细辛3克，甘草3克，干姜 3 克，五味子 3 克，半夏 4 克，石膏 2 克。这样临证治疗有效，既符合原方配伍比例，又符合药典规定。

剂量是否得当，是确保用药安全有效的重要因素之一。在换算的时候要特别注意三点：①《伤寒论》中的药方汤剂只煮一次；②一剂药分几次服用；③一日可以用几剂，可参照桂枝汤方后注："一服汗出病差，停后服，不必尽剂；若不汗，更服依前法；又不汗，后服小促其间，半日许令三服尽。若病重者，一日一夜服，周时观之。服一剂尽，病证犹在者，更作服；若汗不出，乃服至二三剂。"

古人与今人的禀赋、饮食、环境等有诸多差异，临证无论"大其制"还是"小其方"，都应"按比例"。遵循因时因地因人制宜原则，是为得法。

参考文献

[1] 刘渡舟 . 伤寒论辞典 [M]. 北京：解放军出版社，1988：1.

[2] 郝万山 . 医宗金鉴·伤寒心法要诀白话解 [M]. 北京：人民卫生出版社，2004：314-319.

[3] 徐鑫，崔正昱，崔文成 . 炙甘草汤方证探析 [J]. 山东中医杂志，2021，40（5）：352.

二、汉代度量衡与张仲景方药剂量简表

各种药物每升重一览表[1]

品名	重量（克/升）	品名	重量（克/升）	品名	重量（克/升）
竹茹	24	薏苡仁	150	吴茱萸	80
白蜜	280	麦冬	120	土鳖虫	44
蜀椒	50	葵子	140	浮小麦	17

（续表）

品名	重量（克/升）	品名	重量（克/升）	品名	重量（克/升）
半夏	120	小麦	140	苇茎	24
赤小豆	160	陈皮	40	香豉	124
桃仁	120	麻子仁	100	瓜蒌仁	100
杏仁	122	粳米	160	虻虫	16
赤石脂	218	五味子	90	芒硝	160
饴糖	270	葶苈子	120	苦参	40
冬瓜子	30	李根白皮	80	薤白	60

各种药物每10枚重量一览表[2]

品名	规格	重量（克/10枚）	品名	规格	重量（克/10枚）	品名	规格	重量（克/10枚）
附子	大者	200	半夏	大者	20	杏仁	大者	4
附子	中大	150	乌梅	中大	15	桃仁	大者	4
川乌	大者	100	栀子	中大	15	枳实	大者 中者 小者	100 60 30
川乌	中大	70	大枣	中大	30	虻虫	大者	1
石膏	鸡蛋大	1 000	诃子	中大	40	土鳖虫	大者	9
獭肝	中大（一具）	100	百合	大者	100	水蛭	大者 中大	30 20
全瓜蒌	中大	500	甘遂	大者	25	射干	去苗	15

参考文献

［1］张家礼．张家礼金匮要略讲稿［M］．北京：人民卫生出版社，2009：8-9.

［2］张家礼．张家礼金匮要略讲稿［M］．北京：人民卫生出版社，2009：9.

三、“时时服药法”——治大病用之

重视中药汤剂的煮服法[1]

工作就是要解决问题。经典重温，要从最基本的问题做起，切实提高临床疗效，解决临床实际问题。

汤者荡也，“时时服药法”治大病用之。

汤药慢煮灌满肠——从桂枝汤方后注谈起——气象因素为主，寒性疫疠。

饮剂急煎时轻扬——从银翘散方后注谈起——生物因素为主，热性疫疠。

1. 汤药慢煮灌满肠——从桂枝汤方后注谈起

中药汤剂，以温服者居多。治寒证用祛寒药宜于温服。《伤寒论》的煮服法有着非常重要的实用价值。

桂枝汤方后注：“上五味，㕮咀三味，以水七升，微火煮取三升，去滓，适寒温，服一升。服已，须臾啜热稀粥一升余，以助药力。温覆令一时许，遍身漐漐微似有汗者益佳，不可令如水流漓，病必不除。若一服汗出病差，停后服，不必尽剂。若不汗，更服依前法。又不汗，后服小促其间，半日许令三服尽。若病重者，一日一夜服，周时观之。服一剂尽，病证犹在者，更作服，若不汗出，乃服至二三剂。禁生冷、粘滑、肉面、五辛、酒酪、臭恶等物。”

上述煮服法可归纳为六点。

（1）微火慢煮：使药力尽出，性味俱厚，方可奏效。

（2）药后啜粥：服药后须臾（48 分钟），啜热稀粥，一是借粥热鼓舞卫气，以助辛性发汗药的发散之力；二则借粥气益脾胃而充汗源，以助汗出表和，祛邪而不伤正。

（3）温覆微汗：服药啜粥之后，覆被保温；取遍身微似有汗为营卫调和，邪气外透的标志。切禁大汗淋漓。因汗多伤正，若药后大汗淋漓，不但邪气不去，反生伤阳泄阴的弊端。

（4）见效停药：如一服汗出病愈，即应停服。中病即止，以免过剂伤正。

（5）不效继服：汉代的一升相当于现代的200毫升，每服200毫升药液，加上啜热稀粥200毫升以上，共进液体在400毫升以上；如一服无汗，继进两服，又不汗，后服可缩短给药时间，半日内把三服服完，共进液体在1 200毫升以上；病重者昼夜给药，可连服二至三剂，一日一夜服进液体在2 400 ~ 3 600毫升以上。这就是“时时服药法”：汤药灌满肠，液体量要足。

外感病，初次处方以三日量为限，若“太阳病三日，已发汗……仍不解者，此为坏病……观其脉证，知犯何逆，随证治之”。

（6）药后禁忌：服药期间，忌食生冷、黏滑、肉面等不易消化及有刺激性食物，以防恋邪伤正。俗话说：“吃药不忌口，坏了医生的手；服药不忌嘴，跑断患者的腿。”

2. 饮剂急煎时轻扬——从银翘散方后注谈起

用冷服法的汤剂，古人称之为饮。热证所服之寒药，就宜冷服，少量频服，如《温病条辨》讲的普济消毒饮“时时轻扬法”。

银翘散方后注：“上杵为散，每服六钱，鲜苇根汤煎，香气大出，即取服，勿过煮。肺药取轻清，过煮则味厚而入中焦矣。病重者，约二时（4小时）一服，日三服，夜一服。轻者三时一服，日二服，夜一服。病不解者，作再服。盖肺位最上最高，药过重则过病所，少用又有病重药轻之患，故从普济消毒饮时时轻扬法。今人亦间有用辛凉法者，多不见效，盖病大药轻之故。”

普济消毒饮去升麻、柴胡、黄芩、黄连方后注：“共为粗末，每服六钱，重者八钱，鲜苇根汤煎，去渣服，约二时一服，重者一时许一服。”

此煎煮法也可归纳为六点。

（1）武火急煎，香气大出，即取服，勿过煮。

（2）吴鞠通用鲜芦根汤煎煮银翘散，就是要以汤水热力助药力开表气，又以汤水补充汗源。以粥汤等益汗源表现得最为突出的当为温病治疗战汗。战汗为温病邪恋气分不解，而正气奋起祛邪外出的表现。在汗后邪气未退而正气不衰时，叶天士提出“法宜益胃”，即“灌溉汤水”，如米汤、白水、五汁饮（麦冬汁、荸荠汁、梨汁、藕汁、鲜苇根汁）等物，以疏瀹气机，使邪气松达，邪与汗并，得以通泄，又可补养胃气，濡养阴液，以助汗源，“望其再战”祛邪。

（3）治疗温病表证在使用银翘散、藿朴夏苓汤后，见微微汗出，说明气机通畅，营卫气血调和，才是邪随汗出、湿开热透的标志。

（4）“温病忌汗，汗之不惟不解，反生他患。盖病在手经，徒伤足太阳无益。病自口鼻吸受而生，徒发其表亦无益也。且汗为心液，心阳受伤，必有神明内乱，谵语颠狂，内闭外脱之变，再，误汗虽曰伤阳，汗乃五液之一，未始不伤阴也。《伤寒论》曰：‘尺脉微者为里虚，禁汗’，其义可见。其曰伤阳者，特举其伤之重者而言之耳。温病最善伤阴，用药又复伤阴，岂非为贼立帜乎？此古来用伤寒法治温病之大错也。”

（5）病情较重的患者可缩短服药间隔时间，增加服药次数，服用银翘散，约二时（4小时）一服，日三服，夜一服。

（6）服用普济消毒饮去升麻柴胡黄芩黄连方，重者一时许（约2小时）一服，这也是“时时服药法”；既无病重药轻之弊，又无药重反犯中焦脾胃之嫌。

参考文献

［1］崔文成，刘清贞，张若维．中医儿科薪火传承辑要［M］．济南：山东科学技术出版社，2019：96-98.

方名索引

C

D

E

F

H

J

K

L

M

N

P

Q

R

S

T

W